PUHUA BOOKS

我
们
一
起
解
决
问
题

U0286373

FOUNDATIONS
OF GROUP
COUNSELING

团体心理咨询
理论与实践

[美] 大卫·卡普齐（David Capuzzi）
马克·D. 斯托弗（Mark D.Stauffer）◎主编

鲁小华　马征　蔡飞　李斌　王颖　刘宇◎译
徐　勇◎审校

人民邮电出版社
北　京

图书在版编目（CIP）数据

团体心理咨询理论与实践 / （美）大卫·卡普齐
(David Capuzzi)，（美）马克·D. 斯托弗
(Mark D.Stauffer) 主编；鲁小华等译. -- 北京：人
民邮电出版社，2021.11
ISBN 978-7-115-56706-2

Ⅰ. ①团… Ⅱ. ①大… ②马… ③鲁… Ⅲ. ①集体心
理治疗—研究 Ⅳ. ①R749.055

中国版本图书馆CIP数据核字(2021)第194995号

内 容 提 要

作为一种助人方式，团体咨询因为单次可帮助的人数远多于个体咨询，有助于最大化使用资源，所以越来越多地被应用于各种心理和社工机构、学校、医院的住院部和私人诊所等。本书从团体的发展历史开始，阐述了团体过程、有效带领的要素、团体工作的技术、团体工作的理论与伦理、团体工作的效能及其评估、困难成员及其应对方式，驳斥了现存的对团体工作的误解，列举了各种设置下的各种团体如何开展及其注意事项。

本书将理论知识与实践经验紧密结合，并且落实到各种类型的团体中，让理论直接指导实践和应用。案例的呈现不仅是理论和技术的应用，也体现了团体过程及其效果，更呈现了如何在传统心理咨询和医院设置之外的其他机构、学校等组织背景下开展团体工作。本书可以作为团体心理咨询从业者的指导手册，让从业者获取团体知识，增强相关技能，理解团体过程以及运用团体带领的方法和技巧。

本书适合心理咨询师、心理治疗师、社会工作师、教师及其他开展团体工作的人员阅读。

◆ 主　　编　［美］大卫·卡普齐（David Capuzzi）
　　　　　　　［美］马克·D. 斯托弗（Mark D.Stauffer）
　　译　鲁小华　马　征　蔡　飞　李　斌　王　颖　刘　宇
　　责任编辑　柳小红
　　责任印制　胡　南
◆ 人民邮电出版社出版发行　　北京市丰台区成寿寺路 11 号
　　邮编 100164　电子邮件 315@ptpress.com.cn
　　网址 https://www.ptpress.com.cn
　　大厂回族自治县聚鑫印刷有限责任公司印刷
◆ 开本：787×1092　1/16
　　印张：23.5　　　　　　　　　　　2021 年 11 月第 1 版
　　字数：460 千字　　　　　　　　2021 年 11 月河北第 1 次印刷
　　著作权合同登记号　图字：01-2020-7507 号

定　价：128.00 元
读者服务热线：（010）81055656　印装质量热线：（010）81055316
反盗版热线：（010）81055315
广告经营许可证：京东市监广登字20170147号

樊富珉

清华大学社会科学学院积极心理学研究中心主任

北京师范大学心理学部临床与咨询心理学院院长

中国心理卫生协会团体心理辅导与治疗专业委员会 荣誉主任委员

我非常高兴我的博士生鲁小华副教授牵头翻译这本《团体心理咨询理论与实践》。鲁小华博士自 2007 年进入清华大学攻读教育学的博士学位时起就跟我学习，致力于从事团体心理咨询相关的实务和研究工作。2008 年，她开始接受亚隆模式团体治疗的培训，2013 年拿到了相关证书。2014 年她又引入美国团体关系会议，并一直坚持到现在。鲁小华博士在团体辅导、团体心理咨询和团体心理治疗及组织发展这几个领域坚持深耕，投入了极大的热情和精力，并在她的工作单位北京交通大学学生心理素质教育中心开展了各种团体心理服务的教学、实践和培训工作。我非常欣赏她的这股勤奋和努力的劲头，更欣赏她对团体心理咨询与心理治疗的热爱和执着。

20 世纪 90 年代初，我把在日本筑波大学学习咨询心理学期间接触到的团体心理咨询相关理论和技术介绍到了国内，30 多年来一直带领研究生团队探索适合我国国情和文化的心理团体工作，也见证了心理团体在我国各行各业所发挥的重要作用：团体心理辅导在社会心理服务体系建设、团体心理咨询在心理健康咨询领域、团体心理治疗在医疗服务机构、团体关系在组织发展和顾问领域都有应用，团体工作在压力管理、人际沟通、情绪管理、自信训练、生涯规划、组织诊断和领导力提升等方面受到普遍的好评。

随着心理团体实务工作的发展，培养具有胜任力的团体心理辅导、团体心理咨询和团体心理治疗专业人员已经成为开展各类人群心理健康服务的迫切需要，编写专业图书和引进与团体心理健康工作相关的图书已经提到日程。尽管我和我的团体咨询研究团队已经出版了近 10 种团体心理辅导和团体心理咨询教材，但向外国专家和同行学习，翻译团体心理咨询和心理治疗的专著和教材也一直是我们的努力方向之一。我的学生们已经翻译出版了美国有代表性的 6 种团体心理咨询和心理治疗的图书，有好几本都是美国大学中咨询心理学专业的研究生教材。

近年来团体心理咨询与团体心理治疗引起了美国心理咨询与心理治疗教育培训领

域的更多关注，有学者称团体心理咨询是 21 世纪最有效的心理健康服务形式。在此背景下，曾经担任美国心理咨询学会主席的大卫·卡普齐（David Capuzzi）组织编写了此书。作为团体心理咨询的入门图书，该书具有独特的结构和丰富的内容，且通俗易懂，操作指导性强。鲁小华博士组织翻译团队及时将该书介绍到国内。在翻译过程中，她和团队成员付出了大量努力。他们一起查阅字典，反复推敲，并向同行请教、论证，将这本融合理论、技术与实操、文化、伦理与法律等诸多因素的团体心理工作的专著翻译出来，且仅仅用时不到半年。本书几乎涵盖了每一个团体心理工作者都需要掌握的基本知识和技能，不仅清楚地说明了团体心理辅导、团体心理咨询和团体心理治疗的共同性和差异性，而且阐述了对不同年龄段、不同领域、不同人群（如性少数人群、吸毒人群等）的团体心理工作，还阐述了心理团体工作中的文化差异、法律和伦理议题。

总之，这是一本非常适合初学者进入团体心理咨询领域的入门图书，我建议每个从事团体心理工作的人阅读。我相信，本书的引进和出版会弥补目前团体心理工作人才培养和专业图书方面的不足，衷心地祝福国内心理团体工作者在团体心理服务的专业道路上日益精进，成就自己，成就家人，成就团体，为中国梦的实现添砖加瓦。

2021 年 6 月 15 日　于北京

桑志芹

中国心理卫生协会团体心理辅导与治疗专业委员会 主任委员

鲁小华博士牵头翻译的《团体心理咨询理论与实践》一书已经准备出版，我相信这本书的出版为中国团体心理辅导与治疗事业又增添了一道亮丽的色彩。

团体心理工作于 20 世纪 90 年代进入中国后，迅速在各行各业发挥了积极的作用，在高校、中小学、公检法、企事业单位中都有所体现，在减压、沟通、情绪管理等方面效果显著。

在樊富珉教授和诸多团体心理工作者的努力下，中国心理卫生协会团体心理辅导与治疗专业委员会（下文简称"团体专委会"）于 2011 年 10 月成立，樊富珉教授担任第一届主任委员，下设 5 位副主任委员，50 名委员，为团体心理工作者提供了一个专业发展和服务的平台。团体专委会陆续成立了心理剧学组、人际动力团体学组、表达性艺术治疗学组和中小学团体心理辅导学组，团体心理工作开始在我国蓬勃发展。

自 2012 年 5 月团体专委会举办首届"团体咨询与团体治疗大会"以来，团体专委会已经举办了四届学术大会，今年 10 月，第五届大会将在武汉举办。届时，委员会将邀请海内外的专家学者、实务工作者与会，就团体心理工作的理论、技术与方法、科学研究领域进行探讨。相信本次大会将极大地推动团体心理工作在中国的发展。团体心理工作的相关译著、专著、编著如雨后春笋般出现，团体心理工作的过程研究与效果研究也陆续发展起来，相关量表也被汉化引进。但目前存在的一个问题就是各个领域的知识点散见在不同的图书中，关于心理教育团体、心理咨询团体、伦理议题、法律议题、戒毒团体、性少数者团体、团体相关的基础理论等内容，读者需要查找不同的图书才能找到自己需要的知识。

这本《团体心理咨询理论与实践》的引入恰逢时机，它不是单纯介绍理论的书，也不是单纯介绍实际操作的书，它综合介绍了团体心理工作的各种理论、方法和技术，团体心理工作在不同领域的应用，还包括对团体心理工作中的文化因素、不同设置的探讨，以及法律和伦理的议题。对于团体心理工作者来说，这是一本入门必读图书。同时，本书涵盖了从事心理教育团体、心理咨询团体和心理治疗团体的知识，内容清晰明了、简洁易懂且实操性很强，所以也是一本适合所有团体心理工作从业者阅读的图书。

我们希望这些图书的引进能够进一步促进团体心理工作在专业性和规范性方面的提升，加强理论和实操技能的培训，为我国培养一代又一代的团体心理工作者。

团体专委会今年也将推出一系列与团体心理工作相关的图书，敬请广大读者指正，你们的反馈是我们不断前进的动力。

2021 年 4 月 12 日　于南京

  这是一本关于团体的书，本书的翻译也是团体人共同的努力，以翻译本书为目标的团体于 2020 年 6 月启动，经过成员半年有余的共同努力，译稿最终在 2021 年 3 月交付。在这个过程中，马征怀上了宝宝，蔡飞启动了考研之路，李斌晋升为教授，刘宇即将博士毕业，王颖也通过了注册系统督导师的申请，所有这些消息都可喜、可贺，也期待此书可以助力团体心理工作在中国的发展。

  本书的翻译过程就像一个任务／工作团体的过程。参与者对团体心理工作感情深厚，在翻译过程中以极大的热情投入巨大的精力。我们按流程和各章确定任务：初译阶段的译者包括我、李斌、马征、刘宇、王颖和蔡飞；接下来的初步校对和统稿工作由蔡飞负责，马征在这一阶段也做出了很大的贡献；我负责全程指导的工作和最终的审校、统稿，确保译稿保质、按时完成。在翻译过程中，我们还曾向多位"外援"老师进行咨询，例如，许育光教授，北京市戒毒管理局的王静、李娜、陈琳等从事戒毒工作的民警，北京大学第六医院的钱英医生等，目的是确保专业名词的正确使用和相关知识正确无误。最终，这个以任务为导向、具有高度凝聚力的团体圆满完成了任务。

  有关团体的书已经有很多，从亚隆老先生的系列丛书，樊富珉教授的系列丛书，到各个学者有关团体心理辅导的应用，基本涵盖了结构化团体和非结构化团体的内容，而本书的特色在于以简洁明了的语言非常清楚地介绍了团体工作的历史，且将不同类型的团体（任务／工作团体、心理健康教育团体、心理咨询团体和心理治疗团体）、不同的理论体系（阿德勒理论、心理剧、格式塔、交互分析、认知行为和聚焦解决方案等）、不同理论体系的整合方法、不同类型团体在不同领域中的应用（儿童、青少年、老年人、康复人群、成瘾人群、性少数人群、个体、夫妻、家庭等）都进行了非常清晰的介绍。此外，对于团体相关的伦理和法律议题，带领者的个人特质、带领风格，困难成员的应对等方面，本书也给出了非常具有实操意义的指导。

  总之，翻译完此书，我们可以非常真切地感受到各位作者的认真和严谨，他们实实在在地阅读了大量的文献，并且在大量实践工作的基础上进行了非常深入的思考和总结。我个人翻译此书也获益匪浅，对团体工作很多方面的认知也变得更加规范和严谨。

  有人将翻译比喻为戴着脚镣跳舞，的确如此。面对中英文表达习惯的不同之处，我们常常会查询很多资料并进行了大量的讨论，经过权衡和取舍，最终对一些名词的翻译做出决定。例如，purpose 和 goal 是两个不同的单词，经我们反复推敲和琢磨，似乎 goals 是个体层面的目标（something that you hope to achieve），purpose 更偏向团体层面的目标（the intention, aim or function of sth.；the thing that sth. is supposed to achieve）。尽管如此，我们发现文中有些地方仍然难以精准区分，且在中文以及团体心理工作的语境下，一般都表达为"团体目标"，而不做进一步区分。经考虑，我们在一些地方根据上下文分别译为"团体目标"和"团体目的"，一些地方按中文习惯未做区分。再如"终止"（termination）和"结束"（closing），在书中也是交替使用，不同的学者有不同的用法。类似的情况不一而足，无法一一列举。

我们深知，无论怎样努力和谨慎，错误和问题依旧在所难免。本书面见中文读者之时，正是围绕本书的团体背景再次扩大之时。在团体中，成员互为镜子，彼此正衣冠、明得失，更好地认识自己。当您阅读这些文字时，正是帮我们照镜子的时刻。因此，对于不可避免的遗漏、错误之处，我们期待广大读者的反馈和指正，为本书的进一步完善指明方向！

在更大的背景下，本书的出版离不开各位作者的智慧结晶，也离不开编辑的辛苦付出，柳小红女士积极向我们推荐资源，出谋划策，并和我们一起开会研讨。总之，本书能和读者见面，正是团体价值的体现！中国文化为团体心理工作的发展提供了适合的土壤，衷心祝福团体心理工作在中国日益发展，为中国人民的心理健康做出更大的贡献。

鲁小华

2021 年 4 月于北京交通大学

前言

团体工作改变生活！通过考察实证研究、来访者自我报告及成熟团体带领者的描述，新手从业者会很快意识到心理咨询团体在实践中的必要性。积极的团体体验可成为治疗性因素是有据可查的。人们把这些"疗效因子"描述为接纳、利他主义、普遍性、归属感、安全感、希望灌注、情绪觉察能力的提升、人际学习以及许多其他因素。在教育、企业、心理健康、私人执业和康复领域，专业心理咨询师这一角色都需要具备知识、经验和胜任力，以促进团体进程。因此，若有志成为团体带领者，就必须学习必要的知识，发展必要的能力，为参与团体心理咨询的来访者提供强有力的、促进成长的机会。这些责任对新手从业者来说往往看起来不堪重负，令人生畏。

团体工作要求专业心理咨询师既要掌握技能，又要学习理论和研究，这样才能有效促进团体工作。有兴趣专门从事团体工作的读者和专业团体工作者将发现本书中的信息对于成功开展团体工作必不可少。

本书的结构和特色

这本团体心理咨询入门读物拥有独特的内容和结构。

- 各章内容由多位专业人员撰写，提供了他们在各自团体工作专业方向上的独特观点。
- 正文分为两个部分：（1）团体工作的基础；（2）有效方法和最佳实践。第一部分共八章，为读者提供了理论、基本技能、伦理、评估和团体工作多样性方面的基本信息。第二部分共九章，将从业者的内心需求概念化，特别强调了如何开展"工作"，因为我们知道，有效的团体促进工作意味着从业者理解如何通过理论和研究为实践提供信息。
- 该书内容超出了团体工作入门图书的常规内容。各章并未仅仅致力于将个体心理咨询理论进行调整或应用，以使其适应团体工作设置。本书编者并没有将各章聚焦于个体心理咨询理论在团体工作中的应用，而是强调了其他重要内容。具体而言，本书的特定内容涉及以下主题：
  ○ 团体工作的创造性方法（第九章）；

    ○ 如何促进出现挑战性成员行为的团体（第十章）；

    ○ 儿童团体工作：应用于学校或其他情景（第十一章）；

    ○ 青少年团体（第十二章）；

    ○ 老年人团体：丧失、转变及临终议题（第十五章）；

    ○ 支持之旅：聚焦成瘾与康复团体（第十六章）。

- 本书第八章介绍了团体工作专业人员协会（Association for Specialists in Group Work，ASGW）界定的专业化团体——任务／工作团体、心理教育团体、心理咨询团体和心理治疗团体——对各章与团体工作有关的专业议题进行了信息补充与扩展。

- 本书包含与当今重要议题的相关信息，包括"团体工作：伦理与法律考量"（第五章），"多样性与多元文化团体心理咨询"（第六章），以及"团体工作的效能与评估"（第七章）。

- 本书包含信息栏，以激励读者思考。

- 本书囊括众多案例研究和技术说明，以帮助读者理解当前或未来的来访者，以及如何应用这些技术。

编者尝试给刚开始投入学习和实践的读者提供关于团体工作的广阔视角。该书全面概括了与团体工作相关的主要议题，也提供了一般团体工作的视角和实践指南。当然，我们深知，一本书无法涵盖成为团体工作专业人员所涉及的全部要素。除少数几章外，每章都包含与团体工作的专业人员这一角色有关的研究、理论和实践信息。我们希望本书能够得到广泛的认可，并且被视为能够在必要的基础知识与将理论和研究转化为实践的技能之间取得平衡。

致谢

我们要感谢特约作者，他们为编写本书慷慨地付出了时间，贡献了专业知识和经验。我们还要感谢家人，他们为我们的写作和编撰工作提供了支持。我们也感谢培生（Pearson）的编辑和工作人员，感谢他们的鼓励、理解和编加工作。最后，我们要向道格·格罗斯（Doug Gross）致敬，他为本书的编撰做出了卓越的贡献。在我们眼中，他是风度翩翩的同事，是我们的楷模。对于他的贡献，我们视若珍宝。

第一部分 团体工作的基础

第二部分　有效方法和最佳实践

第一部分

团体工作的基础

第一章
团体工作概览

| 戴维·卡普齐（David Capuzzi）和马克·D. 斯托弗（Mark D. Stauffer） |

我们在团体中度过相当长的时间，无论是在家庭、工作、学校中，还是在社交聚会上，抑或在各种正式或非正式的会议上。有很多方法可以定义团体（Johnson & Johnson，2017；Ohrt，2014），但所有方法都涉及人际互动。心理咨询师们越来越意识到，来访者前来进行心理咨询的很多问题都源于人际关系（Corey，Corey，& Corey，in press；Johnson & Johnson，2017），对于许多来访者而言，团体心理咨询或心理治疗因提供了人际学习的机会，所以可能是解决其问题的理想方式。

与其他机构和培训活动一样，团体心理咨询既反映了当前文化，也反映了历史，这些文化和历史受国家、地区和当地所关注问题的影响（Gladding，2015；Klein，1985）。人天生就是社会性的，拥有令人难以置信的神经生物路径，以便个体与他人一起学习和向他人学习。近代以前的几千年来，口述历史、自然历史、宗教课程都是通过故事、歌曲和圣歌相传的（Reyes-García et al.，2016）。除了通过直接观察世界进行学习之外，面对面的团体还传递了个体作为一个人、作为一种文化的一部分及作为这个世界的一部分在整个人类历史中知道和相信的几乎所有事情。

直到近百年乃至近几十年，这种情况才发生了显著的变化。我们已经看到，我们原始的"硬件"和我们现在"数字化技术"的生活方式之间存在分裂。诚然，技术已经为团体创造了新的会面和联系的机会，但许多人依然非常需要"品质时光"和面对面的时间。智能手机和即时通讯软件等通信网络程序取代了我们与朋友和同事之间面对面的持续社交联系，这将使人与人之间的交流需求大大增加（Trotzer，2013）。

对团体工作和团体心理咨询来说，这是一个伟大的时代，因为可能性越来越多，对团体服务的需求也越来越高。团体是疏离感和孤独感的解毒剂，这将让越来越多的心理咨询师、心理治疗师和其他人类发展领域的专业人员从事团体促进者的工作。

团体工作发展历史

团体工作有一个漫长且波折的历史（Barlow，Burlingame，& Fuhriman，2000），包括各种里程碑式的事件和变化。接下来，我们将从当代的团体工作追溯到它的起源。

起源

虽然有证据表明，早在 20 世纪之前，对团体的治疗性使用（Gladding，2015）就已经在英国和美国出现，但更正式的团体心理咨询则只能追溯到 20 世纪的第一个 10 年（Berg，Landreth，& Fall，2006；Gazda，1985）。1905 年，约瑟夫·赫西·普拉特（Joseph Hersey Pratt）在马萨诸塞州的波士顿曾尝试使用"班级"的方法辅助结核病患者的治疗（Hage & Romano，2010）。几年后，即 1909 年，科迪·马什（Cody Marsh）开始为精神科住院患者提供励志团体讲座（Scheidlinger，1994）。很快，马什就以他的座右铭闻名："在人群里受伤，在人群里治愈。"

20 世纪 20 年代，精神病医生爱德华·拉泽尔（Edward Lazell）在治疗罹患精神分裂症和躁狂抑郁性精神病的严重精神失常的住院病人时也采用了类似的授课方法。在后来的几年中，拉泽尔根据荣格派心理学的概念将这种教学方法应用到门诊病人身上（Hage & Romano，2010；Scheidlinger，1994）。

正如鲁道夫·德雷库斯（Rudolf Dreikurs，1932）所指出的那样，阿尔弗雷德·阿德勒（Alfred Adler）于 20 世纪 20 年代在维也纳的儿童指导诊所对家庭和儿童开展集体治疗（collective therapy）。德雷库斯将这些方法带到了美国。他在团体领域的工作是对诸如杰西·B. 戴维斯（Jesse B. Davis）和弗兰克·帕森斯（Frank Parsons）等早期美国团体先驱工作的补充（Berg et al.，2006），杰西·B. 戴维斯利用密歇根州的公立学校教室作为职业指导的论坛，弗兰克·帕森斯的追随者则通过波士顿职业局利用小型团体与对职业定位尚不清晰的个体一起工作（Gladding，2015）。到 20 世纪 20 年代中期，美国精神分析学会（American Psychoanalytic Association，APA）创始人之一特里根特·伯罗（Trigant Burrow）开始为患者、患者家庭成员及心理健康专业人员开设团体，这种方法被称之为团体分析。该方法不再像西格蒙德·弗洛伊德（Sigmund Freud）提倡的那样关注个体内在的议题，反而关注其人际互动议题。

从 1908 年到 1925 年，以心理剧的创始人而闻名的雅各布·L.莫雷诺（Jacob L. Moreno）在维也纳使用了团体行动技术。他到美国之后继续发展心理剧技术，他的想法影响了后来的美国格式塔疗法、存在主义疗法和会心团体运动（Gladding，2015；Scheidlinger，1994）。

20 世纪 30 年代

在 20 世纪 30 年代，一些精神分析临床医生开始将弗洛伊德的理论应用于医院的团体工作中（Scheidlinger，1994）。其中一个叫路易斯·温德（Louis Wender）的人在一家私人医院里开展小型团体工作，与普拉特、拉泽尔和马什所运用的方法不同，他更强调家庭移情的呈现。保罗·希尔德（Paul Schilder）是路易斯·温德的同事，同时也是纽约大学医学院的精神病学研究教授，在人们对团体工作模式的兴趣日益增加方面，他也起到了促进其合法化的作用。

最早将团体工作应用于儿童的先驱之一是洛丽塔·本德（Loretta Bender），她率先使用木偶激发孩子们在团体中进行宣泄。紧随其后的是贝蒂·加布里埃尔（Betty Gabriel），她是第一位开展青少年团体工作的美国人（Scheidlinger，1994）。塞缪尔·R.斯拉夫森（Samuel R. Slavson）是与本德和加布里埃尔同时代的人，也是美国团体心理治疗协会（American Group Psychotherapy Association，AGPA）的创始人和儿童团体的先驱（Slavson & Schiffer，1975）。他将自己带领的团体称为行动治疗团体，每个团体都由 8 名同性别的、年龄相近的儿童组成。他用手工艺品、游戏和食物促进互动，使团体在一种非指导性的氛围中进行。那个时代的心理咨询师和心理治疗师都很欢迎斯拉夫森的方法，因为他们在一对一的"谈话"中很难和儿童建立关系。之后，很快发展出了针对具有更严重困扰的青少年的行动团体治疗的变式。

这种早期对儿童团体工作的重视为在小学中推广儿童心理教育团体奠定了基础。近几年来，在小学中工作的心理咨询师发现，团体中孩子们的问题聚焦于父母离异、物质依赖、自尊提高、冲突解决等问题（Greenberg，2003；Hage & Romano，2010）。

20 世纪 30 年代，匿名戒酒协会（Alcoholics Anonymous，AA）建立和发展。匿名戒酒协会提供自助式支持性团体体验，以帮助酒精依赖者维持清醒状态。目前，美国绝大多数社区都特许开展 AA 团体。

20 世纪 40 年代

在第二次世界大战期间，美国的军事精神科医生大量接待了在战争中遭受"精神创伤"的军人（Scheidlinger，1994）。出于绝对的必要性，很多精神科医生都采用了团体的方法。实际上，很多后来的美国团体工作运动的带领者都曾在部队医院中积累了相关经验。这些美国军队的精神科医生包括塞缪尔·哈登（Samuel Hadden）、哈里斯·皮克（Harris Pick）、欧文·伯杰（Irving Berger）和唐纳德·沙斯肯（Donald Shaskan）。

曾任美国军事精神病学负责人的威廉·C.门宁格（William C. Menninger）认为，团体工作实践是军事精神病学对平民精神病学的重大贡献。在第二次世界大战期间，英国的相关专业人士也发展出运用团体的兴趣，乔舒亚·比勒（Joshua Bierer）、S.H. 福克斯（S.H. Foulkes）、威尔弗雷德·R. 比昂（Wilfred R. Bion）和托马斯·梅因（Thomas Main）都在其中发挥了领导作用（Scheidlinger，1994）。

在 20 世纪 40 年代，团体工作的另一个有影响力的推动者是科特·勒温（Kurt Lewin），他强调场理论（field theory）以及个体与环境之间的相互作用（Gladding，2015；Johnson & Johnson，2017）。他的大部分著作都基于格式塔心理学（Gestalt psychology）的思想，强调部分与整体的关系。1946 年，勒温在康涅狄格州的新不列颠建立了一个关于团体间关系的研讨会，这件事影响甚广（Gladding，2015）。后来，在罗恩·利皮特（Ron Lippitt）、李·布拉德福德（Lee Bradford）和肯·本恩（Ken Benne）的帮助下，勒温在缅因州贝瑟尔建立了（美国）国家训练实验室（National Training Laboratories，NTL），现称（美国）国家训练实验室应用行为科学研究所（NTL Institute for Applied Behavioral Science）。该实验室围绕个人学习和组织过程开展团体研究。

训练团体，或称为 T- 团体（T-group），是这些人开展工作的重要起源（Bradford，Gibb，& Benne，1964）。T- 团体的成员学习如何更好地理解自己和他人并发展合作技巧。T- 团体在随后的几十年里广受欢迎，该种团体聚焦于个体及其成长目标、理解人际关系及团体动力在社会变革中的应用。

20 世纪 40 年代，美国成立了两个非常重要的团体组织：由莫雷诺创立的美国团体心理治疗和心理剧学会（American Society of Group Psychotherapy and Psychodrama，ASGPP），以及由塞缪尔·R. 斯拉夫森创立的美国团体心理治疗协会。

两人还分别创立了两本重要的杂志：《团体心理治疗》（Group Psychotherapy）和《国际团体心理治疗杂志》（International Journal of Group Psychotherapy）。这两本杂志都以其创立者的哲学背景为特色（Gladding，2015）。

20 世纪 50 年代

1950 年，J. J. 盖勒（J. J. Geller）在工作中首次提到了老年人团体工作。这一领域的早期工作主要是在老年公寓中针对老年人开展的团体工作。关于这项工作的报告通常是轶事性质的，并且最常出现在社会工作和护理期刊上（Scheidlinger，1994）。报告描述的是为功能良好的老年人、寡妇、鳏夫、退休人员及生理障碍和情绪障碍患者开展的团体。这些报告还指出，对于旨在缓解焦虑和疼痛、培训社会技能的团体，老年人也拥有积极的团体体验。随着时间的推移，越来越多的杂志发表了相关研究和实践文章，供有兴趣开展老年人团体工作的专业人士阅读。

20 世纪 50 年代的特点是将团体程序应用到家庭心理咨询中（Gladding，1997）。鲁道夫·德雷库斯、约翰·贝尔（John Bell）、内森·阿克曼（Nathan Ackerman）、格雷戈里·贝特森（Gregory Bateson）和弗吉尼娅·萨提亚（Virginia Satir）是对家庭开展团体工作的少数几位知名人士（Berg et. al., 2006）。对家庭开展团体工作的各方面研究文献日益增多，大多数获得婚姻和家庭治疗师执照的从业者对团体工作都很熟悉。

20 世纪 60 年代和 70 年代

20 世纪 60 年代是一个社会动荡和充满质疑精神的年代。美国社会多年存在不公正、歧视和偏见，民权组织努力提高美国民众的国家意识，大学校园和城市都发生了骚乱。像约翰·F. 肯尼迪（John F. Kennedy）和马丁·路德·金（Martin Luther King）这样富有魅力的领导者成为人们崇拜的勇士，也成为民众决心改变社会和提高社会责任的国际象征。当英雄殉难时，（美国）举国上下悲痛欲绝，民众难以相信这是事实。英雄的离去促使人们进一步决心反对数十年来一直存在的侵犯人权的行为。

随着 20 世纪 60 年代的结束，强调个人意识及个人与他人拥有更紧密联系的会心团体运动达到了顶峰。该趋势在 20 世纪 70 年代逐渐减弱（Kline，2003），诸如水门事件后美国历史上第一次总统辞职、查尔斯·曼森（Charles Manson）谋杀案等，都让美国人民质疑究竟要在多大程度上宽容和允许发展 "人的潜能"（Janis，1972；Rowe & Winborn，1973）。

20 世纪 60 年代，美国联邦立法建立了全美社区精神卫生中心网络，这对团体工作产生了重要的影响。在试图填补新设立的职位并为社区中较不富裕的成员提供心理咨询和心理健康服务时，行政人员往往采取不太明智的解决办法（Scheidlinger，1994）。他们经常指派那些仅限于一对一心理咨询和心理治疗教育和督导实践的心理咨询师和治疗师开展团体工作。当运行不良的团体被证明无效，有时甚至被证明有害时，人们开始迫切地寻找接受过团体工作训练的心理咨询师和心理治疗师。

除了社区心理健康中心会开展团体工作之外，战争引发的青年起义也催生了许多非传统的团体工作模式，这些模式在心理健康专业的支持之外蓬勃发展。在这些团体中，最广为人知的是会心团体（encounter groups）和超验冥想团体（transcendental meditation groups）（Berg et al.，2006），由于运作时没有进行充分的团体前筛选，这些商业活动常常会吸引那些精神紊乱和情绪脆弱的成员加入。许多成员因加入这些团体而受到伤害。然而，具备资质的心理健康专业人士对之进行抗议，这些社区计划的组织者做出的最严重的 "虐待行为" 最终被取缔。

那个时代的记者对团体方法的使用和滥用大肆渲染。然而，在团体使用方面确实呈现出许多发展。最值得注意的是，弗里茨·珀尔斯（Fritz Perls）在加利福尼亚州依莎兰研究院中将格式塔理论应用于团体，埃里克·伯恩（Eric Berne）将交互分析应用于团体，威廉·C.舒茨（William C. Schutz）的贡献在于强调了团体中的非言语沟通。此外，杰克·吉布（Jack Gibb）对团体中竞争与合作行为的研究、欧文·亚隆（Irvin Yalom）关于团体疗效因子的研究以及卡尔·罗杰斯（Carl Rogers）的会心团体哲学都为团体心理咨询师和心理治疗师提供了重要的见解和方法（Berg et al.，2006）。

20世纪70年代，美国大学校园中的心理咨询师教育、咨询心理学、心理学和社会工作部门在团体工作方面开设了更多的课程，提供了更多的督导体验。团体工作专业人员协会在1973年成立（Forester-Miller，1998），到1974年，它已成为美国心理咨询协会（American Counseling Association，ACA）的分支，ACA当时被称为美国人事和指导协会（American Personnel and Guidance Association）。ASGW发行了《团体工作专业人员杂志》（*The Journal for Specialists in Group Work*），为团体工作专业人员提供与团体工作有关的研究、实践和督导方面的信息。20世纪70年代，美国心理学会（American Psychological Association，APA）和（美国）全国社会工作者协会（National Association of Social Workers，NASW）等其他大型专业团体也出现了类似的发展。

20世纪80年代

在20世纪80年代，人们对团体工作和与特定人群合作的兴趣与日俱增。针对酗酒者、酗酒者的成年子女、乱伦受害者、童年时遭受猥亵的成年人、体重超重者、自信不足者和暴力犯罪受害者的团体开始涌现。当时还有针对老年人、面对死亡和其他丧失议题者、进食障碍者、吸烟者和大屠杀受害者的团体（Shapiro & Bernadett-Shapiro，1985）。专业化程度的提高使团体带领者的培训标准也相应提高，这体现在团体工作专业人员伦理标准的发展方面（ASGW，1989），也体现在心理咨询与相关教育项目认证委员会（Council for the Accreditation of Counseling and Related Educational Programs，CACREP）将为研究生水平的大学教育工作者制定的特定团体工作专业人员培训指南纳入标准中。

20世纪90年代

自20世纪80年代以来，人们对团体工作和与特定人群合作的兴趣持续高涨，这种兴趣一直持续到20世纪的最后10年。在此期间，1983年版的《团体心理咨询师培训标准》（*Standards for the Training of Group Counselors*）得以修订，并于1991年开始执行（ASGW，1991）。

1991 年的新标准建立在 1983 年的标准之上，该标准强调了成为团体工作者所需的知识、技能和督导经验。更新后的标准拓宽了团体工作的概念，澄清了核心能力和专业化要求之间的区别，界定了团体工作的四个重要类别，消除了以往在不同类型的督导场域体验之间的区别。此外，在 1994 年的认证标准修订版本中，通过确定团体动力学的原则、团体带领风格、团体心理咨询的理论、团体心理咨询的方法、用于其他类型团体工作的方法，以及将伦理考量作为所有心理咨询师培养项目的基本课程要素，心理咨询和相关教育项目认证委员会再次强调了团体工作的重要性（CACREP，1994，2001，2016）。

21 世纪

随着伦理规范和标准的不断完善，专业人员的最佳实践、培训标准和专业能力准则也在不断完善。团体工作专业人员协会于 2000 年修订了《团体心理咨询师培训标准》，并且制定了《最佳实践指南》（*Best Practices Guidelines*）。重要的是，美国心理咨询协会（ACA）持续背书各种心理咨询胜任力。截至 2017 年，ACA 背书了以下领域的能力：宣传；女同性恋者、男同性恋者、双性恋者、酷儿、双性人、性别存疑者和无性别者（lesbian, gay, bisexual, queer, intersex, questioning, and asexual，LGBQIQA）的个体心理咨询；动物辅助治疗；精神和宗教议题；多种族人群心理咨询；多元文化与社会公平；以及多元文化职业咨询。其中每一项都直接涉及团体工作的某一部分或影响团体工作的运用。

信息栏 1.1　涉及团体心理咨询和团体工作的出版物

查看 ASGW、ASGPP 和 AGPA 出版的几期期刊。观察一下每个期刊以哪类文章（研究、理论或实践）为特色？

团体的运用已经扩展到几乎所有与心理咨询和心理治疗有关的领域，还扩展到了学校、医院和企业。大众开始关注团体项目在慢性病（如癌症、心脏病及艾滋病等）患者、进食障碍患者、物质滥用者和性虐待康复者及其他创伤患者中的应用。在许多国家，随着老年人口数量的增加和生育率的下降，团体方法的使用必然会随老年人口比例的升高而扩大（Duyan, Şahin-Kara, Camur-Duyan, Özdemir, & Megahead, 2016）。不管目前与美国医疗体系相关的立法如何变动，人们对团体工作的兴趣将继续增加，而通

过管理式医疗实施成本控制将是持续存在的一个现实，因此对合格的团体工作专业人员的需求将持续增长。

所有这些迹象表明，随着时间的推移，人们对团体心理咨询和其他形式的团体工作的兴趣会不断提高。越来越多面向团体的平台（如视频会议）可能会出现。2015 年，《团体工作专业人员杂志》专门为团体工作中的国际议题编写了一卷内容，反映了以全球和多元文化方式使团体工作国际化的趋势。波马克（Bemak）和钟（Chung，2015）建议，为适当融入这一趋势，西方工业化国家的团体工作者必须解决他们对集体主义文化背景、政治反移情、心理健康、帝国主义和殖民主义的理解不足，解决国际团体工作的窥探癖等议题，特别是在大环境变化、移民和双重文化身份塑造团体工作未来这个背景下。他们还指出，团体工作的相关协会和团体工作者需要以国际方式重新界定伦理和边界，与传统治疗师合作，为国际团体工作建立适当的培训方法，使团体工作者承担起"学习者"而非"教师"的角色，从而使他们从文化角度和社会公平的角度均具备胜任力。

团体的目标

在团体的早期阶段或称定义阶段，每个成员都必须明确了解团体体验的目标（Chen & Rybak，2004；Trotzer，2013）。事实上，明确团体目标是团体带领者最重要的职责（Jacobs，Masson，& Harvill，2009；Johnson & Johnson，2017）。带领者要帮助团体成员参与团体过程使团体有效开展工作，因为这样做能影响团体如何对反馈进行集体性解释、规范行为并体验团体作为整体的有效性（Winton & Kane，2016）。对所参与的团体没有形成归属感的成员可能不会建设性地利用团体体验。团体目标可以通过以下几种方式体现：（1）团体的一般目标，（2）特定团体的目标，（3）基于理论视角的目标，（4）个体成员发展出的目标。

团体的一般目标

尽管许多团体工作带领者认为每个心理咨询团体的目标都应该由这些团体的成员及其带领者确定，但多年来，团体工作带领者也提出了一些一般性的团体目标（George & Dustin，1988）。在团体工作的早期历史中，J. 弗兰克（J. Frank）就提出了一般性目标的观点，即将团体目标定义为帮助成员建设性地释放自己的情感、提高自尊、面对和解决问题、提高识别和解决人际冲突和内在冲突的技能，以及提升他们巩固和维持治疗效果的能力。

在另一个例子中，卡罗尔（Carroll）和威金斯（Wiggins，1977）确定的一般目标包括：帮助团体成员成为更好的倾听者，提升对他人的敏感度和接纳度，增强自我意识和认同感，感受归属感，克服孤立感，学会信任他人和自己，承认并声明信仰和价值观而不必害怕被压制，以及通过承担解决自身问题的责任将团体中学到的知识迁移到团体之外的生活和工作中。试想卡罗尔和威金斯的目标对男同性恋者、女同性恋者、双性恋者、跨性别者、酷儿和性别存疑者群体的意义：团体心理咨询有助于成员减少因污名化而产生的孤立感，为其提供普遍感和接纳感，并为通过积极的团体连接处理压抑体验和形成重要的身份认同提供了场所（Horne，Levitt，Reeves，& Wheeler，2013）。此外，卡罗尔和威金斯提出了如下对团体成员有帮助的过程目标：帮助成员停留在此时此地，避免讲述彼时彼地的故事，帮助成员以关心和尊重的态度面质他人，学会给予非评价性反馈，学会冒险使用第一人称进行表达。

由于团体工作的目标因文化而异，目标又因个人的世界观而异，在考虑团体工作的一般目标时，心理咨询师也需要了解成员的文化和学习需求（Ibrahim，2015）。除了反映文化因素外，对目标的修改还可能反映出带领者的风格、其秉持的哲学精神及团体的类型。例如，一组儿童期遭受性骚扰的成年幸存者会修改卡罗尔和威金斯提出的过程目标，这样他们就可以在团体中暴露其与作为性虐待受害者的体验相关的、彼时彼地的信息，而这些信息在过去是无法暴露的。

特定团体的目标

特定团体通常根据团体中成员的议题制定具体目标。例如，体重管理治疗团体的目标可能是让成员找出食物之所以成为他们日常生活中如此重要的一部分的具体原因；讨论营养、锻炼和动机；为彼此的努力提供理解和支持；学会避免使用食物管理压力。乱伦幸存者团体的目标可能是让成员谈论他们的性虐待事件；了解其他成员也有类似的受伤、羞耻和愤怒的感觉；建立信任；确定他们早期的经历如何影响他们目前的友谊及其与重要他人的关系。男性团体的目标可能包括讨论性别角色期待、与父亲的关系、转折期、过度工作、作为移民在新文化中的探索，或者如何提升自尊。不论同一个团体的众多个体进行会面的特定目的是什么，每个团体成员都必须彻底讨论和理解团体目标。

基于理论视角的团体目标

正如吉布森（Gibson）、米切尔（Mitchell，1995）和科里（Corey，2017）等作者指出的，团体带领者的理论导向对团体目标具有重要影响。精神分析、阿德勒学派、心理剧、存在主义取向、以人为中心取向、格式塔疗法、交互分析法、行为疗法、理性情绪行为疗法和现实疗法的概念参照系都为建立团体目标提供了视角，具体示例如下。

阿德勒学派的团体带领者专注于建立一种带领者和成员之间的平等工作关系；帮助成员探索其个人目标、信念、情感和动机，这些都是他们形成自己生活方式的决定性因素；帮助成员融入他人并扩展他们对自己和他人的社交兴趣；帮助成员考虑其他可替代的生活方式；帮助成员加强对改变的承诺。

格式塔团体带领者专注于让成员找到自己的生活方式并接受随之而来的责任，帮助成员全然接纳自己，鼓励成员分享隐藏和伪装的自我，帮助成员认识阻碍其成长的障碍，认识自我被分裂出去的那些部分并努力整合这些部分。

以人为中心的团体带领者专注于在团体中建立一种有促进作用的氛围，其特点是真诚一致、无条件的积极关注和共情性理解；提供一种所有团体成员都感觉安全和相互信任的环境；支持成员找到自己的生活方式并承担相应的责任；避免提供建议和指导；允许成员积极地激活其自身评价过程。

本书第四章就与团体心理咨询相关的理论视角和目标设定提供了更全面的综述。

个体成员发展出的目标

团体成员通常需要他人帮助其确定其想要成为团体成员的原因（Johnson & Johnson，2017）。通常他们的目标必须加以提炼和澄清。例如，"想碰触自己的感受"的目标可能与失落、愤怒或内疚感有关；称自己"缺乏自信"的成员可能会谈论工作场所、家庭或养育子女的责任；称自己"面临抑郁症困扰"的成员可能正经历困境，或者具有化学基础的、与遗传相关的内源性问题。团体带领者必须帮助成员不断地明晰他们参与团体的原因，确保他们可以表达和实现其个性化目标（Jacobs et al.，2009）。

信息栏 1.2　聚焦于团体的会议

识别最近几个月将要举行的有关团体工作的会议或工作坊，越多越好。准备一份说明，包括费用、地点、日期及重点内容等方面，并将之与他人分享。寻找与同伴合作的可能性，向你确认过的一个会议提交一份项目方案。如果你拟订方案并担任发起者和召集者，那请你的老师进行指导。

团体类型

许多介绍心理咨询类课程的教科书都试图通过区分团体心理治疗、团体心理咨询和团体心理辅导的概念，并以此开始讨论团体工作。

团体心理治疗通常被描述为长期的、更注重矫正和治疗且带领者更多由具有博士水平和"临床"导向的人来担任。团体心理咨询与团体心理治疗的区别在于，前者关注的是意识上的问题，不针对主要的人格变化，以解决短期问题为导向，不太关注治疗更严重的心理和行为障碍。团体心理辅导描述的是在 K12 环境中的课堂团体，在这个团体中，带领者或者提供信息，或者开展心理健康教育。与一般不超过 8 ~ 10 名参与者的团体心理治疗和团体心理咨询不同，团体心理辅导可能涉及 20 ~ 40 名参与者，这将减少个体参与团体的机会，减少团体促进者对成员进行观察和干预的机会。

在本章中，我们将团体工作专业人员协会对四种专业化团体工作（任务 / 工作团体、心理辅导 / 心理教育团体、心理咨询团体和心理治疗团体）的定义作为对团体进行分类的出发点。在本书第八章中，我们将对四种专业化团体工作进行深入的讨论。

其他团体工作模式

不同团体类型间还有其他不同的特点（Gibson & Mitchell，1995；Jacobs et al.，2009）。例如，T- 团体通过将感受转化成言语来帮助成员发展自我觉察力和对他人的敏感性。会心团体由卡尔·罗杰斯发起，因其强调每个成员的个人发展而被称为个人成长团体（Gladding，2015）。T- 团体和会心团体有时都被称为敏感性团体。

在莫雷诺开创的心理剧团体中，参与者在舞台上有时扮演自己，有时扮演他人的替代自我。通过上演他们的问题和担忧，并在过后对他们的体验"过程加以理解"，成员可以提高自我觉察能力，并且开始对情绪和行为有更多的掌控（Aichinger & Holl，2017）。

马拉松团体由乔治·巴赫（George Bach）和弗雷德·斯托勒（Fred Stoller）在 20 世纪 60 年代推出，它是一种持续 24 小时、48 小时甚至更长时间的密集体验团体，它要求团体成员在整个体验过程中待在一起。在马拉松团体的过程中，成员会日渐疲劳，体验的强度日益增强，参与者的防御会被打破，真实性和开放性会提升，个人成长的方式也会不同于每周一次、每次持续一个半小时的团体。通常规定成员在参加马拉松团体后需接受个人或小组随访式心理咨询。

冒险咨询团体将团体心理咨询与户外环境中的体验式教育相结合（Bowen，Neill，& Crisp，2016）。举例来说，荒野探险疗法团体的带领者可能会带领来访者以团体的方式在荒野地区背包旅行几天到一周，有些项目在预防和干预层面工作，其工作时间甚至更长。这些团体通常在整体上以自然为中心，采用身心健康活动、休闲娱乐和现实生活困境相结合的方式，提高成员的自我效能感并对其进行赋能（Bowen et al.，2016）。

雅各布斯等人（Jacobs et al.，2009）等人基于冲击疗法促进了冲击治疗团体的发展。在他们的方法中，带领者主要负责确保个人在处理问题时得到最好的帮助。他们描述这种方法是积极的、多感官的、理论驱动的。带领者会做任何团体成员需要的、有帮助的事情，有时会对团体中的某个成员进行治疗，而其他人则只是观察和倾听并不时进行分享。

自助团体被广泛用作由经过良好专业训练的、取得资质的心理咨询师或治疗师进行的个体或团体心理咨询或治疗的辅助支持（Corey，2017；Kottler，2001）。正如格拉丁（Gladding）指出的，自助团体至少有两种形式：（1）由一个已建立的专业助人机构（如戒酒协会）组织的自助团体，（2）自发出现的自助团体。这些团体的成员具有一些共同的特点，可以是心理教育性、治疗性或任务性的。自助团体可以成为帮助人们对自己的生活负责的强大催化剂。其中一些团体缺乏由专业带领者带领所具有的优势，但往往因非专业带领者的忠诚和经验而得以弥补。

封闭式团体和开放式团体

封闭式团体和开放式团体是大多数团体的亚类型。封闭式团体的特点是全体成员一起经历团体过程，直到团体结束。开放式团体的特点则是，在团体进行过程中有新成员加入。

信息栏 1.3　ASGW 和专业化团体

学习本章描述的 ASGW 对团体工作专业化类型的定义。找到你所在学校或当地社区可以提供的课程、实习培训和督导师，从而帮助你获得带领不同团体所需的知识和技能。与其他专业工作者分享你的这些发现。

封闭式团体和开放式团体各有优缺点。开放式团体允许成员在自己的时间框架内解决问题，然后离开团体。新成员可以在团体出现空缺时进入。尽管在不同的时间新成员加入可能会被视为给团体带来新的刺激，但当新成员加入时，团体可能会经历一个倒退的过程，伴随着团体凝聚力和信任的波动。

相比之下，封闭式团体保证了成员的稳定性，促进了团体凝聚力和信任。然而，由于团体的所有成员并非都以相同的速度进步，因此一些团体成员无法以与自身学习和解决个人或人际问题的能力相一致的方式努力工作，因而也无法在团体中获得适当解决方式后再离开团体（Gruner，1984）。封闭式团体如果只允许团体成员加入，则也会影响虚拟团体的形式，例如，由心理咨询师监督的持续进行的同步虚拟会议或异步讨论论坛（Lemma & Fonagy，2013）。

团体构成

团体的构成会影响团体的功能（Corey，2017；Yalom，1985）。团体可以基于团体成员的性别、年龄、其面临的问题、其心理成熟度和许多其他变量而形成（Trotzer，2013）。有两种通用的团体成员构成方式：异质性方式和同质性方式。

异质性或混合性别团体对应的基本假设是团体由男性和女性组成。异质性团体是社会的一个缩影，在团体成员的构成接近社会成员的构成时，团体成员更容易识别和面对自我挫败行为，团体的焦点在于当下而非过去，现实检验可能且确实会发生，异质性团体的情景会激发成员的焦虑，从而让其产生改变。同质性团体完全由特定人群中的成员或具有特定需求、关切点或特定情况的成员组成。例如，物质使用障碍的女性康复团体便在两个方面具有同质性（Greenfield et al.，2014）。凝聚力理论是这种团体构成方法的基础。该理论认为，成员的相似性可以极大地提升其凝聚力、开放性和对问题的探索程度（Perrone & Sedlacek，2000）。

信息栏 1.4　团体中的疗效因子

邀请当地社区的几位团体实践者到你的课堂上围绕团体中的疗效因子做一个团体讨论会。邀请他们讨论如何建构他们带领的团体，以保证团体成员在团体中的体验是治疗性的。如果这些人士也在带领特定人群的团体，则邀请他们描述为了能够胜任带领这样的团体，需要接受怎样的教育和督导。

团体疗效因子

多年来，围绕团体中的疗效因子（therapeutic factor）已经开展了大量的研究和讨论（Chen & Rybak，2004；Kennair，Mellor，& Brann，2016；Ohrt，Ener，Porter，& Young，2014；Schechtman & Perl-Dekel，2000）。团体中的疗效因子指的是"团体治疗中出现的有助于改善患者情况的因素，并且是团体治疗师、患者或团体成员行动的函数"（Bloch，1986，p. 679）。这一定义很重要（Kline，2003），因为它区分了疗效因子、团体中发生改变的必要条件及团体干预或技术。例如，改变的条件包括团体带领者和团体成员的临在，即他们愿意倾听和提供反馈。团体带领者可能采纳的格式塔干预或技术称为"轮转"技术。团体发生改变的条件、团体干预或技术可增加疗效因子的影响力。

科尔西尼（Corsini）和罗森堡（Rosenberg，1955）发表了第一篇主要著作并在其中提出一个统一的因素范式，这些因素被不同理论视角的团体带领者都认为是治疗性的

（See George & Dustin，1988）。在对反映治疗性因素的陈述进行聚类分析后，他们总结出以下九类因素。

1. 接纳：一种归属感。
2. 利他主义：一种对他人有帮助的感觉。
3. 普遍化：发现自己的问题并不是独特的。
4. 心智化：获取关于自己的知识的过程。
5. 现实检验：认识到诸如防御和家庭冲突等问题的现实。
6. 移情：对治疗师或其他成员产生的强烈依恋。
7. 互动：在团体内建立有益的关系。
8. 观察治疗：通过观察和模仿其他成员而获益。
9. 释放：既往压抑的想法得以表达，压抑的感受得以释放。

目前，在被认为具有里程碑意义的治疗因素分类法中，亚隆（1920，1975，1985，1995）根据自己及其同事的研究提出了 11 种疗效因子。

1. 希望灌注：获得团体体验将具有建设性和希望性的保证。
2. 普遍性：发展出一种觉察，以便知道看上去似乎是自己独有的那些问题可能也是团体其他成员的体验。
3. 传递信息：通过团体讨论学习与心理健康和心理疾病相关的知识。
4. 利他主义：与他人分享，并愿意伸出援手。
5. 原生家庭的矫正性重现：重现原生家庭的冲突，并在团体中得以解决。
6. 发展社交技能：学习社交技能。
7. 行为模仿：模仿其他成员示范的积极行为。
8. 人际学习：发展新的领悟，矫正过去的解释。
9. 团体凝聚力：发展信任、支持和关心的联结。
10. 宣泄：分享感受和体验。
11. 存在性因子：接纳生命的责任，包括决定、意义和精神的维度。

当然，以上仅代表积极团体体验所具备的众多可能疗效因子中的少数几个。

有效团体带领者的个人特征

团体工作领域的很多学者都描述了有效团体带领者的个人特质和特征（e.g.，Berg

et al., 2006；Choate & Manton, 2014；Corey, 2017；Counselman, 2017；Dinkmeyer & Muro, 1979；Kottler, 1983）。

我们相信团体带领者必须具备某些特征才能使团体有效。正如科特勒（Kottler）列出的，团体带领者是否成功，其与团体成员一起工作过程中的所知所为十分重要，其是什么样的人也一样重要。其他人，包括阿巴克尔（Arbuckle, 1975）、卡克胡夫（Carkhuff）和贝伦森（Berenson, 1977）、朱拉德（Jourard, 1971）、特鲁瓦克思（Truax）和贝伦森（1967）及亚隆（1975）也就这一主题表达了相似的观点。下面，我们将总结科里关于有效团体带领者的个性特征的观点，他们以此作为开始团体工作职业的起点。这一观点与我们的观点一致，并与格拉丁（Gladding, 2015）等人提出的讨论类似。

临在

当团体成员分享体验时，团体带领者必须具备在情感上与成员共在的能力。与自己的生命体验和相关情感保持联系的带领者能够更好地与团体成员达到共情性沟通和共情性理解，因为他们能够连接相似的处境或情绪。团体带领者不能因为过度关注自己的反应而失去洞察力；而是需要允许自己以一种能够传递慈悲、关注的方式与团体成员的体验相连接，并依然能够促进成员的建设性成长。

个人力量

团体带领者的个人力量源于其相信自己对团体有影响，并且能够意识到这种影响。个人力量不仅是必要的，也是治愈性的，它以一种能够增强每个团体成员能力的方式传递，帮助成员识别和建立他们自己的力量，克服困难，更有效地应对压力。极具力量的带领者会接受自己的长处和短处，不会花费精力试图阻止别人看到自己真实的样子。

勇气

团体带领者必须具备勇气。当他们表达自己对团体过程某些方面的反应、面质成员、分享生命体验、依据自己的直觉和观察采取行动，以及引导团体的进展和讨论时，他们是需要冒险的。而团体成员也需要在团体中进行这些冒险。从这个方面来讲，团体带领者的角色示范作用可以帮助团体更有建设性地沟通和建立联结。

自我觉察

如果没有高度的自我觉察能力，以任何一种咨询角色开展服务都是困难的。在推动团体的过程中，个人需求、防御、理解、关系冲突和任何未解决的议题都会上演。它们会增强还是分散团体带领者带领团体的能力取决于团体带领者自我觉察的水平和这些因素给带领者增加困难的程度。很多心理咨询师培养机构都要求研究生在学校之外接受个人心理咨询，以解决自身"未解决的议题"，从而使个人议题不会阻碍他们建设性地承担心理咨询角色的能力。

对团体过程的信念

团体带领者必须对团体的疗愈能力有积极的认识，必须相信团体体验的益处。如果他们对团体体验的疗愈能力不确定、踌躇或不乐观，团体成员就会有同样的感觉。虽然团体体验的结果并不完全依赖于带领者，但是带领者的确以言语或非言语的方式在传递信息，从而影响成员体验的整体效果。

创造性

在带领团体的方法上，具有自发性的团体带领者往往比那些依赖结构化的干预和技术的带领者更能够催化成员间更好的沟通、成员的顿悟和成长。创造性的带领者通常能接纳和他们自己不一样的那些人，并且在应对成员和团体的方式上也是既与此种特定团体保持一致，又具有弹性。此外，一定程度的创造力和自发性在应对不可预期的事情时也是必要的。在团体情境下，带领者会不断面对的情况是：任何一次团体开始前，他们都无法预期在团体中会有怎样的叙述、问题和反应。

耐力和精力

在个体心理咨询中，心理咨询师倾听一个来访者并与之互动，但团体心理咨询与此不同，团体心理咨询要求带领者同时跟随不同的成员，记住他们的相关情况并对他们做出评估和诊断。这一系列情况要求咨询师有更多的警觉性和主动性，更多的观察和回应，投入更多精力。因此，团体带领者不能对团体过度规划。很多带领者倾向于采用协同带领模式，在这种模式中，协同带领者承担了部分团体过程和观察的责任。

良好意愿和关心

团体带领者必须将团体成员的福祉放在优先的地位。他们要确保成员正在获得其为参加团体而设定的目标。在团体中，带领者关注这部分工作对团体产生的积极效果也非常关键。如果团体带领者在这些方面有困难，他们就必须评估是什么阻碍了他们的这些能力，他们可以采取什么措施确保成员的需求得到满足。

开放性

团体带领者必须保持开放性，既要对不同于他们自己的体验和生活方式保持开放性，也要对团体对他们的影响持开放的态度。开放性并不意味着团体带领者需要揭示个人生活的各个方面。准确地说，开放意味着让成员理解他们作为一个人是什么样的即可。带领者的开放意愿会推动成员的开放性和自发精神，以促进成员之间的沟通。

对带领者自身文化和团体成员文化的觉察

在当今全球化、多元化的社会中，团体带领者必须意识到团体工作中的多样性议题及处理这些议题的跨文化能力。他们必须明白，正如他们的文化影响他们的世界观和决策一样，特定群体每个成员的文化也是如此。文化多样性不仅包括种族影响，还包括年龄、性别、性取向、是否残疾及其他许多因素。有效的团体带领者对多样性的各个方面都能保持敏感，并且尊重每个成员给团体带来的差异。

以非防御性姿态应对攻击

团体成员经常用批评或对抗的方式考验带领者。如果带领者犯了错误或麻木不仁，就会遭遇团队成员的这些攻击。当一个成员嫉妒、想要控制时，或者把对别人的感觉投射到带领者身上时，也会发生这种情况。不管原因是什么，带领者必须保持冷静，探索成员做出这些行为的原因。要做到这一点，带领者必须有强烈的自我完整感和自信。生气或拒绝探索攻击行为的原因会影响团体的开放度、信任感和团体的积极效果。

幽默感

幽默感对团体取得成功是非常关键的。大笑可以帮助团体成员释放在团体中的紧张情绪，帮助成员容纳其对自己的问题的看法。只要幽默感没有阻碍团体完成治疗性工作必须完成的任务，它就是团体的巨大财富。

个人投入和承诺

为了让团体工作更有成效，团体带领者必须投身于团体过程的价值之中，并承诺持续提升自身的领导能力。如果团体带领者相信，团体成员的身份认同可以使成员感到被赋权并从中获益，团体带领者的热情和能量就会被成员感受到，并且有助于团体工作的一些疗效因子发挥作用。

示范意愿

团体成员可通过观察团体带领者的示范而学会在团体内如何回应他人，如何表达自己的思想和感受。擅长通过营造安全的治疗性"抱持环境"、让成员在其中完成"工作"的带领者将很有可能成为团体成员的杰出榜样。带领者愿意真诚、自发且及时地促进团体进程意味着他们知道，随着团体进程的推进，团体成员会日益模仿带领者的沟通模式，而带领者也不会对此感到不自在。

信息栏 1.5　团体带领者的个人特征

本章关于有效团体带领者的个人特征的讨论可能会给新手团体工作专业人士带来一些压力。为课堂准备一个团体介绍，概述团体带领者的这些特征及其为更有效地带领团体而需要接受的督导。

做完介绍之后，邀请相关人员在他们自己感觉舒适的前提下，结合所提到的带领者的特征和可能需要的督导类型，分享其自身的优势和劣势。

寻找新体验的意愿

最好的带领者终身致力于个人成长及对他人的理解。如果带领者自己不努力持续学习关于自己生存于世上与世界建立关系的方式，也不了解来访者在当下变化纷繁的文化背景以及一系列生活情景下正经历的挣扎，那他们将很难与成员带到团体中的议题产生关联。团体工作者需要通过寻求新的体验、认识新的人、区分不同的文化并努力持续提高自我理解水平和对自我的洞察，以便与周围的世界持续保持联系。这需要额外的教育、旅行、内省、个人心理咨询、督导，并且利用沉淀下来的许多其他优势扩展带领者关于自己和他人的世界观。

与团体工作相关的神话

作为团体带领者，心理咨询师通常对成员参加小型团体的获益有很大的热情。得到充分促进的团体体验能够为成员带来个人成长（Capuzzi & Gross，2017），并且对其未来产生深远的影响。然而，如同其他治疗方法（如个体或家庭治疗）一样，团体工作也有其自身的利弊（Carkhuff，1969）。很多团体带领者会坚守某个可以被经验事实所挑战的信念系统。下面这些与团体工作相关的神话受到了较多的关注，希望团体带领者不要将自己的实践建立在没有研究支持的任何信仰体系上（Anderson，1985；Capuzzi & Gross，2017；Kottler & Brown，2000）。

神话 1：每个人都能从团体体验中获益

团体确实能带来好处。对团体的心理社会结果的研究表明，团体是一种强大的学习方式，团体体验的学习结果可用于团体之外的日常生活中（Gazda & Peters，1975；Parloff & Dies，1978）。然而，有时加入一个团体可能是有害的。例如，在面对青少年团体时可能产生的担忧是社会传染，如一个青少年可能会受到团体朋辈自伤行为的负面影响（Richardson，Surmitis，& Hyldahl，2012）。

这里有两个重要的原则可以在思考成员如何被团体体验所伤害时运用。

1. 对团体工作抱有不现实期望的团体成员最有可能在团体中受伤。
2. 这些期望被带领者所强化，并且带领者胁迫成员努力满足这些期望。

要阻止这些伤害，成员对团体的期望必须是现实的，带领者必须保持合理的观点。

神话 2：可以通过团体的构成确保其成功

遗憾的是，即使成员通过入组前访谈的筛选，但他们组成的团体也并不能保证团体一定会取得成功；然而，筛选协议和帮助团体成员做准备可以降低团体失败的风险。早期研究建议以异质性为基础选择行为特征（Bertcher & Maple，1979），并且团体的构成要能够保证每一个成员都至少和团体中的另一位成员相匹配（Stava & Bednar，1979）。这种构成似乎可以阻止团体中消极疏离者或替罪羊的出现。当从成员受益和结果有效（帮助他人、归属感、人际学习、希望灌注等）的角度考虑团体的本质时，这一点就更为重要。当成员感到疏离时，他们无法获益，团体也无法达成有效的结果。团体成员个人的需求和目标与团体设计相匹配的时候，才可以成为团体的一员（ASGW，2007）。

有关团体构成的研究的确显示，如果团体带领者帮助团体成员做好了准备，成员便可以做到以下三点：（1）体验到更高水平的凝聚力、希望和自我暴露；（2）更不容易过早脱落；（3）参加团体的意愿更强烈（Jensen et al.，2012）。心理咨询师也可以使用诸如《团体治疗问卷》（*Group Therapy Questionnaire*，GTQ）和《团体准备度问卷》（*Group Readiness Questionnaire*，GRQ）等评估工具；这些自陈量表可以帮助心理咨询师根据这些重要的来访者变量对成员进行筛选。

神话 3：团体是围绕带领者的魅力展开的

虽然带领者的确在很大程度上影响着团体，但关于团体的研究有两个普适的结论值得注意（Ashkenas & Tandon，1979）：（1）独立于带领者的团体本身对结果也有影响；（2）最有效的团体带领者是那些帮助团体发展的人，因为团体的发展可以使成员成为彼此最主要的帮助来源（Schechtman & Toren，2009）。

安德森（Anderson，1985）对带领者风格进行了研究，识别出了四种促进团体运作的带领者功能。

1. 给予：通过诸如支持、情感、表扬、保护、温暖、接纳、真诚和关注的技术，为关系和氛围营造给予者的角色。
2. 对过程加以理解：过程理解者的角色会呈现团体过程的意义，其使用的技术包括解释、澄清、"翻译"[①]和提供关于改变的认知框架，或者将感受和体验转化成想法等。
3. 催化：催化者的角色会激发团体互动和情感表达，其使用的方法包括触碰感受、挑战、面质、建议，以及使用结构化的体验等程序化的活动。
4. 指导：指导者的角色使用的技术包括设定边界和角色、确定规范和目标、管理时间、保持同步、停止、条件、建议步骤等。

给予和对过程加以理解似乎与团体结果呈线性相关：给予（或关注）和对过程加以理解（或澄清）做得越多，团体结果越积极。催化和指导与团体结果呈曲线相关。过多或过少的催化或指导都会导致积极结果减少（Lieberman，Yalom，& Miles，1973）。

神话 4：带领者可以通过结构化练习或体验的方式指导团体

结构化练习有助于建立早期的团体凝聚力（Lieberman et al.，1973），有助于成员的积极或消极情感得以尽早表达。同时，它也限制了成员处理诸如情感、亲密、疏远、信任、不信任、真诚和缺乏真诚等议题。所有这些形成了团体过程的基础，它们不应该被过多的结构化所阻碍。计划和使用结构化练习开启团体和推动团体进展的最佳原则可表述为："多计划，少使用。"

神话 5：团体中的治疗性改变是通过此时此地的体验发生的

许多关于团体的研究表明，在团体中此时此地发生的矫正性情感体验会增加团体成员的体验强度（Levine，1971；Lieberman et al.，1973；Snortum& Myers，1971；Zimpfer，1967）。然而，情绪体验的强度似乎与结果并无关联。高水平团体结果的取得需要成员对团体内的情绪体验发展出顿悟或认知的理解，并且能将这种理解迁移到他

[①] 翻译，即重新解读成员表述，使之更符合成员想表达的意思。——编者注

们在团体之外的日常生活中。在 20 世纪 60 年代和 70 年代,格式塔学派对团体的影响(Perls,1969)表明,团体成员应该"放下他们的头脑,和感觉在一起"并且停留在此时此地。然而,研究显示,成员应该"使用他们的头脑和感觉",即聚焦在此时此地的同时也聚焦在彼时彼地。

神话 6:成员在团体中的学习收获主要来自自我暴露和对暴露的反馈

成员在团体中的大部分学习来自于通过自我暴露而得到的反馈。在很大程度上,这个论断是一个神话。自我暴露和反馈本身对结果影响不大(Anchor,1979;Bean & Houston,1978)。相反,对自我暴露和反馈的使用对结果的差异有影响。只有当深刻的个人分享被理解和欣赏且反馈准确时,自我暴露和反馈才会有用(Berzon,Pious,& Farson,1963;Frank & Ascher,1951)。自我暴露和反馈的实际好处与这些过程如何在团体成员之间产生同理心有关。同理心,或理解和分享他人感受的能力是在团体环境中促进个人成长和理解的因素。

神话 7:带领者不需要理解团体过程和团体动力

所有的团体都有一个特点,团体过程和团体动力是自然发展、自然展开的(Fonagy,Campbell,& Bateman,2017;Schechtman & Toren,2009)。安德森将这些过程和动力称为信任、自主、亲密、相互依赖和终止。塔克曼(Tuckman)提出更为戏剧化的术语:形成、暴风骤雨、规范、工作和分离。

在第二章中,我们提出了团体演化的四个阶段,即定义阶段、个人卷入阶段、团体卷入阶段及强化和结束阶段。有两篇基于 200 份关于团体过程和团体动力的研究综述揭示(Cohen & Smith,1976;Lacoursiere,1980),在团体过程的演化过程中具有显著相似的模式(尽管描述者所使用的术语不同)。为了有效加强成员参与团体的获益,团体带领者必须理解团体过程和团体动力(Finlay,Abernethy,& Garrels,2016;Li,Kivlighan,& Gold,2015;Ohrt et al.,2014)。

神话 8:团体参与者的改变不会持久

团体是强大的!即便团体会面只持续三四个月,团体结束后,成员的改变依然可以维持 6 ~ 12 个月(Lieberman et al.,1973)。参与团体的积极效果可能是微妙的,但也是很广泛的。例如,波特兰州立大学的毕业生参加了一个持续 10 周的校外艺术治疗的个人成长团体,这些毕业生报告,他们在团体中获得的技能在一年后依然实用而有意义,如生命中对于创造力的需要、放松技术、对于家庭动力的觉察及应对日常压力的方式等。

神话 9：团体是让情绪高涨的地方

虽然每次团体结束后成员可能收获感觉良好这样一个积极结果，但这不是参与团体的主要原因（Corey，2017）。有些团体成员在团体结束后会不时感到抑郁，因为他们从团体成员处获得的那种支持在日常生活中并不易获得。团体成员需要对这种可能性有所准备，并得到帮助他们发展获得支持的能力，这样，在适当的时候，他们就可以从周围人那里得到支持。

信息栏 1.6　分析一次积极的团体体验

分析你作为成员曾经有过的积极体验。团体带领者做了什么使这种体验具有"治疗性"，而非迷信神话？你能学会为你所带领的团体成员营造相似的氛围吗？从这个方面来看，对你个人而言最大的挑战是什么？要应对这个挑战，你要做些什么？

神话 10：团体的目的是让成员与所有其他成员亲近

尽管有效的团体会发展出真正的亲密感和凝聚力，但亲密感却是副产品，而非团体的核心目的。如果团体成员冒险进行自我暴露，尝试解决问题，且其他成员以建设性的方式伸出援手，团体就会发展出亲密感（Corey，2017）。

神话 11：参与团体会导致洗脑

专业团体不会向成员灌输生活哲学或一套关于每个成员"应该怎样"的规则。如果团体中发生了这样的情况，这的确是对职业伦理的违背和对团体的滥用。参加团体的成员应该被鼓励自己寻找答案并尽可能形成自我指导。

神话 12：只有功能失调的成员才可能从团体中获益

团体心理咨询对于那些功能相对良好、想要提高自己能力的个体和那些在生活的某些方面有困难的个体来说是一样的。团体并不仅仅是为功能失调的个体服务的（Corey，2017）。

总结

团体心理咨询诞生于 20 世纪初，当时被应用于医学领域，服务对象是儿童、成年人和家庭。第一个"实验室"团体，或称 T- 团体，诞生于 1947 年，这种团体后来进入了大学和其他场所。随着时间的推移，人们对团体工作的兴趣剧增，体现在近期由专业人士或非专业人士带领的自助团体如雨后春笋般涌现。

团体的目标包括促进成员的情绪释放，提升其自尊，帮助成员面对和解决问题，学习如何识别、解决人际间和个人内在的冲突，以及协助成员保持团体的治疗收益。团体目标可以通过很多方式阐述，主要包括以下几种：（1）团体的一般目标，（2）特定团体的目标，（3）基于理论视角的目标，（4）个体成员发展出的目标。

团体心理治疗（时间更长，强调治疗性）、团体心理咨询（聚焦在意识层面上的问题，以解决短期议题为导向）和团体心理辅导（带领者传递信息，或者进行心理健康教育，团体人数更多）三者之间是有区别的。特定类型的团体体验包括敏感性团体、心理剧团体、马拉松团体和任务团体等。根据团体工作专业人员协会的定义，团体可以被分成四种主要的类型：任务 / 工作团体、心理辅导 / 心理教育团体、心理咨询团体和心理治疗团体。所有这些类型的团体都可以是异质性的（混合性别），也可以是同质性的（同一性别）；可以是封闭式的（团体成员在一起一直到团体结束），也可以是开放式的（有人离开，有人加入）。

团体的疗效因子包括接纳、利他主义、现实检验、移情、互动、观察治疗和释放。对应的带领者特征则包括临在、个人力量、勇气、自我觉察、对团体过程的信念、创造性、耐力和精力、良好意愿和关心、开放性、对带领者自身文化和团体成员文化的觉察、以非防御性姿态应对攻击、幽默感，以及个人投入和承诺。

许多团体带领者和其他人所秉持的与团体工作相关的神话可能会削弱团体的有效性。这些神话包括：每个人都能从团体体验中获益；可以通过团体的构成确保其成功；团体是围绕带领者的魅力展开的；团体中的治疗性改变是通过此时此地的体验发生的；只有功能失调的成员才能从团体中获益等。

第二章

团体工作：阶段和议题

┃ 马克·D.斯托弗和戴维·卡普齐 ┃

那天晚上，当阿里离开团体心理咨询课堂时，他在情感和认知上都还沉浸在心理咨询团体的影响里。他将在两个学期内开始实习，不久之后将成为一名专业心理咨询师。他知道，自己即将担任的任何职位都需要与不同来访者就一系列议题进行团体心理咨询和个体心理咨询。虽然他对自己与个体开展咨询的技能感到满意，但他仍然担心自己在团体工作方面的能力。回想那天晚上，阿里说出了自己的担忧："我该如何成为自信的、有能力的带领者？"

像阿里这样的学生所能感受到、有时能够表达出来的类似担忧是十分常见的，自从有团体心理咨询以来，这种担忧便一直是学习过程的一部分。首先，社交焦虑和相关恐惧症状（如公开演讲焦虑）是最常见的焦虑形式之一（Cheng, Craske, & Niles, 2017; Phillips Sheesley, Pfeffer, & Barish, 2016）。对新手带领者而言，以带领者身份开展工作会突增其原本已有的与社交表现相关的焦虑。其次，对于本书后文涵盖的不同团体发展阶段和类型（即心理教育团体、任务/工作团体、心理咨询团体和心理治疗团体），新手带领者可能在态度、知识储备和技能方面尚未做好充分的准备（Springer, 2016）。最后，由于团体带领者和团体成员的心理复杂性和强度，团体心理咨询和团体发展都会触及焦虑（Springer, 2016）。沃德（Ward, 1985）在谈到团体复杂性时指出：

团体工作具有挑战性和复杂性，因为团体是复杂的，每个团体成员都有复杂的思想、情感和行为。而这种复杂性在团体中会被放大很多倍，因为在进行心理探索、实现成长和改变的同时，大多数团体成员的目标之间以及他们与带领者之间都会以复杂的模式互相影响。此外，如果成员有机会在一段时间内进行互动，团体就会发展出一套公开和隐蔽的指南或团体规范，以帮助规范成员的行为，规范成员之间以及成员群体内的互动。

伯格（Berg）、兰德雷思（Landreth）、福尔（Fall，2013）、科里（2015）、格拉丁（2015）、雅各布斯、舒密尔（Schimmel）、马森（Masson）、哈维尔（Harvill，2015）、克兰（Kline，2003）和特罗泽（Trotzer，2006）的文献进一步证实了团体工作的挑战性和复杂性。尽管他们讨论的是团体运作的不同方面，但他们在挑战性和复杂性问题上得出了相似的结论。他们对以下领域进行了强调：团体成员；带领风格；团体方法；与保密性相关的议题，阻抗、沉默、冲突、结束和随访议题；以及团体体验中固有的阶段和过渡。再加上每位团体成员的复杂性，我们就很容易理解为什么在团体工作中带领者和成员都会体验到焦虑和挑战。

除了这一挑战，团体工作还涉及个人的复杂性，而且如同本书最后几章所述，团体通常是针对特定主题和特定人群设计的。特定主题和特定人群的团体通常具有特定指南，这些指南涉及成员身份、带领者领导力、团体方法、过程、动力、多元文化议题、伦理、特定主题的专业知识，以及团体阶段和过渡。当前团体文献和期刊有大量关于特定主题和特定人群的研究，涵盖主题包括边缘人格障碍团体（Antonsen et al.，2017）、成瘾康复团体（Lyons，2016）、复杂哀伤团体（Sierra Hernandez, Piper, Ogrodniczuk, Joyce, & Weideman，2016）、强迫性暴食团体（Schwartz, Nickow, Arseneau, & Gisslow，2015）、青少年荒野治疗团体（Bowen, Neill, & Crisle，2016）、儿童时期遭受虐待的成年幸存者团体（Lowe, Willan, Kelley, Hartwell, & Canuti，2017）、非白色人种妇女团体（Short & Williams，2014）、来自不同文化和国籍的国际团体（Bemak & Chung，2015），以及家庭团体（Bradshaw et al.，2015）。由于有大量的专业化团体及相应的不同指南，许多团体工作者质疑是否能找到处理团体工作的一般视角，或者是否应该从其特定成员和特定目标的角度来看待所有团体。答案并不容易得到，因为它取决于带领者的哲学观和理论观点。

在本章中，我们只讨论团体心理咨询或团体心理治疗复杂过程中的一个方面：团体从开始到终止的阶段和过渡。我们相信，本书所提供的信息既可以应用于团体工作的一般取向，也可以应用于特定取向。我们首先就阶段发展的早期和当前概念化方法进行讨论，然后根据我们进行的大量文献回顾和团体工作的经验，提出我们对这个发展过程的看法。接下来，我们会讨论在每个阶段下成员和带领者的行为。最后，我们会提出建议，帮助团体带领者了解如何利用阶段发展知识来促进成员成长及提高带领者的有效性。

阶段和过渡

团体从团体前准备到团体终止所经历的不同阶段很难用明确的术语描述。团体的性质、团体成员、带领者风格及团体的开放性和封闭性都会影响团体的发展过程。就发展阶段而言，描述在全部历程中拥有相同成员的封闭式团体比描述成员来来往往的开放式团体更容易。老成员的离开和新成员的加入使团体发展过程复杂化。由于这些变量影响团体的发展，因此任何发展计划都应以体验为基础，而不是以掌控团体发展而使用强硬和快速的规则为基础。

此外，团体的阶段不是离散的或能清晰区分的，根据伯格等人（2013）的研究，它们"来自观察和临床经验，而不是生硬的数据"（p. 96）。在讨论这种非离散性时，乔治和达斯汀（Dustin，1988）指出：

在一个实际的团体中，所描述的阶段不会是离散而有清楚的分界的。两个阶段之间有相当大的重叠，因为团体从一个阶段进入另一个阶段的过程是来回移动的。因此可能会出现向下一个阶段迈进，然后回归到前一个阶段的情况。（p. 102）

尽管有这些注意事项，但各位作者对团体阶段和过渡的一般化模式明显已达成共识（Berg et al.，2013；Corey，2015；Gladding，2015；Tuckman & Jensen，1977；Yalom & Leszcz，2005）。表 2.1 概括了该模式中确定的阶段和过渡。在讨论这些阶段之前，我们先介绍以下背景信息。

早期的概念化

已有很多文献描述了团体从开始到结束的各个阶段。在 20 世纪 40 年代和 50 年代，贝尔斯（Bales，1950）、迈尔斯（1953）、西伦（Thelen）和迪克曼（Dickerman，1949）根据任务团体中表现出的问题解决行为对团体阶段进行了概念化。这些早期发展模式强调的是团体期望完成的任务，例如，建立组织结构，分享想法和意见，以及通过建议达成解决方案，等等。从这种任务导向出发，早期的研究人员研究了团体中特定的成员角色。研究人员随后开始将团体维护行为（团体成员做出的既可能促进也可能阻碍团体进展的行为）转化为互动行为，这为早期对任务行为的强调增加了一个维度。随后的小型团体阶段发展的方法将任务和成员行为两者相结合，使之成为对团体过程随时间推移的描述。

本尼斯（Bennis）和谢泼德（Shepard，1956）的著作中有一个关于任务和成员行为如何结合的例子。他们将贝尔斯（1950，1953）的工作与自己的概念相结合，在向学生讲授团体动力学时，他们根据自己的观察研究提出了团体运作的一种概念化。他们提出，团体一般会经历六个发展阶段：

1. 依赖—逃跑；
2. 反依赖—战斗；
3. 解决—宣泄；
4. 迷恋—逃跑；
5. 幻灭—战斗；
6. 协商一致的确认。

这一概念化表明，团体开始于某种程度上的依赖状态，随着团体成员努力实现相互依存的功能运作而逐渐成长。

在本尼斯和谢泼德（1956）的工作基础上，里德（Reid，1965）从权威周期的角度讨论了团体的发展阶段。他认为，团体的成长和发展与带领者的权威有直接的关系。团体从依赖一个既定的带领者，经过反独立和反依赖，最终与最初的权威带领者建立相互依赖关系。团体内部的危机可能会使团体重新回到对既定带领者的依赖，重新开始循环发展模式。像本尼斯和谢泼德一样，里德强调，随着成员从一定程度的依赖向一定程度的相互依赖转变，团体整体的成长就会发生。

其他研究人员（Bion，1961；Gazda，1971；Gibb，1964；Kaplan & Roman，1963；Mills，1964；Ohlsen，1970；Schutz，1958）也对团体过程阶段理论的早期发展起到了推动作用。他们都描述了团体进展的不同阶段，描述涵盖每个阶段的内容以及成员在每个阶段的行为表现。

当代的概念化

表 2.1 中的研究者扩展了早期理论，从阶段 / 过渡的角度观察了团体从起始到终止的运作。尽管他们对于每个阶段的术语和阶段数目的描述有所不同，但有同一种模式浮现出来，该模式强调了以下各方面的重要性：

- 团体前计划（形成阶段）；
- 成员融入（导入阶段、安全阶段）；
- 成员互动（暴风骤雨阶段、过渡阶段、冲突阶段、接纳阶段）；

- 成员 / 团体凝聚力（规范阶段、冲突阶段、责任阶段、凝聚阶段）；
- 成员和团体目标的实现（运作阶段、凝聚阶段、工作阶段）；
- 成员和团体的分离（休整阶段、哀悼阶段、终止阶段、结束阶段、巩固阶段、随访阶段 / 评估阶段）。

表 2.1　团体发展阶段

	阶段 1	阶段 2	阶段 3	阶段 4	阶段 5	阶段 6
塔克曼（1965）	形成阶段	暴风骤雨阶段	规范阶段	运作阶段	休整阶段	
亚隆和莱什（Leszcz，2005）	导入阶段	冲突阶段		凝聚阶段		
格拉丁（2015）	形成阶段 导入阶段	过渡阶段 暴风骤雨阶段 / 规范阶段		工作阶段	哀悼阶段 / 终止阶段	
科里（2015）	形成阶段	探索阶段 / 过渡阶段 导入阶段		工作阶段	巩固阶段 / 终止阶段	评估阶段 / 随访阶段
特罗泽（2006）	安全阶段	接纳阶段	责任阶段	工作阶段	结束阶段	

在这种模式中，正如前面讨论的那样，尽管每个阶段的命名方式不同，但每个阶段成员的行为特征都具有一定程度的一致性。

第一阶段　该阶段以形成、导入和安全感等术语为标记，既包括团体组建之前必须进行的准备工作，也包括团体过程中成员的入选。科里（2015）强调了组建阶段的重要性，称之为团体前议题，并且将这一阶段与导入阶段分开。他将团体计划、团体结构制定、成员招募和筛选，以及带领者和成员准备等功能归入这一阶段。表 2.1 中的其他作者讨论了相同的问题，但将它们与导入阶段结合起来。

关键行为的出现代表团体发展的每个阶段。从另一个角度来看，这些行为也表明了成员和团体正试图解决的关键问题（见信息栏 2.1）。无论是从个体的角度还是从团体的角度来看，团体发展的第一阶段都是成员和团体的定义阶段。每个人都在定义自己在哪里，或者是否适合团体，或者将在团体中扮演什么角色，团体的接受度和认可度如何，以及对自己和与团体过程相关的其他人的期望。

如果将团体视为一个独立于其各个部分的实体，则会出现其他定义元素。这个被称为团体的实体正在寻求为其结构、意义、功能、目标和边界下定义。通过这样的定义，该团体试图建立一个网络系统，将其各个部分——即成员连接起来。这项工作可以在多大程度上取得成功通常取决于所构建网络的强度和团体带领者在帮助成员建立网络方面的技能。

第一阶段的一个特点是焦虑，且焦虑的程度似乎与团体对风险、威胁、权力、影响、成员行为、带领者行为和（被感知的或真实的）期望有关。在某种程度上，即使是如兴奋这种被视为积极的情绪，也与焦虑有关。大多数团体在开始阶段都存在一定程度的焦虑表现。请你回想在你参与过的不同类型的团体中关于第一阶段的记忆：你的想法、行为、情绪和人际关系是怎样的？团体中其他人的想法、行为和情绪是怎样的？

信息栏 2.1　相关潜在问题的行为和例子

- 让自己进入团体环境："我在这个团体中的角色是什么？"

- 测试团体环境："如果我或团体中的某个人站出来，或不说话，或不作秀，或表现出愤怒，或挑战某人，会发生什么情况？"

- 确认边界和建立关系："这里可以分享什么，不可以分享什么？"

- 团结起来，形成承诺："我们如何相互支持？"

- 寻求接纳："我能在这里做我自己吗？"

- 从团体经历中寻找结构和意义："我们如

何最有效地共度时光？"

- 确定目标，探索期望，形成团体文化："我们在一起的目的和方式是什么？"

- 学习团体运作和界定权力："这个团体如何工作，谁负责什么？"

- 处理焦虑、怀疑、阻抗和团体张力："我如何处理团体内的张力、不信任和冲突？"

- 探索团体安全感并建立信任感："需要多长时间团体成员才能有安全感，我才能做团体层面的工作？"

该阶段的另一个特点是依赖性。依赖性在初始阶段似乎比在随后的阶段更加明显，这可能是因为新成员需要试探、寻求和探索，以找到自己在团体中的位置，也可能因为成员在与团体的关系中面临找到自我的定义这一挑战。

第二阶段　可用来标记第二阶段的术语包括暴风骤雨、过渡、冲突、接纳、导入和探索。该阶段的特点是个人的积极参与，因为团体成员开始测试他们在团体中的地位和权力，以及团体及其成员的行为参数。焦虑、紧张、恐惧以及与控制和权力有关的防御可能在团体的这一时期最为普遍。团体成员可能会以被动、攻击性、被动攻击性或自信的方式思考、行动和交流，这是团体在寻找社交规范及学习如何融入其中。自信意味着做自己，追求自我实现，同时尊重他人也拥有这样做的权力。兰迪·帕特森（Randy Patterson，2000）的《自信练习手册》（*The Assertiveness Workbook*）对非专业人士和心理咨询师都是绝佳的资源。

根据团体成员的组成，团体带领者用各种方式进行干预，以实现整个团体的凝聚。

团体带领者将使用阻断或切断（见信息栏 2.2），以及连接（见信息栏 2.3）技术，帮助团体形成有治疗效果的凝聚力。当成员试图找到自己的位置时，可能会出现极化现象。当团体成员根据一些显著的方面和特征（如种族／民族、生活经历、价值观等）分裂为亚团体时，极化现象就出现了。

　　除了行动和反应，第一阶段的行为（信息栏 2.1）也呈现出成员试图在团体结构中确立地位时的互动。团体发展理论认为，行动、反应和互动都是当我们把陌生人聚集在一起时会产生的自然现象。同样，关于自我与团体的关系以及团体本身的性质问题也自然会出现。有关对团体过程的承诺及认真参与的问题也会出现。挣扎、冲突和对抗的存在证明了团体成员需要从安全的被动参与转变为带有风险的主动参与。除此之外，还有什么办法可以完成这样有意义的工作呢？

信息栏 2.2　阻断或切断

　　带领者需要阻断反团体行为，并且有时需要切断成员的分享，以促进团体的进展。阻断不是对抗性的，但需要有指导性。团体带领者可能会说："梅雷迪斯，在我们开始讨论你的话题之前，我想乔治还想补充一些东西。"或者"我注意到你是在替沙妮奎说话。我想让大家听听她对此的看法。在团体心理咨询中，重要的是，人们要为自己说话，我们要习惯于询问他们的观点，即使我们认为我们知道别人的想法、感受或可能分享的东西。"一般来说，在阻断或切断的时候，要以谦逊、轻松的语气表达，不要咄咄逼人，由此，接受者可将其视为一种行为要求，而非关于融洽和尊重的不良信息。

信息栏 2.3　连接

　　团体带领者将成员联系或连接在一起，这样他们就可以彼此建立融洽的关系，并且明确表达彼此之间分享经验、问题、印象、想法和情感的重要性。通常，这种连接依靠带领者注意团体中呈现的非言语交流并明确地向团体成员表达，这些非言语交流是同意或确认他人的分享。例如，"我注意到你们中有几个人在点头，肯定了葆拉分享的那段心痛的经历。请与葆拉和团体成员分享一下她讲话时你的想法和感受。"此外，带领者会用言语表达他们所注意到的内容、情感和意义的相似之处。例如，带领者可以在引导聚焦时把几个成员联系在一起："艾丽卡、阿里和马丁，尽管你们每个人关于丧失的类型和经历都不同，但在最后一次分享时，我从你们的声音中感觉到了一种粗糙的伤痛或脆弱。当你们听到彼此分享自己的丧失经历时，你们想到了什么呢？"

第三阶段 适用于第三阶段的术语包括规范、冲突、责任和过渡。亚隆和莱什（2005）指出，冲突既是第二阶段也是第三阶段的一部分，但第三阶段的冲突更具有建设性。经过这一阶段的冲突，团体凝聚力得以形成。这一阶段通常被视为一个过渡阶段，在该阶段，团体内部会发生更大限度的投入和富有成效的互动。在这个阶段，一些关键行为开始出现，包括凝聚力、亲密感、归属感、团结、团体过程的标准化、角色采纳、团体技能发展、妥协、信任、行动探索和问题探索等。

第三阶段的活动包括混合和融合。在这种从独立到更加相互依赖的过程中，成员个性并没有丧失，相反，个性融入团体之中。也就是说，成员在第三阶段出现的行为和活动更具有团体特性，而非成员特性。在第二阶段中，个体成员还在用试探、检验和面质方法让自我有更多卷入，而在第三阶段，成员则把团体的目标、过程和成员身份放在优先位置，而将自身最大化的发展放在其次。

第四阶段、第五阶段和第六阶段 我们之所以将第四阶段、第五阶段和第六阶段合并，是因为它们的重叠性。用于描述这些阶段的词语包括运作、休整、终止、凝聚、工作、哀悼、结束、巩固和随访 / 评估。第四阶段和第五阶段可以被认为是工作深入阶段，因为团体成员会把大部分精力放在发展新的行为和观点上，从而解决个人问题，提升自我，推进团体。

如果这一过程成功，预期的结果是团体的终止和 / 或结束。除科里（2015）外，表2.1 中的研究者都指出或讨论了过程评估和后续计划，将其作为第四阶段或第五阶段的一部分。科里把这些重要的团体任务确定为一个单独的阶段并称之为第六阶段。他把这个过程称为团体后议题，给予它与第一阶段团体前议题相同的权重。在讨论随访 / 评估的重要性时，科里（2008）指出："因为团体的形成和带领者的准备工作通过团体各个阶段极大地影响着团体的进展，所以即使团体走向结束，团体带领者的工作依然非常重要（p.111）。"

当团体成员吸收了在前几个阶段发生的成长和发展时，最后的阶段最好聚焦于自我和团体的强化、结束、评估和随访等方面。当团体和个人有更多的投入和发展时，强化就会发生。通过对问题的深入探索、以行动为导向、团结合作、整合和问题解决，团体得以进一步发展。当坦诚、自发、亲密、归属感、融入和整合的工作取得成效时，个人成长便得以发生。

随着团体接近尾声，团体发展的周期性（Capuzzi & Gross，2006，2009）变得显而易见。当个体开始接纳团体结束这一现实时，其与丧失相关的焦虑和依赖感也会随之发生，这种情况可以通过以下问题表达：我是否能够将所学知识应用到团体之外？我能在没有团体的情况下正常发挥自己的功能吗？

这些问题中固有的焦虑和依赖是第一阶段时的行为特征，当成员离开团体时，带领者必须有能力将这种焦虑和依赖转化为积极品质。在讨论结束过程时，伯格等人（2013）做出了如下观察。

可以预料到某种模糊的感情，它接近哀伤的过程。离别会使某些人出现否认和退缩的情况，而使另一些人产生兴高采烈的情绪。除这些自然的失落感和期待之外，应该存在一种普遍的乐观和成就感。团体带领者需要特别注意处理成员与离开团体有关的焦虑情绪。（p.105）

综合概念化

基于前面的信息，同时结合我们自己的综合经验，我们对团体的发展阶段形成了自己的看法。我们将发展过程分为四个阶段：定义阶段、个人卷入阶段、团体卷入阶段，以及强化和结束阶段。

定义阶段

定义阶段（definitive stage）包含两个确定的部分。第一部分我们定义为形成 / 发展阶段，它涉及在团体第一次会面之前必须采取的所有基本步骤。这些步骤包括但不限于以下几点：

- 为团体确定理论基础；
- 决定团体开展工作中使用的理论形式；
- 确定与团体相关的后勤保障，如时间、地点、会见次数以及开放式与封闭式议题等；
- 描述运作指南（基本规则，见信息栏 2.4）；
- 招募成员；
- 筛选成员；
- 选择 / 确定团体带领者。

在成功完成这些基本步骤之后，定义阶段的第二个组成部分（我们称之为成员融入）就开始了。有了团体的基本原理、后勤保障和运作指南，并且有机会对团体结构形式做出反应，成员开始自己定义团体的目标、对团体的承诺、可能的卷入度，以及他们在团体内分享自己的意愿和程度。在信息栏 2.1 中问题的基础上，代表定义阶段第二个组成部分特征的成员内心问题如下。

- 这种类型的团体可以帮助我吗？
- 我能融入这种类型的团体吗？
- 我能信任带领者吗？
- 我能信任其他成员吗？
- 我在哪里可以找到支持？
- 别人在了解我后会伤害我吗？
- 我愿意对自我做多少分享？

信息栏 2.4　团体基本规则

基本规则取决于团体的类型、规模、主题和其他变量。规则可以由团体带领者独自创建，也可以由成员共同创建，后者会同时附加由带领者添加的其他规则。有时，基本规则会在团体形成之前告知成员，或者在团体开始工作前的筛选工作中进行某种程度的讨论。当团体通过电话会议或视频会议开展工作时，要添加一些基本规则以满足技术的需要。例如，参加电话会议的成员可能会被要求在不说话时静音并在开始分享前告知他们的姓名，以便其他成员知道说话者是谁（Chou, Promes, Souza, Topp, & O'Sullivan, 2012）。对团体成员来说，最常见也是最基本的原则是：出席；准时；对团体分享的内容保密；参与、负责、分享；坦诚并尊重分歧。

因为既要处理这些问题，又缺乏即时答案，所以成员在定义阶段表现出更强烈的焦虑、兴奋和紧张。某些不舒服的情绪在这一阶段会加重。团体带领者帮助成员增加对情绪体验的觉察，意识到自己是这些体验的所有者，并且学习如何在人际关系中和个人内在处理这些信息。这一阶段的对话往往是自我保护性的，具有"闲聊"的社交性质，因为成员在试验卷入团体的程度。为了帮助团体成员有效地应对这一阶段，带领者必须具备处理诸如信任、支持、安全、自我暴露和保密等问题的技能。

如前所述，个人对自己的角色定位进行定义、展示和试验；测试其他团体成员的气质、个性和行为；从而得出结论，即在团体发展的这一阶段他们愿意在多大程度上参与。个体在这一阶段的活动会被以下因素加强或削弱，包括团体的构成（年龄、性别、人数、价值观、态度、社会经济地位等）、带领者的风格（主动的、被动的、专制的、民主的）、团体的设置（正式的、非正式的、舒适的、放松的）、个体在团体中的个人动力（害羞的、攻击性的、言语的、非言语的），以及个体对其他团体成员和团体带领者的信任和接纳的感知。带领者利用牵线技术使成员参与其中，并运用连接技术帮助成员建立关系，增加信任（见信息栏 2.5）。

定义阶段在团体发展中至关重要：它可以决定个人（也由此决定团体）未来的参与、卷入和承诺，以及最终的成功或失败。如果在建立团体的过程中采取了适当的基本步骤，成员和带领者的以下行为就可以描述定义阶段的特点。

信息栏 2.5　牵线

牵线发生在团体带领者想让成员在团体中有更多表达和分享的时候。带领者有时会以好奇但不居高临下的语气直接表达："杰米，我很好奇你对这个话题的想法。"有时，我们可能会吸引几个安静的成员平衡团体内部的各种声音："我想知道那些还没有分享过这个话题的人在想什么，或者感受到了什么。"非言语的眼神交流可能是另一种促使成员分享的微妙方式。其他帮助成员分享和表达的方法包括轮转和将团体分成两组（Jacobs et al.，2015）。

定义阶段的成员行为包括以下几点。

- 成员从技能、才干和信任能力方面评估带领者。
- 成员从承诺、安全性和保密性方面评估其他成员。
- 成员从承担风险、与他人分享及愿意充分卷入的角度评估自己。
- 成员在团体内寻找意义和结构。
- 成员寻求其他成员和带领者的认可。
- 成员定义自己与其他成员和带领者的关系。
- 成员根据他们的其他生活经历定义团体经验。

定义阶段的带领者行为包括以下几点。

- 带领者试图促进所有团体成员的参与。
- 带领者解释团体内部的规则和设置。
- 带领者试图从成员角度制定有助于他们参与团体的规则和设置。
- 带领者解释成员在团体内可以期望的组织结构、时间表和带领者行为。
- 带领者试图示范预期的团体成员行为。
- 带领者试图有效地处理团体内部的各种情绪。
- 带领者讨论团体的保密性、行为、目标和期望。
- 带领者试图从成员中了解他们的团体目标和期望。

● 带领者试图提供一个促进成长的环境。

个人卷入阶段

一旦个人对自己在团体中的承诺和角色得出结论，他们就会进入团体发展的个人卷入阶段，这是成员与成员之间互动的阶段，涉及分享个人信息、参与面质和权力斗争。这一阶段的特点还在于个体作为团体成员的身份日益突出。诸如"我是""我需要""我在乎"等陈述是这一阶段团体参与的特征。团体成员通过言语和行为展示他们个人愿意分享的程度并确认他们在定义阶段所做的承诺。

个人卷入阶段是一个行动、反应和互动的阶段。在这一阶段，成员表现为"战斗"和"逃跑"，因为他们都努力在团体中占有一席之地。这个过程通常包括成员之间的激烈互动，然后是撤退、重整旗鼓和"战斗"。随后发生的"战斗"会提高成员在团体中的地位并有助于其牢固地将团体确立为一个实体。新手从业者经常会有一个疑问：团体成员卷入冲突意味着什么？团体心理咨询师如何界定冲突及其发展有助于团体带领者营造强大的、以成长为导向的团体环境（见信息栏 2.6 ）。

信息栏 2.6　处理冲突和关系破裂

理想情况下，团体带领者将处理这些冲突，而冲突的解决将产生更大的团体凝聚力、成员的自我觉察和成长。带领者还将阻止有害的成员行为并就无益行为或反团体行为（见第四章和第十章）对成员进行教育。熟练的团体带领者在使用诸如挑战和面质等心理咨询技巧时有稳定的模式，使成员习惯于带领者的此类干预。在提供支持时也是如此，带领者需要保持团体内部的平衡。挑战和面质技术的使用应伴随积极的思考，以免产生不必要的、持久的关系裂痕。带领者欣然接受这些面质和裂痕，因为修复冲突和裂痕会引领团体走向更深入的亲近关系。在日常生活中，许多来访者得不到他人的反馈，其所拥有的人际关系也不是在发生破裂后能得以修复的。在发生冲突和表达情感后让成员有机会解决问题，这就使新的存在方式得以传递。如果合适，考虑与团体一起对关系裂痕及其修复带给成员和团体成长的影响进一步整理加工（Safran & Muran, 2000 ）。

个人卷入阶段为个体提供了尝试各种行为的机会：肯定或否认自己和他人的看法，以言语或行为的形式接受反馈，开始艰难的自我评价过程。个体在这一阶段的卷入对团体的最终结果至关重要。成员和带领者的下述行为描述了个人卷入阶段的特点。

个人卷入阶段的成员行为包括以下几点。

- 成员努力在团体中寻找自己的位置时，会公开挑战其他成员和带领者。
- 成员在团体中尝试操纵和控制行为，以测试自己的个人权力。
- 成员在与他人分享自己的想法和感受时，努力寻找安全感和舒适感。
- 成员对于整合自己收到的反馈有阻抗，因为按反馈的建议改进对他们而言过于痛苦，难以实施。
- 成员与被其在内心中挑选出的其他成员一起尝试建立安全性，体验安全感。
- 成员增加对自己、团体、团体目标和宗旨的承诺。
- 成员更愿意与他人分享自己的想法和感受，并且在团体过程中发挥更积极的作用。
- 成员在与团体相关的过程中扩展分享感受、想法和需求的能力。

个人卷入阶段的带领者行为包括以下几点。

- 带领者表现出对团体情绪构成的觉察且鼓励情绪表达。
- 带领者参与这一阶段的挣扎、面质和冲突。
- 带领者向成员传达成员间反应和互动的适当性。
- 带领者允许成员以自己的节奏度过这一阶段，知道催促他们是危险的。
- 带领者营造一个有利于提高舒适度和安全性的环境。
- 带领者鼓励成员在团体中探索新的行为方式。
- 当团体进入更深层次的互动时，带领者承认自己的挣扎。
- 带领者强调团体所有成员的重要性，帮助团体从定义阶段过渡到卷入阶段。
- 当有成员意外离开团体时，带领者会帮助团体进行调整，尤其成员离开发生在团体经历了一段充满挑战的时期之后。

团体卷入阶段

在团体卷入阶段，团体成员对带领者、其他成员和团体凝聚力产生信任；因为不安全感及对亲密和信任的恐惧而导致的攻击性减少。团体相信自身拥有丰富的经验，并且知道如何解决冲突，这使新发现的工作模式更加坚定。合作和凝聚力逐渐取代冲突和对抗，因为现在对自己在团体中的作用更有信心的成员将更多的注意力放在对团体及其所有成员最有利的方面。与自我成长有关的冲突可能在该阶段出现，但成员有信心解决这些冲突。随着团体凝聚力的提高，团体成员渴望他人获得福祉，因此更愿意妥协，为团体的更大利益而努力。

随着成员在个人卷入阶段对自己有更多的理解，团体进入卷入阶段。该阶段的特征是成员对自己与他人交往中的行为、态度、价值观进行自我评价和自我评估，也会将自己的精力更好地用于帮助团体达成目标和目的。团体拥有一种"我们"的感觉。在这一阶段，团体成员对彼此和团体带领者会有赞赏，会致力于团体成长和帮助他人成长。在这个阶段，成员和团体变得更加密不可分，角色、亲密感、问题探索、团体团结、妥协、冲突解决和风险承担得到进一步确认。

随着团体中信任度的增加，成员更愿意为了亲密和个人成长而体验不舒服的情绪，也更愿意支持他人。例如，在一个成员坦诚自己的创伤反应和脆弱感并自我暴露之后，其他成员可能会分享自己对创伤经历的反应和脆弱感。在团体带领者的帮助下，成员开始感同身受，表现出同理心并积极倾听他人的意见。在这一阶段，成员尽最大努力"真实地"反馈彼此的盲点、"把戏"和受伤部分，同时，对彼此的伤口和受保护的地方表现出同理心和关怀。

团体的目的和目标与成员个人的目的和目标相结合。个人议程被团体议程所取代，成员更认同团体。成员团结在一起，共同提升团体，进而提升他们与团体的关系。对局内人和局外人的引用区分了团体和团体之外成员生活中的其他人。成员开始保护其他成员和团体本身。

对于那些参与这一进程的人，团体及其成员身份具有特别的意义。成员和团体在目的和目标上的融合是团体持续成功的必要条件。以下成员和带领者的行为描述了团体卷入阶段的特点。

团体卷入阶段的成员行为包括以下几点。

- 成员发展出对自己的信心和在团体环境中有效建立关系的能力。
- 成员发展出更好的助人技能，并将这些技能应用于与其他团体成员的合作及对自己的帮助上。
- 成员投入越来越多的精力帮助团体实现其宗旨和目标。
- 成员更多地关注合作和凝聚力，而较少关注冲突和对抗。
- 成员表达出的观点更具有归属感和参与感，而不是无归属感或排斥感。
- 与问题发展模式相比，成员更多地采用问题探索/解决方案模式。
- 成员为其他成员和团体提供支持。
- 成员在他们对团体成员和团体的看法上表现出更多的团结。

团体卷入阶段的带领者行为包括以下几点。

- 带领者鼓励并促进团体内个人优势的发展。
- 带领者鼓励成员发展团体认同感和团结精神。

- 带领者为成员在团体中担任带领者角色提供了更多机会。
- 当成员从个人目标转向团体目标时，带领者给予积极的指导。
- 带领者通过言语和行为展示个人合作所带来的益处。
- 带领者通过言语和行为证明，强化积极改变将为个体成员和团体带来益处。
- 带领者作为参与者有更多参与，分享不断变化的团体动力。
- 带领者的能力更多体现为帮助而非带领，从而促进个体成员和团体的发展。

强化和结束阶段

团体生命的最后阶段是强化和结束阶段，该阶段通常被描述为团体工作中最令人振奋但也最令人伤感的阶段。振奋来自于成员对团体过程、个人和团体进步的评估，个人和团体对个体成员变化的强化，以及对继续自我分析和成长的承诺。成员分享他们认为在团体期间自己最重要的成长经历，并且通常从其他团体成员和带领者那里得到积极的反馈。

该阶段鼓励成员回顾团体过程，并衡量因团体经验而产生的内在变化。在这一阶段，团体成员常倾向于如下表述："我曾经是……我现在是……""我曾经觉得……我现在觉得……""我过去没做过……我现在做……""我过去不能……我现在能……"成员和带领者的下列行为描述了强化和结束阶段的特点。

强化和结束阶段的成员行为包括以下几点。

- 成员评估自己在团体中取得的进步。
- 成员评估团体实现宗旨和目标的程度。
- 成员就其他成员和带领者所拥有的优缺点分享自己的看法。
- 成员分享自己对团体结束后会发生什么的担忧。
- 成员尝试根据其他生活经验评估团体经验。
- 成员尝试与团体成员和带领者建立联系，并且在团体结束后持续。
- 成员开始处理团体结束将会带来的丧失感。
- 成员考虑采取其他行动取代团体提供的支持。

强化和结束阶段的带领者行为包括以下几点。

- 带领者协助团体成员评估其在团体期间的成长和发展。
- 带领者帮助团体成员解决任何遗留问题。
- 在最后阶段的早期，带领者发起特定的活动，如结构化的道别，推动团体结束。
- 带领者确保团体中的每个成员都收到适当的反馈。

- 带领者提供自己对团体及其成员动力的看法。
- 带领者从自己的角度审视每个成员的力量和脆弱。
- 带领者鼓励成员在结束过程中进行必要的情绪宣泄。
- 带领者鼓励每个成员讨论团体结束后他们将会有的计划。
- 带领者解释并鼓励成员利用拟在未来特定时间安排的随访程序。

团体从开始到结束的过程各不相同。团体及其成员由于各种原因而在这一过程中有所不同。没有一个单一的概念能提供所有的答案或者解决团体发展过程中固有的所有问题。然而，各种概念确实为团体合作提供了指南和方向。赫什森（Hershenson）、鲍尔（Power）和沃尔多（Waldo，1996）提出以下观点。

团体作为一个整体，可以被视为经历了生命中不同的时期，类似于个体在生命中经历的不同时期。团体的最初形成相当于童年，然后进入青春期，接着是成年早期、成年期，最后是即将解散的成熟期。（p.211）

带领者的其他重要行为和团体工作技术

带领者的一些行为和技巧首先是在个体心理咨询和伴侣心理咨询的背景下学习的。例如，大多数积极倾听技巧都会用在团体心理辅导中，但呈现的能力不同。另一个例子是，与个体咨询在咨询陷入困境、需要聚焦时，或者单次会谈结尾时进行总结不同，团体带领者在团体分享时总结团体主题。在团体背景下，以及在不同类型的团体中，带领者需要运用不同的方式觉察感觉，进行探索，使用眼神、声音和人，利用团体环境的变化、即时性、同理心或倡导。接下来是一些重要的带领者行为和技能。

管理团体焦点

为了达成治疗效果，团体带领者需要管理团体的焦点。有时候治疗师会在不同的话题之间转换，或者从关注某个话题转换到某个人的经历上，将话题从浅层转换到深层，或者从不那么私人的外部故事分享转换到更个人化的、此时此地的分享。一个团体可能会把焦点从一个话题转换到团体的显著情感体验上。例如，"这个话题引发了悲伤、羞耻和愤怒。你还注意到有其他情绪吗？"有时候团体成员想把注意力转移到另一个人、另一个话题或另一种深度上，而带领者则希望保持在原焦点上。当某成员需要倾听或沉默时，心理咨询师可能会伸出一只手发出"停止"的信号，以非言语方式建议另一位成员稍作等待。心理咨询师可能会说："在我们继续讨论之前，我想听听那些没有分享过这个话题的人的意见。"心理咨询师通常会在早期创建团体时就让团体成员知道，为了将焦点集中在一个领域，自己偶尔会这样做，但这并不意味着粗鲁，但若带领者不加解释，该行为则可能被成员误解（Jacobs et al.，2015）。

管理阻抗

阻抗出现在团体成员适应团体需求、目标、风险和团体成员的差异这些现实时；此时，自然的障碍可能会形成，带领者需要进行沉思、对过程加以理解并将成员的反应正常化。阻抗可以给带领者一个信息，提醒其需要注意其他事情。对于团体带领者来说，与其试图避免或绕过某个阻抗点，不如将其作为团体过程和内容的要点，这通常是最有效的。"我可以看出，在彼此可能不太了解时，大家很难敞开心扉。亲密是随着时间的推移和信任的建立而发展出来的。我想知道关于在团体中建立信任你有哪些经验？你和其他人需要什么？"

关注和管理团体阻抗是很重要的。阻抗并不是一个消极的来访者事件，而是一种沟通，提示带领者在实现治疗目标之前可能需要先处理其他问题。与其把阻抗视为团体的阻力，不如把阻抗视为通向团体过程中最关键点的大门。

轮转

轮转是一种干预或练习，其方式是每个人在团体中就选定主题进行分享。轮转通常可设置成无"窃窃私语"模式，这意味着一个成员在分享后没有其他人给予回应。将消除"窃窃私语"作为轮转的规则通常既可以实现分享的均衡，又可以实现团体时间管理的均衡。轮转时可以让成员以顺时针方向逐个分享，也可以让其以"爆米花"的方式进行，即根据意愿，在圆圈中随机"蹦出"。即使轮转按顺序进行，带领者通常也会允许尚未准备好的成员稍后再发言。进行轮转的方法示例如下。

- 分享介绍信息（你是谁，是什么让你来到这里，你从哪里来，你为什么来），让成员建立联系。
- 进行轮转评分（1 ~ 10 分制），探索情绪或感知的变化。
- 关注对成员身份重要的隐喻、主题和符号。
- 在开头做"签到"（check-in），或者在结尾做结束发言。
- 分享一个捕捉到的单词或短语来描述当前的状态。
- 探索基本主题。
- 对更重要的讨论，则最后以总结或评论结束。

治疗中的自我暴露

自我暴露是关于心理咨询师在此时此地对团体、团体成员和团体过程的感受和思考的自我暴露，而不是暴露带领者在团体之外彼时彼地的个人生活经历："我的感觉是，团体今天已经很努力了。我对你今天的分享很感动。我想，其他人也有同样的感受……最后我想用一个简短的评论作为总结"（Henretty，Currier，Berman，& Levitt，2014）。

通过团体协同带领进行示范

团体经常由协同带领者带领，有时一个是主要带领者，另一个是次要带领者或助理带领者。协同带领者示范的关系是传授重要团体行为的一种很好的方法。例如，在互动的同时对彼此的想法和反馈持开放的态度，互相鼓励和支持，对生活经验、特权和偏见保持开放和好奇，从而对文化差异予以尊重。

总结

在本章开头的示例中，阿里所表达的担忧是合理的。团体工作的过程既复杂又富有挑战性，且有关这一过程的信息有时会产生更多的问题，而不是明确的答案。新手和经验丰富的团体带领者都会努力提高自己在带领团体中的舒适度。以下是本章内容总结，也是给带领者的建议。

1. 有关团体阶段和阶段过渡的知识提供了关于成员的典型行为和团体从开始到结束的发展过程的有用信息。

2. 团体阶段和阶段过渡的知识提供以下指导。

    （1）在团体发展的早期阶段，带领者必须解决团体成员的焦虑和依赖问题。其中一个方法是建立操作程序和结构，以减轻这种焦虑和依赖。

    （2）在团体发展的中间阶段，带领者应该帮助团体成员在处理个人和团体问题时得以赋能。中间阶段是团体的工作或产出阶段，也是促进个人和团体发展的阶段。

    （3）在最后阶段，带领者必须意识到团体成员会有兴奋和哀伤两类情绪。允许成员讨论和处理情绪冲突的两端将有助于团体的积极结束。

3. 有关团体阶段和阶段过渡的知识能帮助带领者规划和组织团体，以更好地满足其成员的需求。

4. 有关团体阶段和阶段过渡的知识能帮助带领者指导和引导成员从团体开始走向结束。

5. 对团体阶段和阶段过渡的了解有助于带领者更好地判断从团体经验中受益最多的个体类型，从而提高团体的成果。

6. 对团体阶段和阶段过渡的了解使带领者能够更好地理解团体的周期性，更好地准备好应对团体内的前进和后退，以及在整个团体生命周期中可能出现的行为和情绪反应。

7. 团体阶段和阶段过渡的知识使带领者能够将自己在团体中的经验与过去和当前的研究信息相结合。之后，带领者可以重组或重新构想团体过程，以达到优势最大化。

8. 对团体阶段和阶段过渡的了解使带领者能够将自己所带领团体的情况与该领域内其他人的报告进行比较，以衡量或评估其团体内的发展过程。

9. 对团体阶段和阶段过渡的了解使带领者能理解通常可预测的既定动力，从而适应团体的整个过程。

10. 团体阶段和阶段过渡的知识为带领者提供了在团体过程已知参数范围内工作的自由，以及让其在过程中创造和发展自己的概念。

第三章

有效带领的要素

戴维·卡普齐和马克·D. 斯托弗

影响团体心理咨询结果的因素有很多（Bemak & amp；Chung，2015；DeLucia-Waack & Donigian，2004；Li，Kivlighan，& Gold，2015）。研究聚焦于团体心理咨询的结果与以下因素的关系，具体包括心理咨询师的个人特质（Rast，Hogg，& Giessner，2016）、心理咨询师的经历（Li et al.，2015）、团体成员的身份（Case & Maner，2014）、带领者的指导性（Dai & DeMeuse，2013）、心理咨询师的自我暴露（Corey，2017；Dies，1973），以及心理咨询师-团体互动（Young，2013）。理查德（Richard）和帕特里夏·施穆克（Patricia Schmuck，1997）、戴维（David）和弗兰克·约翰逊（Frank Johnson，2017）对团体影响力的基础进行了有趣的分析，结论是，团体结果受团体带领者下述力量的影响。

1. 专家的力量（expert power）：指团体成员将专长和知识赋予带领者的程度。团体成员认为带领者拥有能够帮助他们实现目标的专业知识，而且因对带领者的尊重和喜欢及希望被带领者喜欢，从而按照带领者的建议去做。

2. 参照的力量（referent power）：指团体成员认同并亲近团体带领者的程度。通常，成员越喜欢带领者，就越认同带领者，也越想效仿带领者。

3. 合法化的力量（legitimate power）：指"带领者"因处于促进团体发展的位置而被团体成员赋予的力量。通常，成员认为他们有义务追随一位他们认为具有合法化力量的带领者，这种领导力影响通常可以减少团体中的冲突或混乱。

4. 奖励的力量（reward power）：指团体成员在多大程度上认为带领者有能力在团体会面期间通过强化和关注的方式奖励他们。成员越认为带领者能够分配奖励，且越不相信能从其他人那里获得奖励，带领者的力量就越大。

5. 强制的力量（coercive power）：指团体带领者在多大程度上被认为有能力施加负面影响、消除正面影响，甚至"惩罚"团体成员，从而使团体朝某个方向发展。强制的力量通常会导致团体成员回避带领者，厌恶带领者。

6. 信息的力量（informational power）：指带领者为帮助成员实现目标而掌握的有关团体成员或资源的信息量。带领者的力量取决于其展示知识的能力，类似于专家的力量（参阅第 1 点）。

7. 连接的力量（connection power）：带领者与团体外其他专业人士建立密切关系的力量，这些关系可能对团体成员有帮助。

因为团体带领者可以通过多种方式影响团体心理咨询的结果，所以有效的领导力要素对于任何有兴趣带领或协同带领团体的人来说都是重要的考虑因素。

带领者风格

带领者风格与其说话或做事的方式有关（Johnson & Johnson，2017）。带领者风格可以与带领者的言语和行为相关的"实质"进行对比。带领者的风格与其言行传递的信息同样多，或者会提高或降低带领者言行的可信度和合法性。

勒温提出的三种经典带领风格

如果不了解科特·勒温及其同事的贡献，就不可能讨论有效带领的要素。20 世纪 30 年代末，勒温研究了不同带领风格或模式对团体和团体成员的影响。他观察了由 10 岁和 11 岁儿童组成的小团体，他们在成年人的带领下进行了为期数周的会面，这些成年人的行为方式有三种：权威型、民主型和放任型（Johnson & Johnson，2017）。这些带领者风格对团体成员的影响是巨大而明确的。例如，在权威型带领者带领的团体中出现了大量替罪羊现象。此外，当一些权威型团体结束时，孩子们会毁掉他们制作的物品。勒温的研究清楚地表明，带领者的风格可以极大地影响团体成员的咨询效果（Tidikis，2015）。他对权威型、民主型和放任型带领者风格的识别，为团体带领者理解团体领导力要素提供了一个出发点（Lewin，1944）。最近一项针对二元团体的研究表明，权威型带领者风格解决问题更快，但解决方案的正确性更低（Tidikis，2015）。

权威型风格　权威型团体带领者以"专家"身份指导团体的进程。他们诠释、给出建议、解释个人和团体的行为且通常控制大部分团体过程。具有强大的精神分析、医学或教育背景的专业人士可能更喜欢这种带领风格。一般来说，权威型带领者很少进行自我暴露。

权威型带领者拥有很大的力量，通常不会受到个人弱点的伤害（Berg，Landreth，& Fall，2013；Gladding，2015）。在指导和控制团体的过程中，他们通常会创建一种结构，以保护自己免于自我暴露或被成员面质。这种类型的带领者有时被称为 X 理论带领者（Gladding，2015），他们在心理教育团体和任务团体中通常非常有效。

民主型风格 民主型团体带领者在与团体成员的互动方式上更以团体和成员个人为中心（Berg et al.，2013）。他们更加重视每个参与者的责任，以创造一种有意义的成员个人体验和团体体验（Kline，2003）。他们的做法隐含着他们对成员能力和团体体验现象的信任。相比较而言，认同罗杰斯派理论框架的专业人士（Dai & DeMeuse，2013）或者认同人本主义或现象学观点的专业人士更有可能采用民主型带领风格。他们比权威型带领者更容易接近，会做更多自我暴露。这种类型的带领者有时被称为 Y 理论带领者（Gladding，2015）。

放任型风格 与权威型和民主型带领者相比，坚持放任型风格的团体带领者不会为团体提供结构或方向。团体成员应承担使团体体验有益的责任。一些团体带领者（通常是经验不足的人）选择这种风格是为了表现出"非指导性"（本身就是一种误称），以避免由他们做出决定和增加他们的责任，或者是因为他们认为完全无结构的团体效果最好（Gladding，2015）。一些证据表明，许多放任型团体鲜有成效。放任型带领者有时被称为 Z 理论带领者。

反对放任型风格的案例表明，带领不仅仅意味着"在"一个角色上，还有赖于"做"了什么。普拉图（Platow）、哈斯拉姆（Haslam）、赖歇尔（Reicher）和斯蒂芬斯（Steffens，2015）将带领定义为"一种影响他人的过程，实现这一过程的方式是促进他人为实现团体目标做出贡献"（p.20）。成功的结果可以增加团体带领者的积极性和支持性。

在讨论权威型、民主型和放任型的带领风格时，普斯特侯马（Posthuma，1999）强调，带领者的风格会影响团体成员的行为。正如普拉图及其同事（2015）所指出的，"追随者的缺失体现了领导力的明显缺失"，这说明带领是复杂团体过程的结果（p.20）。权威型带领者所带领团体的成员更可能顺从、缺乏热情、对带领者有或多或少的不满。他们可能缺乏主动性，抗拒承担责任，不愿合作。民主型带领者所带领团体的成员通常对团体充满热情、积极主动、乐于合作、相互联系紧密，而且乐于承担责任、有自发性。放任型带领者所带领团体的成员经常感到困惑和沮丧，因为带领者缺乏指导，团体效率低下、缺乏协作、缺乏目标，这使他们不太能承担责任。带领者可能需要在控制、结构和方向方面找到平衡。例如，家长教育团体的成员通常不希望带领者具有指导性和教育性，而希望带领者创造互动和参与的机会（Frykedal & Rosander，2015）。

带领者导向风格和团体导向风格

另一种概念化带领风格的方法基于团体以带领者为中心或以团体为中心的程度（Jacobs，Masson & Harvill，2016；Schuh，Zhang，& Tian，2013）。在一个以带领者为中心的团体中，带领者是焦点，他决定什么对团体成员最有利。在这种团体中，带领者可能会强调一个预定的主题、一系列结构化的练习，或者每次团体会面的形式，并且可能有时候会非常果断地引导互动。团体成员需要与带领者合作，并处理符合带领者议程的个人问题。相比之下，更以团体为中心的风格鼓励成员制定议程，并更自由地讨论个人关注的问题、议题和计划。每种风格都可以促进团体成员的成长，这取决于团体的目的、团体成员的期望和个性，以及带领者以舒适、一致和敏感的方法运用技术和干预措施的能力。

人际风格和个体内在风格

1978 年，夏皮罗（Shapiro）描述了两种带领风格：人际风格和个体内在风格。人际风格带领者（Corey，2017；Gladding，2015）强调的重点是理解团体成员之间的互动过程以及随着团体会面的进行而在团体内发展出的关系。带领者的兴趣集中在成员互动的性质、质量、动力以及团体此时此地正发生什么上。

个体内在风格导向的带领者可能会通过关注个体成员及其内在的冲突、担忧和动力来探索为什么团体成员会做出某些反应。这种风格更多地指向过去，且有助于成员洞察和解决内在冲突。有时，个体内在风格导向的带领者会在团体体验的背景下开展个体心理咨询或治疗。

魅力型带领风格

格拉博（Grabo）和范伍格特（van Vugt，2016）将魅力型带领描述为一种动态的带领和追随过程，在这个过程中，带领者增加人们成功合作的可能性，以表明他们具有使团体获益的能力……并且充当联络中心的角色，以协调和同步成员的亲社会倾向，抑制对合作风险的敏感性并提高对合作奖励的感知。

团体成员倾向于崇拜和尊重团体带领者，尤其是在团体的初期阶段（Rutan & Rice，1981）。团体带领者可能会整合一些特别吸引团体成员的特质，如风度翩翩、外表迷人和良好的表达能力等，以发展出力量。具有个人魅力的团体带领者可能会激励团体成员，成员有时会全身心追随带领者（Johnson & Johnson，2017；Schmuck & Schmuck，1997）。

被成员感知为魅力型的带领者在团体初期可能在促进工作方面具有优势。然而，如果团体成员将带领者视为理想自我，就可能会依赖于带领者的带领和主动性。一些魅力型带领者享受团体成员的钦佩，以至于无法鼓励参与者发展自主性（Rutan & Rice，1981）。必须强调的是，团体带领者应努力发展自己所需要的技能，以促进团体成员的个人成长，并从团体生命的开始到中后期给予团体指导。

心理咨询师教育、咨询心理学、心理学和社会工作等项目使用的教科书提供了大量关于不同带领风格的讨论，这些讨论为专业人员开展团体工作做好了准备。建议大家结合本章的讨论开始评估和发展自己的带领风格。

带领风格的重要性

正如本章前面提到的勒温的开创性研究所表明的那样，带领风格确实会改变团体的运作。斯托格迪尔（Stogdill，1974）在回顾了大量的研究之后得出以下结论。

1. 以人为中心的带领风格并不总是与团体生产力相关。
2. 保持社交距离、指导性和结构化的带领风格有助于促进角色分化和澄清成员期望，这种风格与团体生产力始终相关。
3. 以人为中心的带领风格能够让成员参与决策，成员的福祉受到关心，这一风格始终与团体凝聚力相关。
4. 在以任务为中心的带领风格中，只有成员的期望构建始终与团体凝聚力相关。
5. 所有以人为中心的带领风格似乎都与较高的成员满意度有关。
6. 在以任务为中心的带领风格中，只有成员的期望结构与成员满意度呈正相关。

带领风格中有一个方面体现了对团体的生产力、凝聚力和满意度的积极作用，即带领者明确自己作为带领者的角色和对成员的期望（Johnson & Johnson，2017），从而开启建构。最有效的团体带领者是那些关注成员的福祉和自我暴露并能构建成员角色责任的人。正如第二章所讨论的那样，在团体的定义阶段花时间制定目标，其重要性怎么强调都不为过。

发展你自己的带领风格

你应该特别重视分析和发展自己在团体中的带领风格。科里（2017）认为，团体是长程还是短程，你在团体工作中作为概念框架参考的理论基础，这些都将影响你的带领风格（见第四章）。此外，在成为带领者之前，你应该了解自己作为一名团体促进者的内在品质、特点和倾向（Arnold，Connelly，Walsh，& Martin Ginis，2015；Trotzer，2006）。然而，在带领一个团体之前，你要做的远不止于评估自己的个人品质。除了获得自我觉察，了解自身人格特征和个人品质如何提高或降低自己作为带领者对团体体验的贡献之外，你还必须在发展个性化带领风格的过程中掌握一套核心知识和技术。

2000 年，美国心理咨询协会的分支机构——团体工作专业人员协会发布了一份修订版的培训标准，名为《团体工作者培训专业标准》（*professional Standards for training of Group Workers*）。这些标准对团体工作者应具备的知识胜任力、技能胜任力及教育和督导提出了要求。知识胜任力包括对团体动力学基本原理的理解，对团体工作独有的特定伦理问题的认识，对团体发展典型阶段的特定过程组成的理解，以及对团体体验所具有的疗效因子的理解。

技术胜任力包括能够解释和澄清某既定团体的目标，鼓励团体成员参与团体，有效地开始和结束每次团体会面，帮助团体成员整合并使用其从团体中习得的内容。

根据团体带领者希望在初阶（通才）水平还是高阶（专家）水平上进行准备，教育的要求范围从最少两门团体工作课程，到包括组织发展、社会学、社群心理学和会商在内的广泛的相关课程。督导方面的要求包括团体观察、协同带领和带领，时长根据所研究的团体工作类型而定，最少为 30 ~ 55 小时。

有意成为称职团体带领者的专业人士必须发展一种带领风格，这种带领风格将其个人特质与通过专业课程获得的各种知识和技能相结合，并且必须满足团体观察和督导实践的要求。发展一种带领风格需要在许多方面付出综合、有序而具有创造性的努力，从而使团体带领者能够以独特的、个性化的方式传递知识和技能，并将其与各种个人特质相联系与整合，以鼓励团体中每个成员在情感、认知和行为上发生变化。

团体前的带领技能

在开启团体之前，带领者必须知道如何筛选潜在成员。之后需要知道如何组织团体。

实施团体前筛选

团体带领者必须具备筛选潜在团体成员方面的专业知识（Brown，2014；Corey，2017；Remley & Herlihy，2016）。正如《团体工作最佳实践指南》（*The Best Practices Guidelines for Group Work*，2007）所指出的那样，带领者必须筛选潜在的团体成员，选出那些个体需要和个体目标与团体目标相符者。成员应该适合他们所选择的团体，这意味着选定的成员不会对团体造成损害，也不会被团体体验所伤害。并非所有团体都适合有兴趣参与的所有人，我们认为应始终进行团体前筛选。

筛选可以通过个人访谈、对潜在团体成员进行小组访谈的方式完成，也可以将其作为团体成员配置的一部分访谈，或者对潜在成员填写的问卷进行审核来完成。雅各布斯等人（2016）建议向未来的团体成员提出诸如以下的问题："你为什么想加入团体？""你对团体有什么期待？""你以前参加过团体吗？""如果以前参加过团体，你以前参加团体的体验如何？""你想在团体里谈些什么？""有没有哪些人是你不想与他们待在同一个团体的？""你认为你能如何有助于团体并参与到团体中？""你对团体或带领者有什么疑问吗？"

团体前筛选必须向潜在成员提供有关参加团体的期望、目标、付款方式和费用安排、终止和转介程序，以及来访者权利等信息。团体带领者还必须询问潜在成员当前和过去的心理咨询经验并向来访者提供一份书面公开声明，说明带领者的资质及其所提供服务的性质。读者可参阅美国心理咨询协会的《伦理准则和实践标准》（*Code of Ethics and Standards of Practice*，2014）中关于筛选流程的内容。

乔治·加兹达（George Gazda，1989）提出了一些有趣的筛选建议，这些建议也有助于为潜在的团体成员建立基本规则。他建议为团体候选人提供以下指导作为筛选的一部分。

1. 在参加第一次团体会面之前，你应该确立参与团体的个人目标。随着团体的发展，你将能够细化和澄清这些目标。

2. 你在团体会面中应该尽可能诚实和坦率。行为上的成功与否或许是你可以用来讨论的重要内容。

3. 仔细倾听团体其他成员的发言，尝试以非评判性的理解和关心的态度与他们交流。

4. 不要在团体外讨论其他成员的任何信息。

5. 参加所有会面并准时到达。

6. 如果心理咨询师认为终止参与团体对你和团体是最好的选择，尊重心理咨询师提出这一建议的权力。

7. 尊重规则：任何一个团体成员都不能控制团体，团体决策须经协商一致做出。

8. 如果团体中有人因为之前的关系而令你无法作为团体成员开放地参与团体，请让团体心理咨询师知道。

9. 如果你要与团体心理咨询师单独会面，应意识到你可能被要求与整个团体分享讨论的内容。

10. 在承诺参加团体之前，请留意团体成员需缴纳的费用及团体活动时间表。

信息栏 3.1　团体前筛选

针对团体前筛选进行额外阅读，并在督导师的指导下，结合你的实践或实习经验，评估阅读材料是否适用于你计划带领的团体。起草一份关于你将如何进行筛选的书面说明，并且征求心理咨询师教育计划中其他专业人士的反馈和建议。

通过团体前筛选对团体成员进行选择也让潜在成员有机会评估自己是否已准备好参加团体，是否有兴趣成为团体成员（Gladding，2015）。以前没有进行过团体工作的团体带领者应当在有经验的团体工作专家的督导下进行团体前筛选。

组织团体

在组织一个团体或团体项目时，必须考虑几个因素。这些因素包括但不限于团体宣传、物理环境、团体会面的时长和频率，以及团体规模。

宣传团体

通过多种方式让潜在的团体成员了解他们参与团体的可能性（Gladding，2015）。如果团体带领者把启动团体或团体会面的计划告知自己的同事，则其同事可以帮助宣传团体并推荐来访者参加团体前筛选和说明会。尽管这种方法有个性化宣传和转介的优点，但它使团体带领者、团体或团体会面的成功取决于同事为宣传所付出的时间及可能的机会。有时，团体带领者已经有了来访者——可能是接受过个体心理咨询的来访者——这些来访者可以从团体成员身份中获益。提出参与团体的建议（如果参与是适当的，并且与来访者进行心理咨询的原因有关）有时候是建立团体的一种方式。这种方法的优点是个性化，缺点是接触到的潜在成员寥寥无几。

有时，心理咨询师会在社区报纸上刊登有关成立团体的广告、张贴宣传单，或者分发有关团体的小册子。这种方法的优点是可以接触到更多感兴趣的人，但它可能不够全面，不能回答那些可能有意愿参与者的问题。此外，正如美国心理咨询协会发布的《伦理准则和实践标准》（2014）中所述的那样，做推广时，伦理方面的考虑也很重要。

选择物理环境

只要所使用的空间允许参与者保持私密性，拥有免受干扰的相对自由，团体会面可以在各种环境中进行（Trotzer，2006；Yalom，1985）。一些带领者让参与者围坐在圆桌旁。其他带领者则喜欢把椅子围成一圈，这样可以更容易观察到成员的非言语反应或肢体语言反应。无论选择哪种类型的座位安排，房间必须可以让团体成员感到舒适。在只够容纳三四个人的房间里开展八个成员和一个带领者的团体，或者在一个小得难以容纳九把椅子的房间团体，都不适合也不利于团体凝聚力的发展。如果要对团体会面进行观察或录音，团体成员必须提前给予许可，并且必须有机会就观察和录音的目的进行提问和讨论。

决定团体会面的时长和频率

机构或设置可能规定团体会面的持续时长和频率，但团体带领者在决定时长安排时还必须考虑团体目标（Corey，2017；Jacobs et al.，2016）。有些团体比其他团体需要更长的时间和更高的频次。典型的团体需要一小时的会面进行热身，让团体中的每个人参与进来。

除非是马拉松团体，否则安排超过两小时的会面对所有相关人员来说都会造成团体效率低下、成员身心疲惫的结果。在初、高中这样的教育环境中，根据学校的标准课程表，每次会面时间需根据学校标准课程表限制在 40 ~ 50 分钟内。理想情况下，团体应该每周见面一到两次，以促进团体体验的连续性。

确定团体规模

亚隆认为，心理咨询 / 治疗团体的可接受规模是 5 ~ 10 名成员，理想规模是 7 名或 8 名成员。他指出，一个团体要想有效互动和展开，需要有最低人数保证；少于 5 名成员的团体通常会导致在团体情景中开展一系列个体心理治疗或心理咨询。随着团体规模的缩小，团体的许多优势（尤其是从微观社会获得验证和反馈的机会）将会丧失。

团体组织的其他方面

以下是供团体带领者与他们所带领或协同带领的团体一起考虑的其他可能性（Yalom，1985）。

1. 每周通过书面摘要描述既定一周内的团体体验，可以邮寄给团体成员，以提供

信息栏 3.2 组织团体

本章为如何组织你计划执行的团体提出了几点建议。请为你将要带领的团体类型拟订一个计划大纲。参阅本书其他各章，以获得关于如何安排每次会面的初步想法，在你的计划中纳入一个逐次会面的大纲。分享你的大纲并寻求反馈。

支持，促进连续性。

2. 除了心理咨询师的公开声明外，还可以向成员分发描述团体基本规则、目的、期望等方面的书面材料。除了提供重要信息，这种性质的材料可以对团体参与者起到强化作用。因为焦虑的成员可能无法完全整合有关团体体验的信息，因此在首次会面后提供这些书面材料可能尤其有帮助。

3. 团体成员可以通过观看电影或录像了解上述团体参与信息。

4. 每次团体结束后，团体成员可以选择观看自己带领团体的视频。这能使成员有机会评估自己的参与情况，并从其他成员那里获得额外的反馈。如前所述，拍摄前必须征得团体成员的书面许可。

5. 带领者可以向团体成员提供团体前培训，成员将在培训中学习自我暴露、情感表达、待在此时此地等技能。显然，这个建议取决于团体带领者和团体参与者的可用时间和资源，而且在住院情况下比在门诊情况下效果更好。

识别成员角色

当一个团体成立并开始会面时，所有成员只有一个角色，即团体成员（Vander Kolk，1985）。然而，随着时间的推移，角色会随着成员之间的互动以及在团体中自在感的提高而有所区别。大多数团体以各种角色组合为特征（Corey，2017；Gladding，2015；Posthuma，1999；Trotzer，2006）。这种组合引发成员之间的动态互动，以某种方式激励或削弱团体的活力。例如，如果团体由几个任务取向的成员组成，则团体可能会确定团体体验的目标并监控互动，以确保每次团体期间的行动和进展。另一个团体可能由几个任务取向的成员和几个重视自发互动和暴露的过程取向的成员组成。如果任务取向的成员觉得时间花费没有成效，过程取向的成员认为他们并不总是能够完成互动或者表达深厚的感情，而又没有其他人敦促所有成员重新关注本节最初的目标，那么这个团体可能会时不时地处于冲突之中。

团体带领者必须认识到团体成员所承担的角色类型，并采取适当的干预措施，以在团体定义阶段、个人卷入阶段、团体卷入阶段和结束阶段保持平衡的互动和进程（见第二章）。一种将团体成员角色概念化的方法是将角色从本质上视为促进性的、赋能的、维持性的，或反团体（阻断）的。

促进角色

促进角色有助于让团体专注于任务并澄清沟通的各个方面。以促进性方式行动的成员能为团体做出建设性的贡献，提高成员参与和合作的可能性。起到促进作用的成员行为示例包括：激发想法并鼓励团体跟进、澄清某人的言论、组织团体议程、让团体保持专注，或者提供信息。

赋能和维持角色

赋能和维持角色有助于在团体成员之间建立社交情感纽带，也通常有助于提升团体的凝聚力和联结感。担任赋能和维持角色的团体成员通常对团体的情感部分保持敏感，回应方式通常是提高或降低个体内在和人际沟通中与情感相关的张力。这些角色的行动方式可能包括鼓励积极情绪、调解冲突、对团体进行观察和描述，或者确保所有成员都有参与的机会。

反团体（阻断）角色

团体成员的个人需求（Vander Kolk，1985）往往会抑制团体的进步。团体带领者必须识别这些反团体角色并学会识别和化解个体的问题行为，这样整个团体才不会变得徒劳无益。那些咄咄逼人者、试图限制讨论者、不断寻求认可者、通过转换话题破坏谈话者、不必要地拯救其他成员者、使用幽默打断其他成员的暴露或对另一个成员的行为不赞成者，往往会阻断团体进展并制造紧张气氛。

信息栏 3.3　带领风格和成员角色

如果你为了配合正在参加的团体心理咨询课程而参加了一个小型团体，那么在每次团体会面结束后做个记录。你如何描述你所在团体的带领者的风格？你如何描述自己作为团体成员所扮演的角色？团体带领者的风格让你感到自在吗？如果不自在，你认为自己的风格会有什么不同？你对自己在团体中的角色感到满意吗？如果不满意，你想改变什么？

促进团体阶段

理解团体的发展阶段有助于团体带领者预测团体成员的忧虑、需求和恐惧（Capuzzi & Gross，2013b）。知晓如何促进定义阶段、个人卷入阶段、团体卷入阶段及强化和结束阶段，对团体工作新手来说非常有帮助。

促进定义阶段

正如第二章所讨论的，在团体发展过程的定义阶段，团体成员会为自己和彼此确定团体目标、对团体的承诺程度及卷入程度。团体成员对信任、支持、安全、自我暴露、保密以及团体参与相关的许多其他方面存有疑问。在初始会面中，团体带领者必须对成员的问题和不确定性保持敏感并能够示范、促进建设性沟通及逐步实现个人和团体目标的行为。一些团体专家（Corey，2017；Gladding，2015；Jacobs et al.，2016）已针对掌握团体工作特殊技能的重要性进行了讨论。带领者的技能对于团体的定义阶段至关重要，主要包括以下几点。

1. 积极倾听（active listening）：留意和澄清沟通中的言语和非言语方面的内容，让成员知道他们被听到，而非被评价。
2. 支持（supporting）：支持和鼓励成员建立信任、接纳并适当进行自我暴露的氛围。
3. 同理（empathizing）：用言语表达理解成员的思想框架，让成员感到被理解。
4. 目标设定（goal setting）：协助规划，帮助成员确定具体和有意义的目标。
5. 促进（facilitating）：在团体成员之间进行开放的沟通交流，这样每个成员都能以某种方式为团体做贡献，开始感觉自己与其他人和团体之间有某种卷入。
6. 保护（protecting）：防止成员在团体中承担不必要的心理风险。
7. 示范（modeling）：通过与团体成员的每次互动示范所期望的行为，从而教会成员建设性沟通的要点。

一些实际任务也必须在该阶段完成。例如，建立基本规则通常是团体带领者在第一次会面中要做的事情，如果有必要，在随后的会面中也会做，即使有些方面已经在团体前筛选中提到过。可以制定的基本规则包括出席所有会面、不提供心理咨询意见、不诉诸身体暴力、会面期间禁止吸烟、不与团体其他成员发生性关系，以及不迟到。带领者应该解释所有的基本规则以及每个规则背后的基本原理。随着团体的进行，成员可以增加基本规则（Brown，2014），只要这些规则没有危及团体成员的福祉。本文作者经常使用下列基本规则。

1. 任何时候都要互相尊重和接纳，但这并不意味着成员需要在任何时候都同意对方的意见。

2. 在另一个团体成员讲话时保持沉默。

3. 积极出席和参与。

4. 如果需要，可在特定的时间跳过发言。

5. 以非常简短的方式让其他成员知道你需要跳过发言的原因。

6. 支持协商一致的决策。

7. 用"我"而不是"你"进行交流。

8. 不要与其他团体成员或你的重要他人讨论团体会面期间发生的任何事情。如果你因某种原因未遵守这个基本规则，那么请在下一次会面开始时即说明在团体外发生的交流。

9. 尽一切可能创造一个安全、无偏见的环境。

10. 避免给出建议。

最后，应在定义阶段讨论团体参与的另一个方面——保密性（Remley & Herlihy，2016）。带领者必须强调保密性的重要性，以及可能的违规行为。例如，在团体之外谈论成员的自我暴露信息或者把团体参与者的身份告诉团体以外的人。在团体的定义阶段，成员对团体体验的不确定性通常与个人的恐惧和担忧有关。团体带领者可以预见以下一些疑虑并应帮助成员解决可能干扰参与的问题（Corey，Corey，& Corey，2014）。

- 担心是否被其他成员接受。
- 不确定其他团体成员是否会接受坦诚相告，或者是否必须仔细构思发言，以免让其他人感到不安。
- 想知道团体之内与团体之外的沟通有何不同。
- 担心被其他团体成员评判。
- 想知道与其他团体成员的相似之处。
- 担心参与团体过程带来压力。
- 不确定是否冒险。
- 担心自己显得无能。
- 对自我暴露的程度感到困惑。
- 害怕被其他成员伤害。
- 害怕被团体攻击。
- 开始变得依赖团体体验，为此感到疑惑。
- 害怕面对他人对自己的新见解。

- 对正在发生的变化感到不确定，也不确定重要他人是否接受这些变化。
- 担心被要求做一些令自己不舒服的事情。

除了制定基本规则、讨论保密性和解决个别成员的顾虑外，带领者可能还希望提供一些结构要素。例如，带领者和成员的自我介绍，两人或三人团体练习及接下来的团体分享，引导幻想及对幻想体验的讨论，句子完成练习，以及书面调查问卷和随后的讨论。像这样的结构要素可以促进成员卷入，提升建设性。催化团体互动所需的结构数量始终取决于团体前筛选、团体目标、团体成员的年龄和功能，以及带领者的风格。一般来说，我们建议带领者在必要时提供和使用结构，但不要依赖于团体练习，以至于成员无法表达他们的担心、愿望和议题。最后，带领者应该考虑以何种方式结束团体能为成员进行思考、总结和整合提供时间。我们建议在每次会面结束前留出至少 5 ~ 10 分钟时间，这样团体成员就不会因为感到没有结束或者感到结束得唐突而心生沮丧。如果适用，这段时间也可以是建议成员进行反省、行为演练，或者布置其他家庭作业。

促进个人卷入阶段

对于团体个人卷入阶段，最好将其视为一种成员与成员之间的互动、个人信息的分享、与团体其他成员的面质、权力斗争，以及日益提高的个体自己对作为团体成员身份的认同。这个阶段的行动、反应和互动要求团体带领者表现出对团体情绪构成及团体内部和人际间斗争的觉察，这些觉察内容是这一阶段的组成部分。除了在其他阶段已讨论的技能外，带领者还需具备以下技能，以渡过这个具有挑战性的团体阶段。

1. 澄清（clarifying）：澄清是为了帮助成员厘清相互冲突的感受和想法，以便更好地理解所表达的内容。

2. 提问（questioning）：提问是为了获得更多的信息，或者促进成员的自我探索，抑或使其更好地描述自己的感受和想法。

3. 解释（interpreting）：解释指对情感、思想和行为提供试探性的解释，以促使成员更深入地探索自己的动机和反应。

4. 情感反映（reflecting feelings）：情感反映可以让成员知道，带领者对他们的理解超越沟通内容。

5. 面质（confronting）：面质是挑战成员，使之意识到其言行之间的差异，或者当前自我暴露和以前的自我暴露之间的差异。

6. 开启（initiating）：开启是带领者积极主动地为个人分享或人际沟通带来新的方向。

7. 给予反馈（giving feedback）：给予反馈是带领者通过以建设性的方式描述具体、

真实的反应，为某成员在其他成员眼中的样子提供一个外部视角。

8. 自我暴露（self-disclosing）：自我暴露是指带领者描述此时此地自己对团体事件的反应。

9. 阻断（blocking）：阻断指带领者防止一个或多个团体成员产生反建设性的行为。

在任何团体的个人卷入阶段，带领者必须处理一些实践层面的考量因素。随着自我暴露越来越开放，成员之间的互动变得更加直截了当，更加专注于此时此地，一些团体成员可能会感觉受到威胁，所以为避免冒险而保持沉默。当这种情况发生时，团体带领者应该运用自身拥有的技能来了解这些成员可能的感受并鼓励他们参与进来，而不是要求他们做出超过当时能力水平的努力。成员保持沉默的时间越长，他们进行对话和自发互动的难度就越大。此外，沉默的成员经常引起其他成员的怀疑和批评，他们开始猜测为什么沉默的成员不参与到团体过程中来。

当成员感受到个人卷入阶段动力的威胁时，沉默并不是其唯一的反应。本杰明（Benjamin，1981）、科里（2014，2017）、萨克（Sack，1985）和亚隆（1955）指出了带领者应该识别的一些其他可能性。

1. 理智化（intellectualization）：因为沟通的开放性而感到威胁的成员可能会完全专注于自己的想法，以避免与自己或他人的情绪产生联结。沟通的认知模式会向带领者发出信号，表明这些成员可能会有一些不舒服的感受。

2. 提问（questioning）：成员提出问题会将讨论引向言论、事件的原因，而不是关注成员的感受和他们现在正在经历什么。成员经常用提问的方式避免处理自己的真实感受。

3. 提供建议（advice giving）：提供建议很少能帮助另一名团体成员解决个人议题或者让其独立解决问题，却也为给出建议者提供了一种方法，以避免让自己陷入内在议题和共鸣的挣扎之中，也避免采用其他团体成员的内在参考框架。

4. 贴创可贴（Band-Aiding）：贴创可贴是滥用支持来减轻痛苦。贴创可贴会阻止自己和他人充分表达情绪。

5. 依赖（dependency）：具有依赖性的团体成员通过表现自己的无助和困境，以此邀请他人给予建议和"贴创可贴"。依赖也阻止了那些感觉受到团体互动方面威胁的人进行完全和准确的自我暴露。

6. 与争夺控制权有关的行为（behaviors related to struggles for control）：在团体发展的这一阶段，争夺控制权的斗争是很常见的。一些可能出现的行为包括竞争、对抗、争夺位置、嫉妒、冒犯带领者，以及争论责任和决策制定的分工。带领者必须能够认识到这些问题并帮助成员对之进行讨论。

7. 冲突和愤怒（conflict and anger）：冲突和愤怒是感受到威胁时的另一种常见反应。当冲突和愤怒被识别、表达和讨论时，团体的凝聚力通常会增强，也会让参与者知道，公开表达不同意见和强烈的感情是安全的。此外，团体成员会了解到，关系和纽带是足够牢固、足以承受真实的沟通的。

8. 面质（confrontation）：一个团体如果强调评判他人，成员提供负面反馈后可以退缩，或者攻击他人的完整性或固有的人格特质，那么面质是没有效果的。然而，如果面质是以一种关心和有益的方式呈现的，则可以催化改变。为了负起责任，团体带领者应当向成员提供以下指导：

   ● 了解为什么要面质；

   ● 避免对另一个成员的表现发表夸张的言论；

   ● 描述时既包括可观察到的行为，也包括行为对自己的影响；

   ● 想象自己作为接受者听到了你对另一个成员说的话；

   ● 为面质性言论的接受者提供时间进行整合和反思，不要期望其行为会立即改变；

   ● 想想你是否愿意考虑你希望其他成员考虑的事情。

9. 挑战团体带领者（challenges to the group leader）：虽然当一个成员挑战带领者的带领时，带领者可能会感到不舒服，但是带领者必须认识到，面质往往是成员为实现在团体中的独立性和信任而迈出的关键的第一步。带领者对来自团体成员的挑战的回应方式会对成员的信任和冒险意愿产生强烈的影响。如果带领者能够不带防御地应对挑战，并让成员谈论这些挑战背后的想法和感受，那么带领者就起到了优秀的榜样作用。

信息栏 3.4　团体阶段

重读第二章关于阶段的描述，包括定义阶段、个人卷入阶段、团体卷入阶段、强化和结束阶段。如果你目前在参加一个团体，你所在团体处于哪个发展阶段？你对自己和其他团体成员观察到了什么，使你确定你所在团体拥有这个阶段的特征？你所在团体的带领者在这一阶段拥有什么技能，使其能够帮助成员？

口头攻击带领者的可能是一个或多个成员。攻击通常是带领者示范某些不恰当行为的结果，或者是由于某个成员感受到了团体中能量或互动的威胁。在团体会面中，带领者必须通过鼓励那些对其有负面情绪的人描述情绪，以修通评判。通过相互让步的讨论

可以找到可接受的困难解决方案。如果带领者没有为成员提供机会，让他们描述和化解自己的感觉，则这种感觉可能会继续升级，到某个程度时可使团体会面变得具有反建设性。

促进团体卷入阶段

正如第二章所解释的那样，团体卷入阶段的特征包含对与他人相关的行为、态度、价值观和方法进行自我评价和自我评估，以及成员将精力转向实现团体中的个人目标和团体目标。在这个阶段，成员和团体变得更加默契、更加密不可分。团体的宗旨和目标与成员个人的宗旨和目标逐渐融合。个体议程被团体议程取代，成员更加认同团体。

为促进团体生命周期的这一阶段，带领者应使用所有阶段必要的技能，并且不时运用一些对积极解决个人卷入阶段问题来说重要的技能。其他可能用到的技能包括但不限于以下几点。

1. 连接（linking）：将一位成员的感受或行为与另一位成员的感受或行为连接起来，以强调人际沟通在团体中的重要性。

2. 提供团体身份认同（providing group identity）：鼓励成员发展团体认同。

3. 建议方向（suggesting direction）：在成员由个人主导的宗旨和目标向团体主导的宗旨和目标发展的过程中，提供建议。

4. 共享带领责任（sharing leadership）：鼓励成员在适当的时候在团体中承担带领的责任。

5. 参与团体（participating in the group）：作为团体的一员参与进来，并在机会出现时共享带领责任。

6. 加强合作（reinforcing cooperation）：在言语和非言语层面上展示合作参与的好处。

在这个阶段，建构性的领导力在实践层面上的考量与成员发展出来的更高水平的自我暴露和亲密有关。一种经常发生的情况是，一位成员突然在另一位成员进行自我暴露和解决问题时获得领悟。因为在这个阶段，成员很容易在团体其他成员分享的时候把个人议程放在一边，进行倾听和共情，所以他们可能会觉察到自己生活中发生的那些背负情感重量的事件，如妨碍亲密关系的互动。

有时，这些记忆可能极难表达，也极难被整合进一个新的视角或一系列行为之中。在这种情况下，带领者必须提供必要的安全和支持，以指导最终的暴露，引导团体的反应及互动。对个人来说，对以前被否认的体验产生顿悟可能是强大而难以处理的。

在团体卷入阶段，团体可能沉浸在冒险中，自我暴露可能进展得比成员或整个团体所需要或适合的速度更快。带领者可能不得不放慢自我暴露的速度和强度，以保护成员免于承担不必要的心理风险。由于在这个阶段形成的凝聚力气氛，其他成员可能会强化某个成员的自我暴露，或者会提出建议，在这种情况下，带领者可能不得不采取措施，以避免风险升级。

在这一阶段，团体努力帮助有问题的成员有时反而会导致有害的结果。与个人卷入阶段提供建议和"贴创可贴"不同，这些努力并不是为了引导团体远离讨论情绪或痛苦的问题。相反，他们来自于团体内发展起来的强烈的亲密感，以及随之而来的激烈讨论和彻底探索。当成员收到如此多关于解决问题的建议而开始困惑，不知如何处理这么多选择时，问题就出现了。带领者此时必须介入，提供一两个可以被仔细考虑的选项，然后要么采纳，要么放弃。或者，对带领者来讲，更恰当的做法是，鼓励成员在识别出自己的解决方案后，在未来的会面中讨论一个特定议题或领域。

在团体卷入阶段，团体成员开始讨论他们希望在团体之外建立他们在团体会面期间享受的同样的合作、凝聚力和沟通模式。带领者应该鼓励讨论，帮助成员理解他们不应该期望所有团体都有同样的合作水平和同样的自我暴露水平。尽管如此，他们也不应该认为在既定的外部圈子里不会有任何改进。成员也可以表达他们是多么期待团体会面，以及多么不喜欢他们的团体会在未来某个时间结束的想法。后一种情绪可能会在团体走向强化和结束阶段时开始表达出来，这种情绪必须得到处理。

促进强化和结束阶段

团体发展的最后阶段常常同时被描述为团体工作中最令人兴奋又最令人悲伤的阶段。这种兴奋来源于带领者鼓励成员回顾团体过程时的评估和重新评估，以及对他们进入团体到团体结束和终止前这段时间的变化的衡量。悲伤集中在成员离开一个可提供安全、保障和支持的环境，离开那些提供鼓励、友谊和给出与成员成长潜力有关的积极反馈的其他成员。

这一阶段的促进工作要求带领者除了使用前面阶段的技能外，还需使用以下技能。

1. 评估（evaluating）：评估团体周期内的个体和团体过程。
2. 解决问题（resolving issues）：协助个体成员和团体解决剩余问题。
3. 回顾过程（reviewing progress）：帮助团体成员了解自团体成立以来所取得的进展和发生的变化。
4. 找出优势和劣势（identifying strengths and weaknesses）：鼓励成员找出他们在团体中发展出来的优势，以及他们已经认识到并开始克服的劣势，这样他们就可以在团体结束后将所学应用到团体之外。

5. 终止（terminating）：让团体成员做好准备，以最终结束团体，吸收经验，并在团体结束时脱离团体。

6. 转介（referring）：在团体结束后建议成员接受个体或团体心理咨询的可能性。

对于团体带领者来说，实践层面的考虑数不胜数。科里（2017，2014）、乔治和达斯汀（1988）、格拉丁（2015）、雅各布斯（2016）、奥尔森（Ohlsen）、霍恩（Horne）和劳（Lawe，1988）、范德尔·科尔克（Vander Kolk，1988）及其他人讨论了与结束和终止相关的有效带领的各个方面。尽管难以做到事无巨细，但以下是带领者为促进结束和终止可以利用的一些建议。

1. 提醒（reminders）：确保成员知道即将到来的终止日期，使他们能够完成必要的回顾和结束。这项建议适用于由成员自己或因一系列外部情况事先确定了结束日期的团体。

2. 封顶（capping）：在团体的最后几次会面中，不鼓励成员就情感素材进行激烈的讨论，或者在整个团体中促进强烈的情感交流。封顶意味着减少成员和团体的情感表达，进入对进步、变化和优势的理性思考，因为对新的情感素材加以理解的时间已经不多了。

3. 日志（logs）：如果成员一直对团体体验进行书面记录，则建议他们在团体临近结束时分享特别有意义的部分。这可以成为评估、回顾和反馈的极好工具。

4. 未完成的任务（unfinished business）：要求团体成员分享和解决任何未完成的任务（无论是个人的还是团体的）。给成员足够的时间以充分解决问题。

5. 家庭作业（homework）：建议每个团体成员确定、讨论并承诺在团体结束后完成一些家庭作业。这可以帮助团体成员对所学进行整合并形成对未来的展望。

6. 轮转（making the rounds）：让成员有机会看看团体中的每个人，并提供一些最后的反馈（或者给每个人一些书面反馈）。这种方式旨在缓解有时由结束积极团体体验带来的情绪，可以作为一次或多次会面的基础。为了让反馈得到充分的讨论和处理，带领者应该允许这个活动在一次以上的团体会面中进行。

7. 说再见（saying good-bye）：在团体结束时，允许每个成员在说再见时表达自己的独特个性和观点。建议成员表达再见时涉及整个团体，涉及每个参与者，或者两者都兼顾。

8. 未来规划（future planning）：讨论团体成员如何以积极的方式面对未来。这有助于参与者整合新的学习内容并为满足未来的需要做出计划。成员需要足够的时间来思考在没有团体支持的情况下如何发挥功能。

9. 转介（referrals）：为需要进一步心理咨询的成员做出安排，无论是团体还是个体心理咨询。在一次特别安排的团体会面中讨论各种可能性。成员可以决定与团体分享他们后续心理咨询的决定。

10. 调查问卷（questionnaires）：如果需要，可以使用调查问卷评估特定团体的优势和劣势。如果这些问卷在团体结束前填写完毕，在得到成员事先许可的情况下，与团体分享问卷摘要。

11. 随访（follow-up interviews）：团体结束通常伴随着忧虑，通过提供单独后续访谈的机会可减轻成员的忧虑。成员可以利用后续会面讨论团体以后的进展、困难或问题并获得他们所需要的支持，继续以富有成效的方式前行。

12. 团体再相聚（group reunions）：组织一次团体再相聚。再聚的形式可以是团体会面、家常便饭、野餐，或者出席一个讲座。再相聚的目的是给成员一个重新连接、分享、提供支持和鼓励的机会。

应对难以应对的成员

心理咨询师有时需要面对一些难以应对的团体成员——那些试图以某种方式控制或接管团体的成员。典型模式由伯格（2013）、布朗（Brown，2014）、卡罗尔、贝茨（Bates）、约翰逊（1997）、陈（Chen）和雷巴克（Rybak，2014）、科里（2012）、戴尔（Dyer）和威兰德（Vriend，1973）、雅各布斯（2016）、克兰（2003）、科特勒（1994b）、米尔格拉姆（Milgram）和鲁宾（Rubin，1992）及特罗泽（2006）提供。以下 18 个例子具体说明了使用上述所讨论的技术促进团体进程的四个阶段。

为所有人代言者

团体成员通常会说"我们认为我们应该……""这是我们所有人的感受"或者"我们想知道为什么"之类的话。通常，这种情况发生在成员不愿意说"我认为我们应该"或者"我想知道为什么"时，或者当一位团体成员想获得对自己观点的支持时。"我们"综合征之所以难以在团体中发挥作用，源于它阻碍了其他成员表达自己的个人感受和想法。带领者可以做的是给予反馈（"你多次提到'我们'，你是在为自己说话还是在为所有人说话？"）或者进行连接（"你们每个人对刚刚的表达有什么想法？"）。

为另一位成员代言者

一位团体成员代表另一位团体成员发言的例子包括："我想我知道他的意思。""她并不是真的在说她的感受，我可以为她做解释。"一位成员代表另一位成员发言往往意味着对另一位成员传达信息能力的判断，或者意味着另一位成员即将暴露令人不安的信息。不管发言背后的动机是什么，允许他人（即另一位团体成员）为自己讲话的团体成员必须评估这样做的原因，以及同样的沟通模式是否在团体之外发生。"代言人"必须评估自己为他人做决定或拯救他人的倾向。

适当的带领技巧包括提问（"吉姆是否比你更清楚地表达了你的感受？"或者"有人拯救你，你的感觉如何？"）并做出解释性陈述（"你认为琼需要你的帮助吗？"或者"当你认为自己知道别人要说什么时，你是否觉得很难控制自己？"）。

以"特权"方式行事者

以"特权"方式行事者试图用各种方法将团体的注意力集中在自己身上。该成员可能会占据对话的大部分时间，讲一些与讨论主题只有一点点关系的故事，迟到或缺席，然后期望每个人都能迁就他，用大量时间让他了解最新进展，或者在大部分时间里渴望得到关注。如果这样的成员能够控制团体的进程，那么他就会表现出一种权力感。这样的来访者必须被教会如何同理和关注他人的需求，而团体可以是传授这些技能的理想场所。

带领者可能的干预措施包括示范（"我知道你说的话对你很重要，也许我们可以在其他人结束今天的参与机会后给你更多的时间"）和提供反馈（"你注意到你今天花了多少时间吗？你注意到其他一些成员看起来很不安吗？"）。另一个选择是提示一个团体成员去做这项工作（"约翰，你似乎越来越不安，因为邦妮一直在说话；告诉她你的感觉"）。

保持沉默者

如前所述，保持沉默者会给团体带来困难。一位团体成员的沉默可以有许多不同的理由。有时候成员沉默是因为他找不到词语形容一种主观体验。另一些时候，保持沉默是因为成员正在观察和接受事物。如果一位团体成员缺乏自信，且通常避免在谈话中采取主动，那他可能会按照自己的通常模式行事，并非有意阻抗，或者使自己成为难以应对的成员，或者表现得难以相处。然而，有时一个团体可能会存在不愿意参与进来的成员，他会利用沉默作为操纵的手段。

在任何情况下，如果一位团体成员保持沉默，那么他最终被面质甚至遭到其他团体成员攻击的可能性就会提高。团体成员可能开始想象，保持沉默者心存不同意见，或者拥有本应分享的明确想法，或者只是不关心其他团体成员。团体带领者可能需要以同理（"我有种感觉，你很难在团体中坦诚地说出自己的想法"）或促进（"吉姆，这次你有什么要补充的吗？"）进行干预。尽管带领者可能会为提升参与度进行提问（"我想知道你现在的想法和感受是什么？"）和阻断（"我不认为你保持沉默是个好主意，其他人可能会问你为什么不参与。"），但这些方法可能会引起更多的阻抗。与保持沉默者一起工作会很困难。

成为替罪羊者

对团体带领者来说，替罪羊现象是常见又棘手的问题。通常情况下，被当作替罪羊者是团体中另一位成员转移愤怒的目标。他的行为中的某些东西引起了他人的攻击。虽然带领者有时会鼓励团体成员给替罪羊反馈，以使该成员能够更好地理解为什么其他人对他的行为感到不满，但带领者必须慎重，以免替罪羊受到不必要的攻击。

因为团体中在进行互动且成员积极参与，经验不够丰富的团体工作者往往允许团体把注意力放在替罪羊身上。即使反馈是准确的，带领者也有责任确保被当作替罪羊的成员的权利没有受到侵犯。

有时，一位沉默的成员可能倾向于支持替罪羊，但带领者可能需要给予帮助才能使这种少数人的观点得以表达。为了达成建设性的解决方案，带领者还可以让团体成员想象一下，如果他们处于替罪羊的位置会有何感受。

挑战带领者的权威者

由于这个话题对于带领者来说非常重要，所以本书另章进行阐述。挑战带领者的胜任力者有时会以一种非攻击性的方式做出挑战——暗示带领者如何做才能更有效。而在成员行为连续体的另一端是成员的愤怒和敌对，他们公然攻击带领者的胜任力和专业知识。团体成员通常将带领者视为权威的来源，因此带领者应该在最初至少两到三次会面上制定规范并建立带领地位，以避免这些挑战。

当面对挑战者时，团体带领者要做的最重要的事情就是保持冷静，避免做出防御性的反应。"我很高兴你能表达这些感受。你能告诉我更多导致这种情况的原因吗？"类似这样的回应意味着带领者愿意听取挑战者的意见，不会采取退缩的姿态逃离面质，也不会放弃带领者角色。一旦对此进行交流，冲突就可能被视为一种误解并得以解决，从而使团体更具有凝聚力和结构性。无论如何，带领者在面对挑战时为团体树立榜样对团体未来的建设性和舒适度至关重要。

关注团体以外的人、状况或事件者

很多时候，团体心理咨询的会面可能充满抱怨。如果允许团体成员彼此推波助澜，那他们倾向于享受抱怨同事、朋友或伴侣。这类互动的困难在于可能错误地证实了其他人有过错，而团体成员不必为那些导致他们抱怨的行为承担责任。

当面对这个挑战时，带领者可以运用的技巧包括开启（"你一直说你的妻子是你不开心的原因。其实，也许更重要的是，你做些什么可以改善你们的关系，你觉得呢？"）或澄清（"抱怨别人真的意味着如果他们能改变，你会更快乐吗？"）。

在发言前或发言后征求带领者或其他成员同意者

一些团体成员以点头、瞥视或者对带领者和其他团体成员微笑的方式寻求接纳。这些成员可能受到权威人物或个人力量的恐吓，或者可能缺乏自尊，这让他们需要寻求外界的支持和接纳。如果一个团体成员在发言时看着带领者寻求认可，带领者可用的一种策略是看着另一个成员，迫使发言者改变发言的方向。另一个方法是给予反馈，例如，"你说话的时候总是看着我，就好像你在请求允许一样。"

说"我不想伤害她的感情，所以我不能说我想说的话"者

这种情绪在团体的早期阶段尤其常见。有时候成员会认为另一位成员太脆弱了，无法接收反馈。其他时候，成员表现出对被其他成员喜欢的忧虑。带领者应该探究不愿意提供反馈的原因。在做法上，对于被认为会激发恐惧的反馈，带领者可以要求持该观点的成员与他想反馈的对象做验证。

暗示因他人的错误导致了自己的问题者

这个例子似乎与关注团体之外的人、状况或事件者重叠，但是后者呈现的问题与团体抱怨的会面不同。当一位团体成员时不时地将困难和不快乐归咎于另一个人时，带领者可能会进行阻断（"谁是那个唯一的、真正能为你负责的人？"或者"别人如何决定了你大部分时间的心情？"）。我们并不是在建议一种会被认为缺乏同理心和难以接纳的立场，而是说带领者应该促进成员为自己负责。

暗示"我向来如此"者

这一表述显示了成员的非理性思维和改变动力的缺乏。认为过去决定一个人未来的想法会限制一个人未来的成长。带领者必须帮助这样的成员识别导致他们在特定领域无效的非理性想法，并且让他们明白，他们不是注定要重复过去的错误。带领者可能用到的回应包括解释（"你是否在暗示你的过去对你有如此大的影响，以至于你永远不会有什么不同"）和提问（"你是否认为每个人都有他们无法控制的生活的某些部分"），以刺激对错误思维和假设的检验。

总进行窃窃私语者

当团体成员同时进行平行对话时，窃窃私语就会发生，这会扰乱团体的流动，使其他成员难以互动。有时这种情况的发生是因为团体中的一些成员对某个给定主题感到不舒服，或者没有真正致力于团体目标。带领者应该运用即时性技巧，在窃窃私语发生时就立即着手处理，例如，"我现在很难听清楚对方在说什么，因为两个对话同时发生。还有其他人有同样的体验吗？"或者"你能说一下为什么其他成员在试图表达自己观点的时候，你同时在讲话吗？"

理智化者

理智化有时表明团体成员产生了某种阻抗或忧虑的迹象。这可能是因为谈话的焦点是让人感到有威胁性的或不舒服的，成员不知道说什么，或者不想分享与当下讨论的内容有关的个人信息。只是在理论层面上讨论这个问题，而没有任何关于当前想法、感受、行为或问题的迹象，很容易使讨论失去个人化。这样做可能会扰动团体的其他成员，或者让成员对分享的内容感到尴尬。带领者可能需要这样说："我注意到你似乎对团体讨论的内容感到不舒服，并且避免公开自己的感受。你能说说吗？"或者"我有种感觉，眼下讨论的话题让你感到不安。你能谈谈我所描述的观察吗？"

用幽默岔开讨论者

能让大家开怀大笑的成员有助于缓解紧张情绪，减轻解决问题过程中伴随的紧张、痛苦和不适。有时候，幽默的运用可以为团体成员提供一段适当的间歇或休息时间，帮助团体或成员重新集中注意力，继续探索议题或问题。而有些时候，幽默会干扰治疗过程和团体动力，如果不做处理，还会干扰团体已经取得的进展。团体带领者必须评估一位成员的幽默是否恰当，或者是否妨碍此时此地的讨论。团体带领者可能需要说："我注意到，每当我们的讨论变得紧张而且充满感情的时候，你就用幽默的方式转移团体的注意力。你有没有注意到类似的情况，你能说说这对你意味着什么吗？"

"静观其变"者

通常，团体成员愿意在团体会面上讨论他们的自我挫败行为，但不愿意在团体外尝试做出改变。有时他们认为，如果推迟行动，问题就会自行解决。一个胜任的团体带领者会使用开启技术帮助成员为处理团体以外的问题制定策略，并且用家庭作业进行跟踪和检验，以评估成员的进步情况。

呈现不一致者

当一位成员表现出不一致时，团体带领者必须进行干预。不一致的行为可能表现在以下方面：成员当前所说的话和他过去所说的话不一致；成员所说的话和所做的事不一致；成员如何看待自己和其他人如何看待他不一致；或者一个成员报告的感受和他的非言语暗示传达的内心感受不同。带领者表达自己所识别出的不一致时所运用的言语在本质上可能是面质性的，因为带领者通常需要描述这些不一致，这样团体成员才能开始识别、评估和改变行为的各个方面。

因喋喋不休而使团体感到厌烦者

有时成员用谈话作为寻求认可的一种方式，他可能会变得"喋喋不休"。作为回应，带领者可能会要求其他成员对喋喋不休者给予反馈，让他知道自己的喋喋不休对大家的影响。如果这种行为得不到处理，其他成员可能会对喋喋不休者和带领者变得愤怒和敌对。

哭泣者

有时候，团体带领者，尤其是那些刚刚开始带领团体的人，会把哭泣的成员视为"难以应对"的成员。也许带领者感知到的困难更多与带领者的不适感和关于该如何应对不确定性有关，而与成员的行为无关。当一位成员哭泣时，他可能在试图传递痛苦和焦虑的情绪。或者，哭泣是因为另一位成员所分享的内容和他自己未解决的感情或问题相似。

带领者必须决定是否专注于哭泣的成员。带领者应该询问成员是否愿意"处理"眼泪背后的情绪和想法，或者在这样做之前先等一段时间。带领者方面的一个重要考虑因素是团体会面的剩余时间。如果时间紧迫，带领者首先要承认成员的痛苦，接下来如果成员想要分享，则对分享进行结构化，让成员只处理感情的一个方面，并且让其了解在下次会面期间将有时间继续探讨。

以下是对带领者最重要的指导原则。

1. 承认眼泪。
2. 如果成员看起来有需要，就请求成员允许带领者与其一起工作，并给他一些时间，以便他恢复平静。
3. 如果会面临近尾声，已经没有足够的时间，则避免探索太多领域，以免使成员感到脆弱。

信息栏 3.5　难以应对的团体成员

重读关于如何处理难以应对的成员的讨论，选出你认为对你来说最难以应对的三种成员行为。想想是什么让这些成员的行为对你来说是困难的。如何提高你的能力以应对这些行为？你需要从你的个体心理咨询师或督导师那里获得什么帮助？

总结

团体带领者的风格、个性、经验和技能对团体体验和结果有很多影响。勒温指出的三种典型带领风格（即权威型、民主型和放任型）在一定程度上与该团体的目标和组成有关。在另一种概念化中，团体被视为或者以带领者为中心，或者以团体为中心。第三种看待带领风格的方式是团体以人际关系为特征还是以个体内在关系为特征。团体成员倾向于钦佩那些有魅力的带领者，尽管这会带来风险，使带领者过于依赖这种特质而无法强化团体成员的自主性。我们鼓励带领者进行自我觉察，了解自己的个人特质和品质，掌握带领团体通常所需的具体技能，从而发展自己的独特风格。

在规划团体时，带领者应进行团体前筛选，通过访谈或问卷选择那些自身需要和目标与意向团体的需要和目标相一致的成员，以及那些不会对其他成员或自己造成影响的成员。在预先筛选过程中，潜在的成员应得到关于团体的所有方面及可期待内容的完整信息。

在组织团体会面时，带领者必须考虑物理环境、会面的时长和频率，以及团体的规模（建议在 5 ~ 10 位成员）。其他组织内容可能包括每周总结、书面材料、电影或录像，以及团体前培训课程。

成员在团体中承担着各种角色，包括维护角色、阻断角色和促进角色，以及每个类别的子角色。带领者必须能够识别这些角色并进行适当的干预。带领者还必须在带领团体发展的每个阶段时运用一整套技术。在团体生命周期中，带领者可能会遇到难以应对的成员及其行为。带领者必须应对这些行为，以确保团体从开始到结束的过程按预期进行。

第四章

团体工作：理论与应用

▌ 珍妮·福克纳（Jeannie Falkner）、戴维·卡普齐、马克·D. 斯托弗 ▌

团体过程课程刚开始，帕特尔博士询问大家对课前阅读材料是否有疑问。阿丽莎举手说，她对将理论应用于团体的有关信息感到困惑。当帕特尔博士请阿丽莎更详细地说明问题时，阿丽莎说，上学期修完心理咨询理论课程后，她了解到与个体工作的各类心理咨询理论已得到发展，为发展这些理论所做的研究均是基于个体层面完成的。她的困惑在于，这些指定阅读材料的作者看起来只是把这些理论概念从个体层面迁移到了团体层面。

阿丽莎的问题是："如何将这些个体概念迁移到一个由 8 ~ 10 人组成的团体中？"帕特尔博士的回应——"小心翼翼地"——引发了全班的笑声。然而，他继续说，阿丽莎提出了一个好问题，这也是一个持续困扰最有经验的团体带领者的问题。这个情景可能发生在一个又一个团体课程中。

如何将个体心理咨询理论迁移到团体心理咨询中的困惑令初学者烦恼，在团体心理咨询或治疗的广阔领域中实践的专业人员也有同感。卡普齐和斯托弗（2016）、科里（2016）、格拉丁（2015）及亚隆（2005）都曾讨论过这些困境，并就从个体心理咨询到团体心理咨询的迁移提醒心理咨询师保持谨慎。然而这些困境不应被理解为不存在可迁移性。相反，目前的实践表明，大多数理论 / 治疗体系已在个体心理咨询和团体心理咨询中都得到了不同程度的成功应用。

许多个体领域内使用的一种或几种理论 / 治疗体系的因素，同样适用于团体领域

（Capuzzi & Stauffer，2016；Yalom，2005）。理论体系的选择通常取决于心理咨询师的哲学立场，以及他对与发展和变化相关的个体天性的信仰。心理咨询师偏好的理论还可以反映出他的教育经历、工作背景、带领风格和文化认同。在你发展成为团体带领者的节点上，你应当使自己与最卓越的理论相熟，并且留意哪一个或哪一些是最吸引你的，以及哪些最适用于你的风格和你预期的实践设置。无论选择理论体系的原因是什么，那些选择与团体一起工作的人都应该具备理论基础。理论为理解团体成员和团体可能发生什么提供了依据。理论也提供了认知路径图，帮助带领者选择适合成员的干预措施，以帮助其实现目标。

在本章中，你会探索自己所选的理论 / 治疗体系及其在团体中的应用。在这些讨论的最后，我们对理论概念、带领者的行为、团体阶段与团体过程及改变策略有一个整合。

理论体系

虽然所有的主流理论 / 治疗体系均适用于团体形态，我们还是把讨论限定在六个体系中，这些体系在团体设置中被广泛接受，对发展短程团体模式具有适用性和适应性。这六个体系是阿德勒学派、心理剧、格式塔理论、认知行为疗法、交互分析和焦点解决疗法。我们将介绍每种理论的基础概念，随后是预期的带领者行为、团体过程，以及每个概念引出的适用于团体心理咨询的技术。你可能想要在回顾每个理论时做些简短的笔记，并思考自己如何将理论应用于可能带领的团体。

信息栏 4.1　吸引你的理论

随着你持续发展自己的专业身份，请考量你的生活经验、工作背景、文化认同和你在第三章中学到的有关带领者的风格。当你反思自己的带领者风格时，请考虑一下你对问题如何产生的看法，以及对改变的本质的看法。一些理论关注过去的作用，一些理论重视解决问题和找到出路，另一些理论则侧重于鼓励，还有一些理论聚焦于理性和逻辑思维及问题解决。把这些因素记在脑海中，然后对适用于团体工作的每种理论，以及对你最有吸引力的理论做好笔记。

阿德勒学派理论

阿德勒学派既是个体心理学，也是社会心理学。阿德勒假设个体是有目的性和目标导向的，而不是遗传、环境压力或早期的性发育决定的。相反，个体通过自身的创造力和自我决断力，可以获得更深的领悟，并且可以"通过身体、智力、社会、职业、情感和精神能力的发展获得对自我的感知"（Pomeroy & Clark，2015，p. 25）。根据迪弗雷纳（Dufrene）、亨德森（Henderson）和埃卡特（Eckart，2016）的观点，阿德勒学派属于社会心理学，致力于探索个人信仰和感知，以及个人的自我感知如何连接、影响他人。阿德勒学派理论是关注家庭、学校和工作场所交互过程的少数几个理论之一。哈姆（Hamm）、卡尔森（Carlson）和埃古纳－泰纳纳普（Erguner-Tekinalp，2016）进一步表明，社会兴趣和对社群的重视可能构成了阿德勒学派中最独特、最有价值的概念。社会感知涉及个体在与社会、世界打交道时的态度，也包括关切和争取对所有人而言更好的世界。基于这个社会兴趣，个体在生活中要努力征服三个主要任务：即他们与社会、工作和爱之间的关系。大部分心理咨询师发现，这种社会系统观点与心理咨询中的健康范式非常契合。带着这些基本假设，作为一位阿德勒学派的团体带领者，当你的团体成员做出如下举动时，你需要认真倾听。

- 努力将生活定位从负面感受（自卑感）转变为正面感受（优越感）。
- 努力朝着特定的目标或理想自我的方向前进。
- 努力在个人的社交世界中找到归属感。
- 努力理解个人的精神实质。
- 努力更好地理解自我（self）的"主体我"（I）和"客体我"（me）面向。

以上这些动力都不是独立的，而是相互关联的，一个领域内的变动会影响另一个领域的变动。换言之，个人的自我感知与他体会到的社会情境有关。

家庭与社会环境　阿德勒学派的团体心理咨询师致力于理解每个团体成员在实现目标的过程中受挫背后的原生家庭的影响。阿德勒（1938）认为，问题源于童年时期在家庭架构中不被接纳的经历。自卑感在一些孩子中很普遍，因为他们在家庭和社会中处于依赖、渺小和社会劣势的地位。有几种因素会影响早期的叙事，还可能阻碍个体朝向更真实的生活方式发展；这些都是有待于团体带领者去探索的领域。这些因素包括但不限于以下几种。

1. 虚假目标，即为发展个人的价值感而必须做的事情的无意识假设，如挣得优越感。
2. 出生顺序，即个体在家庭中的出生序位和心理定位。
3. 家庭氛围，即家庭中与人格、人际关系、发展性议题、结构因素、态度和价值等有关的变量。

早期的家庭呈现会成为孩子的人生图式。这种模式是个人态度、行为，以及对自我、他人和群体的观念的参照点。这种模式或生活方式或者以积极成长、积极发展为目标导向和特征，或者以适应不良为特征。如果个人的生活方式是基于错误的自我假设，他们会发现自己难以获得自信的、令人愉悦的人际关系、令人满意的工作，且疏于与他人联络。理解团体成员的关键在于概念化他们的自我感知和在情境中解读他们，所有这些将被转化为成员的目标。因此，成员给团体带来"基于早期关系经验、创伤以及其他来自家庭、学校、工作、文化等社会学习而产生的，对关系如何运作的无意识的、外显或内隐的记忆"（Adler，2013，p.150）。团体心理咨询提供了一种社会环境，在这种环境中，这些无意识模式可能会在此时此地活现，以进行检验与可能的重新定位。阿德勒学派的团体带领者为团体成员提供了洞察力与鼓励，使每一位成员创造出一个更本真的自我概念，并且为更充实的人生目标而努力。

将概念转化为带领者的行为　根据阿德勒的概念，团体带领者必须能够做到以下几点。

- 搭建起带领者与成员协作的工作关系。
- 为团体成员充当榜样。
- 向成员传递出相互信任和尊重的感受。
- 帮助成员探索个人目标、信仰、感觉和动机，这些是其发展自己生活方式的决定因素。
- 帮助成员洞察其虚假目标及其自我挫败的行为。
- 协助成员接纳自己，无论是其优势还是其劣势。
- 帮助成员为他们的自由和个人效能承担责任。
- 协助成员思考替代性生活方式，并帮助其强化自己的改变承诺。
- 帮助成员强化与他人的互动，拓展其对自己和他人的社会兴趣。
- 协助成员发展归属感和社群意识，因为其自身意义与其社会目的紧密相关。
- 帮助成员探索替代性行为并获得新洞见，为其赋能，以便其将这些行为和洞见付诸实践。

团体阶段与技术　根据哈姆（2016）、桑斯特加德（Sonstegard）和比特（Bitter，2004）等人的观点，阿德勒学派与团体工作的方法可被描述为四个阶段，每一阶段都有其目标和任务。与所有的团体工作一样，每一阶段并不总是都会发生，但随着团体的成长和发展可能同时出现。

- **阶段一，融入与连接**（engagement and connection）：心理咨询师和团体成员必须创造一种提供温暖、共情和接纳的信任关系。

- **阶段二，评估**（assessment）：团体成员被鼓励说出他们的早期家庭经历，以揭示他们生活模式的整体风格。阿德勒学派团体心理咨询师协助团体成员发现虚假目标，这些目标阻碍了其自我价值的提升和归属感的建立。

- **阶段三，洞察与解释**（insight and interpretation）：成员被鼓励检验他们错误的自我假设并发展出定义自己现状的新方法。团体带领者可以使用苏格拉底式提问，增强成员的自信和自我价值，以催生创造性的未来愿景。

- **阶段四，重新定位**（reorientation）：团体心理咨询师会鼓励成员采取实际行动，这些行动会提升成员的归属感，从而支持其新洞见并支持其与自我、他人及社会的关联。

在这些阶段中，有特定技术可以用于强化团体成员的成长和发展。但这些技术并不仅限于某一阶段。它们的使用贯穿团体过程，在促进积极的团体互动中非常有效。以下是可以协助阿德勒学派团体带领者在团体内增进成长和发展的技术摘要。

- 示范恰当的社交技巧，并通过（对成员）感兴趣而展现接纳。
- 设立契约，以彰显带领者－成员关系的平等性。
- 使用积极倾听技术（如重述、镜映、总结等）。
- 使用视觉想象技术帮助成员将他们思想和行为中的一些荒谬的部分进行澄清和具象化。
- 引出早期回忆，以协助成员识别情绪模式和感觉，并且帮助他们发现能将负面因素从童年带入成年的基础。
- 让成员尝试增加消极想法和行动，以达到矛盾意图法[①]的作用。
- 以建设性方式使用面质技术，指出团体成员所说的话与行为之间的差异。
- 评估成员当前在工作与社会关系中的功能。
- 评估成员的目标，以及他们如何把目标转变成个人生活方式。
- 观察成员间的互动，这些互动可以描述他们的自我感知及其社交技能的发展。
- 观察成员的非言语行为，并且对观察进行解释时不要犹豫。

总而言之，阿德勒学派的团体心理咨询师是聚焦于个人信念和自我感知的个体与社会心理学。阿德勒学派的团体带领者的目标是引导团体成员重视自己。通过成员积极参

---

① 矛盾意图法，即用与应该做的事情相反的方式行事，以此直面和化解恐惧、焦虑等情绪的心理治疗方法。——译者注

与支持性团体，带领者利用鼓励和洞察帮助团体成员从感到自卑转变为拥有自信。

信息栏 4.2　阿德勒学派心理咨询技术

显然，本节中的列表不是与阿德勒学派的心理咨询相关的详尽列表。比特和梅因及迪弗雷纳等人发现，在阿德勒学派的团体中应用过的其他技术还包括以下这些：

- 询问

- 把持自我（catching oneself）
- 生活方式评估
- 鼓励的方式
- 矛盾意图
- 仿佛行动法（acting as if）

心理剧

心理剧是一种行动导向的自发性方法，由雅各布·L.莫雷诺在 20 世纪二三十年代创建并发展，起源于莫雷诺在剧院的工作。心理剧的前身是自发剧院，由莫雷诺于 1921 年在维也纳创立，用于娱乐各类观众。莫雷诺鼓励他的年轻演员就当时的时事新闻进行即兴表演。这种自发性表演被证明对于演员和观众都具有宣泄性。1925 年，莫雷诺移居纽约，在那里开始使用即兴戏剧技术为医院里的病患进行团体工作。莫雷诺与他的妻子泽卡（Zerka）一起，持续发展、实践、教授心理剧，直至 1974 年过世（Moreno, 1987）。

心理剧的基础植根于角色理论、个体与他人的关系、个体对他人的看法，以及基于他们关系和观点之上的个体心理距离。换言之，团体心理咨询师使用戏剧舞台技术帮助团体成员发现限制性角色，这些可能是他们生活中的挑战性关系的根源。心理剧可以被概念化为把团体成员难以用言语表达的内在过程进行外化的过程。这种方法要求某团体成员 [被称为主角（protagonist）] 在团体带领者 [被称为导演（director）] 和其他团体成员 [被称为辅助人员（auxiliaries）或观众（audience）] 的帮助下，自发地演出主角的问题。

让我们看看这一概念在团体会面中可能会如何发挥作用。主角在作为导演的团体带领者协助下，识别其需要关注的情境和 / 或关系，创建演出剧本，并且选择其他团体成员扮演剧本中的角色。主角可能选择一位成员扮演自己，另一位扮演他的儿子，还有一位扮演他的妻子。扮演特定家庭成员的辅助人员可能会自发为角色发出声音，或者接受导演与主角的指导。一旦剧本确定，团体带领者（导演）就像导演为制作电影时进行现场排练一样，促进心理剧的发展，从而将主演生活中的关系带到此时此地。在本例中，父亲（也就是主角，其作为父亲的角色将要被探索）听到他的扮演者（这个成员说话的方式仿佛他就是这位父亲）即兴说道："儿子，我害怕让你自己做决定，因为你已经犯了许多严重的错误。我不想失去你。"主角眼含泪水看着扮演者，慢慢地接受了这种新视角。

创造诸如此类的宣泄时刻是为了增强感受、提高洞见，并且给团体成员提供创造新行为的机会。演出过程结束后，成员反思他们在心理剧中的经历，同时也给予主角反馈。主角在探索新的自我意识，以及为修正父亲角色（包含新的、更有效的行为）寻找更多可能时得到了支持。

将概念转化为带领者的行动　基于心理剧的概念，团体带领者需要能够做到以下几点。

- 在平等的基础上，在团体内建立工作关系。
- 建立一种接纳和包容改变的团体氛围。
- 在团体内建立一种形式，允许团体成员识别和处理生活中的重大议题。
- 自发创造直接的碰撞，引出对过去情景的某种"新颖性"回应。
- 鼓励团体成员在玩心理剧时在自我方面冒一些风险。
- 为团体成员提供保护，使其免受因玩心理剧而引发的虐待。
- 利用自己的创造力作为团体成员的榜样，并且鼓励团体成员发展自己的创造力。
- 利用自己的知识和技能指导心理剧开展。
- 培养积极指导情感剧的能力，包含但不限于演员动作、角色转换、角色创造以及戏剧重建。
- 为将不同的团体成员有效地投入角色中做好准备，可以增强正在进行中的心理剧的进程。
- 有效地组织观众成员作为辅助人员进入角色，或者帮主角改变自我（ego）。
- 在大量心理剧中，判断所用技术与呈现出的问题、关系和关注点的最佳匹配度。
- 在结束时帮助所有的参与者对上演心理剧产生的情感影响脱敏。

团体阶段与技术　像所有团体心理咨询一样，心理剧会经历可预测的阶段，且每个阶段都有特定的任务。心理剧中的第一阶段为热身（warm-up）阶段。其目的是确定团体带领者已经做好了带领团体的准备，并且团体成员（主角、辅助人员、观众）也已做好被带领参与其中的准备。根据布拉特钠（Blatner，2007）的说法，热身可以通过言语进行，也可以通过结构化的活动完成。一旦团体带领者判断团体已经做好了准备，团体就进入表演（action）阶段。

表演涉及如前例所示的为团体上演的实际心理剧。团体带领者作为导演要辅助布置场景，协助其他成员（辅助角色）进入角色，在剧本上演阶段鼓励角色改变，帮助主角扩展情感反应模式，以及鼓励主角通过尝试替代性的态度、行为和情感回应来应对情境。换言之，这与团体过程中的工作阶段相对应。

第三个，也是最后一个阶段是分享（sharing）阶段，该阶段允许团体给予主角反馈和反思。该阶段鼓励团体（观众和辅助人员）为主角提供个人化的、支持性的和建设性的情感反馈。从前述例子中我们可以看到，心理剧最初的重点是戏剧上演的情感方面。在此阶段，重点可能是对经验进行更多的认知同化。目的是鼓励主角在未来出现类似情况时采取不同的行动方式（Chung，2013）。

尽管指导心理剧需要高级训练，莫雷诺的许多技术（See, e.g., Moreno, 1987）已被拓展并纳入多种心理咨询设置中。角色理论和角色扮演现已广泛应用于心理咨询和心理教育情境中（Crane & Baggerly, 2014）。格式塔理论中的空椅子技术就是源自心理剧中的辅助性椅子（auxiliary chair）技术。许多依赖于创造力和自发性的当代表达性治疗，诸如儿童游戏治疗、艺术治疗和音乐/舞动治疗，均可在心理剧的理论、方法和技术中找到其根源。

由科里（2016）和海利（Haley）、戈尔登（Golden）及纳特（Nate，2016）确立并应用于心理剧团体的特殊技术包括但不仅限于以下所列的几个：

- 独角戏（Monodrama）；
- 角色互换（Role reversal）；
- 翻版与多重翻版（The double and multiple double）；
- 镜子技术（The mirror technique）；
- 魔术店（The magic shop）；
- 独白技术（The soliloquy technique）；
- 家庭雕塑（Family sculpting）。

格式塔理论

格式塔心理咨询或心理治疗根植于格式塔心理学，起源于一战前欧洲的感知学派。格式塔心理学始于整体感知领域的研究。弗里茨和劳拉·珀尔斯（Laura Perls）利用在该学术领域中积累的知识主体，将心理学的感知方式转变为格式塔疗法（Gestalt therapy），从而将其从早期的学术领域转化应用到心理咨询领域。

格式塔心理咨询既是存在主义的，也是现象学的。个体被认为对决定其存在和现实的本质负全部责任。除了对自己的决定所产生的问题负责外，个体需要对有效处理这些问题负责。格式塔（理论）也是现象学的，认为是主观生活经验赋予了个人意义和目的。

对格式塔心理咨询师来说，一个重要概念是整体性原则：即个体身体与精神的依存与结合，以及他与环境的关系。个体不断努力以实现平衡与均衡。根据波斯特（Polsters，1973）的研究，这种寻求均衡的努力给个体带来秩序感。当个体感知到一个需求时，一种不均衡状态就会出现，且秩序会暂时消失，因为感知到的秩序需要个体聚焦。通过个体的进取能力或内驱力，他能够与环境互动，并且找到成长与改变所需的东西。当需求满足时，均衡与秩序将再次获得，直到新的需求出现。

这三个方面（身体、精神和进取能力）在功能失调行为的发展中发挥作用。个体没有利用这些方面促进成长，而是用它们保护自己免受现实或想象的威胁，且由此发展出阻碍积极成长与改变的防御结构。其中一些防御行为包括内摄（introjection）、投射（projection）、内转（retroflection）、偏转（deflection）与二分法（dichotomies），这些之后会成为个体本真成长与发展的障碍。

心理咨询的主要目的就是帮助个体增加对这些人为边界（防御）的意识，更加关注自身潜力，从而使个体在积极的成长与改变中发挥自己的潜能（Yontef & Jacobs，2014）。根据海利等人（2016）的观点，干预策略是一些实验，发生在来访者和心理咨询师的合作关系中。这些实验是致力于发现的过程，通过处理当下功能的此时此地技术实现，通过处理此时此地的行为，透过感知、感觉及对任何限制（防御）的体验，个体可以走出僵局，为更有成效的结果重塑自己的意识。哈利等人（2016）及扬特夫（Yontef）和雅各布斯（2014）认为，实验的目的是将存在于意识边缘的内容带入焦点，识别那些阻碍认识的防御，揭示需求，并且为个体赋权，使其可以为这些过程负责。

为了在实验过程中帮助来访者增强效能感，心理咨询师可能会坚持格式塔的一些主要原则（Gladding，2015）。

- 关注当下而非过去。
- 体验真实的而非想象的。
- 注意能量可能堵塞的地方。
- 仔细聆听抑制潜力的言语，如"不能""应该"等。
- 对愉快和不愉快的经历都要保持开放。
- 要真实。要说出你是谁。

将概念转化为带领者的行动　就目前的心理咨询实践来看，由珀尔斯（1969）最初实践使用的格式塔理论面质性过强了。然而，根据弗鲁（Frew，2013）以及扬特夫和雅各布斯（2014）的看法，在格式塔实践者中，随着重点变得柔和与变通，格式塔心理咨询师的角色也在改变。大家更强调支持、接纳、慈悲、善良，而较少强调直接面质。基于过去和当今的这些趋势，格式塔理论取向的团体带领者需要能够做到以下几点。

- 建立一种带领者和成员在改变的过程中平等分享的环境。
- 建立一种支持性的、慈悲的、接纳的和挑战的环境。
- 允许成员找到自己的生活方式，并且接受与之相应的责任。
- 让成员专注于当下时刻（此时此地）。
- 认识到阻碍成员成长的障碍与边界，并且愿意引导成员注意到这些。
- 协助成员接受自己的各个方面，并且鼓励他们对自我掩藏和掩饰的方面进行分享。
- 帮助成员理解、接受和应对他们为自己的存在负责的概念。
- 面质成员的防御结构及其不愿意为自己负责的意愿。
- 通过练习帮助成员解决他们生活中未完成的事情。
- 帮助成员尝试新的行为方式，以充分展现自己的存在。
- 帮助成员意识到自我分裂的部分，并且努力整合它们。

团体阶段与技术　珀尔斯（1969）从未声称要进行团体治疗，他强调在团体设置中进行一对一工作，就像他为专业人员提供的训练工作坊一样。虽然格式塔团体心理咨询会考虑创造力、自发性和创新性（很像心理剧），但并不一定基于一套可量化的技术。任何团体的第一阶段都必须是营造安全的氛围。为了使团体成员参与团体带领者建议的实验，或者愿意冒险尝试此时此地的体验，团体带领者必须对成员做一些教育工作，包括成员对团体和团体成员的期望与目标。团体带领者有必要在支持性氛围中帮助成员做好准备，从而使其可以在团体中冒险。

团体的第二阶段，或称过渡性阶段，需要包括一系列挑战成员摆脱防御和活在当下的实验。纳兰霍（Naranjo，1993/2007）将目标描述为"对我们当下的行动和疏忽负责任"，并认为"朝向有机体自我调节的方法就是在特定时刻放下受制于人格的盔甲"（p. 131）。例如，带领者积极介入团体成员之间，可能引导成员夸大"防御"，从而强化成员所具有的与行为有关的感受。带领者还会使用面质技术惊吓或震撼成员，以使其更加认识到自我挫败行为。未接受过格式塔疗法训练的心理咨询师在此过程中可能会感到不太舒服，因为与其他理论不同，诸如尴尬、懊悔和焦虑的感受并不被认为是真实的，却被视为是诸如分散、否定或抵制现实等态度所导致的（Naranjo，2007）。

正如本节提到的，针对这个真实性的目标，大部分心理咨询师会采用更易于被成员接受的实验。许多诸如空椅子的特殊技术已经被纳入相关的理论方向。由科里（2016）、格拉丁（2015）和哈利等人（2016）界定并被投入格式塔团体使用的一些特殊技术（实验）包括但不限于浮动热椅（floating hot seat）、与自我和他人对话、投射运用、让小孩子说话、梦的工作、空椅子或双椅子策略、未完成事件，以及幻想技术。

> **信息栏 4.3　理论与带领者目标**
>
> 　　选择到目前为止本书提到的三种理论（阿德勒学派、心理剧或格式塔）中的一种应用于团体工作。假设你是团体带领者。根据成员期待的结果（改变）描述团体目标。请注意你在团体过程的每一个阶段要关注什么。列举两到三种你会选择的技术，这些技术应与你选择的理论方向一致。将此说明与你在信息栏 4.1 中的回答进行比较。

交互分析

　　不同于许多为个体发展、经过调整后应用于团体工作的心理咨询理论，此处讨论的交互分析（transactional analysis，TA），以及前面讨论过的心理剧，是专为团体设计的。交互分析是由埃里克·伯恩（1961，1964）所构建的理念与概念发展而来，"是联结内心与人际之间的大胆一步"（Eusden & Pierini，2015，p. 128）。尤斯登（Eusden）与皮耶里尼（Pierini）指出，伯恩的工作已发生演变，当代许多作者已将 TA "带入心理治疗关系与主体间领域"（p.219）。鲍勃（Bob）和玛丽·古尔丁（Mary Goulding）的再决策疗法（redecision therapy）是 TA 演变后的学派成果（Goulding & Goulding，1979；Joines，2010），它将格式塔、心理剧与认知行为疗法的策略整合为一种强化方法，使团体成员可以增强自我意识，改变早期脚本决策，并且朝目标导向的未来前进。

　　与阿德勒和莫雷诺一样，伯恩认为孩子在家庭系统中的经历是个体所遇挑战的根源。根据 TA 的观点，三个自我状态——父母、成年人与孩童——在生命的早期就形成了，每个状态都带有个人如何行动、思考和感受的脚本或模式。发展中的个体接受环境及环境中的重要人物传递的言语和非言语信息后，对这些信息进行加工，从中发展出一套脚本，这套脚本便提供了个体行为的框架（Joines，2016）。个体在这个过程中并不是被动的；他们可能通过依从、反抗或组合一些适应性的反应来应对环境压力。虽然这些行为和认知调整在当时的关系环境下具有适应意义，但早期的决定可能会成为今后生活中关系与机会的阻碍（Eusden & Pierini，2015；Joines，2016）。

　　在 TA 与再决策中，作为基础与认知路线图使用的关键概念有以下几个：

- 自我状态；
- 攻击；
- 禁令；
- 决定；
- 形成人生脚本；

● 生活立场。

TA 的第一个关键概念是自我状态。有一种理论主张，自我状态（父母、成年人与孩童）是人格的基础。伯恩（1961）将自我状态（ego states）定义为"一种一贯的感觉和经验模式，与一贯的相应行为模式直接相关"（p.13）。从这些自我状态中，个体构筑起指导他们生活的认知、情感和行为动力。自我状态能够从行为表现中观察和辨认出来。父母自我状态既包含培育的功能，又是自我状态的关键组成部分。它的功能是提供照料、规则和管束。成年人自我状态是一个人的现实导向与逻辑性的部分。它接受和处理信息，并尽最大努力做出最佳决策。孩童自我状态由适应性孩童与自然状态的孩童组成，并且被认为拥有强大的情感性记忆。随着人的成长发展，这些自我状态虽然独立有别，却也相互影响，并且基于内在脚本形成行为的基础。

TA 的第二个关键概念是攻击（stroke），其定义为积极或消极注意力的单位，可刺激个体，是人际互动的动机性力量。攻击可能植根于内在和外部，如果攻击不易实现，个体可能会设计游戏与争吵（允许个体进行所需攻击的互动），以提供这类动机性力量。

接下来的三个概念——禁令、决定与脚本生成——结合起来最容易理解。禁令（injunction）是孩子早年从父母处接收到的信息。这些信息就呈现方式而言通常是规定性的："不要这样、不要感觉、不要爱、不要信任。"孩子听到这些消息并对之进行加工后，根据父母的要求做出决定（decision）。基于这些决定，孩子形成人生脚本（form a script）。如果这些信息被强化和重复，早期脚本的基础或成为终身模式。

最后一个主要概念是生活立场（life position），它代表了禁令、决定与脚本形成这三部分过程的化解（resolution）。生活立场形成了一个框架，个体可以在其中架构与运作占据其人生的行为、认知与情感。

将概念转化为带领者的行动　基于 TA 概念，TA 团体带领者需要能够做到以下几点。

● 与团体成员制定治疗契约。该契约应强调平等，并且确定带领者与成员双方均同意的目标。
● 在团体成员的交流中至少分析四个要素，即结构、交互、游戏与脚本。
● 强化团体成员觉察早期决策产生的脚本及其改变脚本的力量与能力。
● 当成员检验旧模式，创造新的、更真实的生活方式时，向他们提供许可、保护和力量。
● 强化团体成员在团体过程中做出的再决策，并且鼓励他们依据这些再决策行动。
● 提高团体成员的自主性，以减少其对带领者或其他团体成员的依赖。

团体阶段与技术　伯恩（1966）对"团体治疗"与"团体过程"（p.315）进行了区分：团体治疗聚焦于团体设置内契约的达成；然而团体过程是人际间和关系性的，注意力更聚焦于团体动力而较少针对个体。这使 TA 团体有时令人感到冷漠，因为带领者的注意力集中于解决个体成员的议题对团体人际过程的损害上。近期，乔因斯（Joines，2016）提出将 TA 团体工作与团体作为整体（group-as-a-whole）的策略相结合的想法，前者为简短有效的个体改变提供策略，后者使团体能在个体新脚本之上、在社会缩影中提供矫正性的体验。在伯恩（1961）的影像（imago）调整四阶段基础上，TA 团体带领者认为，个体发展的以下四阶段与塔克曼提出的发展阶段（形成阶段、暴风骤雨阶段、规范阶段、工作阶段）平行。

- 第一阶段，临时影像，在团体形成早期，当个体对团体的预期与幻想出现时。
- 第二阶段，适应影像，当个体开始了解团体是为了谁、是什么时。
- 第三阶段，执行影像，当个体开始为实现需求而竞争时。
- 第四阶段，第二次调整影像，在此过程中个体接受了现实的评估，并接纳了自己和团体。

带领者将关注个体发展与关注团体发展相结合的做法被证明为 TA 团体早期工作模型增加了深度和丰富性。

总而言之，TA 是一种人本主义方法，其哲学基础为个体的内在是良好，且拥有朝着积极、成长的方向前进的潜力与愿望。但是这种潜力有时因为早期的应对与决策被打断，为了继续发展潜能，个体需要重新调整这些应对与决策。为此，个体必须了解他们的现行脚本及其如何影响了自身的存在方式。一个重要因素是凝聚成员的个人力量与能力去改变脚本，并为其创造一种更积极、更富有成效的生活方式。

卡普齐和斯托弗（2016）、尤斯登和皮耶里尼（2015）及乔因斯（2010）已确定了在 TA 团体工作中得以应用的特殊技术。这些技术包括但不限于以下这些：

- 对仪式与消遣的分析；
- 对生活脚本的分析；
- 对游戏的分析；
- 再决策契约；
- 治疗契约；
- 关闭逃跑通道。

信息栏 4.4　再决策团体可能是什么样子

让我们看一个再决策团体的示例。在心理剧团体中，团体可能会进行重演，而在再决策团体中，随着团体工作的展开，只有团体带领者与个体会参与其中。当团体带领者听到团体成员因为在重大项目上不断迟到而面临丢工作的风险时，他可能会假设该成员的自我状态之间存在内部冲突。一次体验式练习可能会让个体的内在父母（他想象他父母亲可能会说）讨论工作和责任。内在父母的声音可能会说："说到就要做到，必须准时！"当团体成员在孩子的立场回应时，他可能会发现自己回答："你不能指使我！"在团体中重演之前，个体的这种内在的挣扎经常是隐蔽的，是其自觉意识难以识别的，当团体成员意识到这种僵持时，就有可能选择新的行为。

认知行为疗法

如今，大部分心理咨询师会在自己的心理咨询实践中整合认知行为疗法（Cognitive Behavioral Therapy，CBT）中的一些形式。根据鲍尔斯（Powers）和卡洛德纳（Kalodner，2016）的说法，不存在单独的 CBT 理论，而是有许多享有共同假设的相关理论。贝克（Beck，1976）的奠基工作是所有 CBT 的基础，该奠基工作首次强调了认知在行为中的影响作用，并且被许多人认为是第一个 CBT 导向的理论。

所有 CBT 的潜在原则都是想法（认知）引发行为。该原则认为个体持有一系列条件性信念，这些信念是个体习得并被其认为绝对正确的（Sauer-Zavala et al.，2017）。心理咨询师拥有挑战来访者习得性信念过程的权威，并发起可能是指导性的及通常是心理教育性质的干预。米勒（Miller）和罗尔尼克（Rollnick，2009）认为，"CBT 提供者的专业知识是基于他们所拥有的应用学习理论的知识和技能"（p.134）。因此，CBT 团体带领者的任务之一是辨别和挑战这些错误的思维。为此，团体带领者使用行为评估方法收集与问题相关的细节信息。行为评估是特定的，通常不包括对来访者整体人格的更多描述性评估。认知行为评估可能包括帮助心理咨询师理解问题性质的工作表。来访者的生活状况、对问题情况的替代性思维，以及被思考过程触发的感受和导致的行为都会被细化。从行为评估中收集信息后，团体带领者将挑战来访者，以使其意识到思维的适应不良模式。当新的思考模式被塑造，不理想的行为被改变或消除时，我们就认为问题被解决了。

最近，心理咨询师倾向于在挑战认知中采用一种更具协作性而更少指导性的方式。费德里希（Federici）、罗瓦（Rowa）和安东尼（Antony，2010）认为，使用传统 CBT 框架的心理咨询师有时会遭遇来访者的矛盾情绪、对家庭作业较差的依从性及过早退出治疗。这引发了被认为是 CBT 第三次浪潮的新范式，它们都是有实证支持的疗法，如正念减压疗法（Mindfulnee-Based Stress Reduction，MBSR）、正念认知疗法（Mindfulness-Based Cognitive Therapy，MBCT）和接纳承诺疗法（Acceptance and Commitment Therapy，ACT）等，它们已经让 CBT 的功能突破了早期理论的限制。最新一代的 CBT 合并了整体性观点与对来访者想法的接纳，并且侧重于发现来访者思考进程背后的意义（Sauer -Zavala et al.，2017）。基于接纳的行为疗法对来访者内在过程采用一种聚焦当下的觉察，且不做评判。理想的结果是认知的脱离，这样就能使来访者回顾自己的思考过程，并且充当自己经验的权威。培养正念、减少内在不协调及提升心理弹性均被认为是促进行为改变的因素（Arch，Wolitzky-Taylor，Eifert，& Craske，2012）。随着 CBT 的不断发展，新的技术和策略可能会融入不断扩充的团体工作认知行为策略范畴内。

将概念转化为带领者的行动　基于 CBT 概念，CBT 的带领者将会做以下几点。

- 发展一种真诚的、指导性的、教育性的和接纳性的团体氛围。
- 创建行为评估，以识别问题行为。
- 指导团体成员学习错误思维的性质，以及认知与行为之间的关系。
- 面质与问题行为有关的错误思维，并指导团体成员照此操作。
- 帮助团体成员确定特定的测量目标以改善适应不良的行为。

如果将 CBT 中的正念减压疗法、正念认知疗法和接纳承诺疗法元素加以结合，带领者或者还可以鼓励团体成员学习自我接纳，以非评价性方式探索自身，学习正念减压技术。

团体阶段与技术　传统的 CBT 简明心理咨询团体是心理教育团体的典范，其中课程和设计的练习被用于教育和指导团体成员。团体成员可以学习辨识和改变导致不理想行为的那些想法，并且最终修正这些行为（Nielsen，2015）。

在初始阶段，带领者是指导性的，会用 CBT 概念指导团体成员。行为评估可能会被启动，以进一步识别团体中出现的问题，进而改变这些问题。一旦带领者建立了一定程度的团体信任，且让团体呈现出稳定的工作承诺，带领者就可以采用行为演练、认知重建练习和教育性问题解决程序（Corey，2016）。团体成员提供社会支持，讨论社会学习。最后阶段是通过在团体中练习、演练行为角色以及详细评估取得的进步而巩固学习效果。

CBT 使用的特殊技术（但不只在 CBT 中运用）包括以下几种：

- 行为评估；

- 家庭作业评估；

- 想法记录；

- 核心信念工作簿；

- 应对卡；

- 行为演练；

- 教练技术。

信息栏 4.5　设计使用 CBT 的青少年团体

假设你需要为带领有自尊问题和学业失败风险的青少年设计一个团体。成员是年龄为 13 ～ 15 岁的高中生，他们由学校心理咨询师推荐到你实习的这家社区心理健康中心。你的督导要求你为这些成员设计一个 CBT 团体。回顾本章介绍的 CBT 基本概念，简要概述你对这个团体的计划。

焦点解决疗法

焦点解决疗法（Solution-Focused Therapy，SFT），也称焦点解决短程疗法（solution-focused brief therapy，SFBT），是一种优势－基础模型（strengths-based model），在威斯康星州密尔沃基简明家庭治疗中心（Brief Family Therapy Center）由史蒂夫·德·沙泽尔（Steve de Shazer）与茵素·金·柏格（Insoo Kim Berg）的工作发展而来（de Shazer，1985；de Shazer et al.，2007）。SFT 适用于个体、夫妻及不同设置下各类人群构成的团体（Suitt，Franklin，& Kim，2016）。

SFT 建立在独特的原则之上，这些原则与诸如人际关系、心理动力和认知行为模型等基本方法截然不同，后者认为在寻求解决方案之前必须彻底理解和检查问题（Kim & Franklin，2015；Proudlock & Wellman，2011）。SFT 聚焦于未来，强调来访者的优势而非问题。虽然 SFT 的心理咨询师在开始阶段也会认真倾听来访者描述问题，但其策略是快速引导来访者识别成功的经历，不管这些成功看起来多么微不足道，而非着眼于问题的表现。

在团体中，带领者会利用能突出和强化来访者优势的技术（West-Olatunji & Rush-Ossenbeck，2016）。在团体成员的经历中辨识出例外——即问题出现较少或不存在的时刻——鼓励成员寻找可以再次用于行动的特定策略。为了与短期治疗方法保持一致，带领者可以运用刻度式问题（scaling question）衡量来访者的变化和进步，重点是继续朝有效的解决方案迈进（Schmit，Schmit，& Lenz，2016）。

　　该技术存在的一个众所周知的局限性是，为了寻找和 / 或创造新的应对方法，以备未来努力解决问题，来访者的感受可能会被忽略。例如，一位 SFT 的心理咨询师可能将情感内容转变为背景与行为描述，这将把来访者引向何时感受经验会更愉悦的未来愿景中。然而，积极心理学的近期发现倾向于支持这种积极情绪的巩固，将其视为持续行为改变的有效途径（Lipchik，Derks，LaCourt，& Nunnally，2012）。

　　将概念转化为带领者的行动。基于焦点解决疗法的概念，带领者将完成以下工作。

- 在团体中发展一种开放、合作的工作关系。
- 营造一种积极、尊重和充满希望的氛围。
- 建立一种现实导向的形式。
- 聚焦于起作用的部分，而非问题。
- 帮助成员向清晰、简明和现实的目标一步步前进。
- 促使团体在解决方案 / 可能性上继续。
- 与团体成员共同建构可行的解决方案。
- 鼓励将未来可视化，问题在其中已被解决。
- 利用团体成员促进工作。
- 采用"不知道"的立场。

　　团体阶段与技术　因为 SFT 是一种简明模型，所以团体次数可能会仅限于 3～5 次（Proudlock & Wellman，2011）。SFT 的团体带领者假定所有来访者都知道如何改善自身的生活，且所有成员在一些情况下都不被问题困扰（即例外）。起初，带领者会听取成员对其问题的描述，倾听当下的资源（与例外），以及开始指导成员说出改变的目标。鼓励团体成员通过对成员力量的支持和鼓励共同推进团体。带领者快速将注意力从问题切换到解决方案。一些提问可以引出当问题解决时会出现的背景和行为细节，这些提问能激发希望，为解决方案找出过渡任务。例如，带领者可能会问成员："当你不再对你的伴侣生气时，你将会想和 / 或做些什么？"

　　带领者通过询问上次团体会面后成员做了哪些改变而促进每周的成果。这种积极强化支持改变，并且赋权成员在两次团体之间前进一小步，最终找到解决方案。团体带领者可能会建议使用白日梦（daydream）、幻想或奇迹问题（miracle question）帮助成员形成目标，并且辨识改变行为的方法，改变看待问题的视角，或者寻找资源以创造解决方法（O'Hanlon & Weiner-Davis，2003）。带领者用真诚的赞美强调成员取得的进步，并且就需要巩固的部分提供建议。这种反馈通过家庭作业的形式让建议得以落实，家庭作业可激发团体成员的潜在创造力，并且实验新的解决方法。SFT 心理咨询师持续朝向终点工作，可能会在每次团体会面结束时通过量化管理过程。最后的希望与赋权这一步骤传递一种信念，相信每一位团体成员能够并乐意继续在团体结束后建立和使用被发现的优势，并且确立新的胜任力。

德·沙泽尔（1985，2007）、里普希茨（Lipchik，2012）、韦斯特－奥拉通吉（West-Olatunji）及拉什－奥森贝克（Rush-Ossenbeck，2016）等人发现的已应用于 SFT 的特殊技术包括但不仅限于以下几种：

- 例外；
- 解决方案讨论；
- 奇迹问题；
- 赞美；
- 用刻度式问题评估进步。

信息栏 4.6 更多理论与领导目标

从以下三种理论（交互分析、CBT 或焦点解决）中选取一种应用于你现在已经了解过的团体工作中。再次想象你是一位团体带领者。根据成员的预期结果（改变）描述团体目标。注意在团体过程的每个阶段你将关注什么。列举两到三种与你选择的理论方向一致的技术。将此说明与你在信息栏 4.1 中的回答作比较。

整合理论方法

本章介绍的六种理论，为带领者提供了与团体工作的选项。乍一看，这些方法中的每一种似乎都代表了对团体过程的一个独特支撑，但事实上六种方法拥有许多共同因素，这给整合这些理论并将其应用于正在进行的团体过程增加了可能性。接下来我们将通过讨论治疗关系、带领者角色、团体成员责任、团体过程和预期的团体结果阐述这个整合性主题。

治疗关系

带领者与成员之间的工作关系是运用这六种理论方法开展工作的基础。每种方法都包含对信任、安全、相互尊重和带领者胜任力的需要，六种方法中的五种呈现出对带领者－成员互动过程中平等的需要。在大多数团体工作中，治疗关系是团体动力所有其他方面赖以构建的基本构成模块。每种方法都强调花时间建构基础结构，以及确保团体成员理解关系性质及其局限的重要性。正是这种心理咨询师－来访者－团体关系产生了信任和团体凝聚力，为改变创造了安全的环境。

带领者角色

在这六种理论定位中，带领者的角色都是积极的。诸如发展（develop）、指导（教导）（instruct）、分析（analyze）、建立（establish）、加强（enhance）、提供（provide）、强化（reinforce）、示范（demonstrate）、帮助（aid）、面质（confront）、交流（communicate）、指导（direct）与观察（observe）等行动导向的描述都指导带领者在其与团体的互动中发挥积极作用。每位带领者会从自身的理论取向出发，这些取向告诉带领者，问题是怎么出现的，改变是如何发生的，并且让其可以辨别促进人类成长与发展的策略和技术。这六种方法都需要一位知识渊博、有胜任力的团体带领者，且在这六种方法中，这些似乎也是成功的关键因素。

团体成员责任

在所有理论视角中，团体成员也扮演着积极的角色。为使团体成效更好，成员必须是负责任的，且要致力于改变，有意愿冒险，有意愿尝试新行为，有意愿与他人分享，有能力处理情感、认知和行为，有意愿做改变所需的艰难工作，有意愿通过角色扮演表现创造力，对新信息、新见解和新认识持开放态度。筛选能够履行这些职责的团体成员对于团体成功是必要的。

此外，所有的理论视角都强调，为使改变得以发生，成员必须对改变承担主要责任。关于成员角色，每种理论取向均有相同的基本要点：如果你想改变，你必须有意愿为改变承担主要责任，且有意愿为使改变成为可能采取必要的行动。

团体过程与策略

六种理论方法最大的不同似乎就是团体过程，它包含了团体中发生的各种行为。例如，对阿德勒学派的团体心理咨询师来说，给出和接收反馈并提供鼓励被认为是促进团体互动与成员成长而持续使用的方法。而格式塔团体带领者可能会采取更具有体验性的方式，运用诸如空椅子技术的结构化活动提高成员对问题关系的认识，允许团体给此时此地、宣泄性的团体成员的体验做出反馈。类似地，TA 或再决策团体带领者可能引导成员回到较早期的记忆，邀请成员发现抑制性的早期决策。团体成员可能会被鼓励互相提供支持性的反馈。

在心理剧中，提供和接收反馈集中于某团体成员的阶段性脚本。团体成员可能会被邀请参演某个体成员的剧本，因此成为体验的积极参与者。这类团体过程的一个例子可能是家庭"雕塑"，在家庭"雕塑"活动中，团体成员在带领者的指导下扮演主角家庭中的各位成员并就自己所扮演的家庭角色提供反馈，正如在心理剧讨论所提供的示例中呈现的那样。

从焦点解决视角来看，团体过程可能包含未来导向的、创造性的互相交流，且在团体过程中鼓励团体成员专注于优势。因此，成员被赋权使用这些优势，并且在支持性群体内创造一幅令人满意和充实的生活方式图景。CBT 的团体心理咨询师可能布置家庭作业，并且就成员发现的阻碍自身发展新行为的认知扭曲形成报告。团体成员被鼓励辨别和改变那些引起不良行为的想法，并且最终修正行为。总而言之，虽然每一种理论方法的团体过程可能都看似独特，但均能扩展团体成员的情感、认知和行为，并且提升其积极成长的潜力。

期待中的团体成果

各种理论方法之间最大的相似之处在于期待中的团体结果。这六种理论方法都有一些共同的概念，包括提高自我觉察、改变功能失调性行为、增强自我概念、培养洞察力、接受责任，以及增加对自我与他人的信任。不论采用何种理论方法，期待的结果都集中在改变上。每种理论指导的团体都为了积极改变而工作：团体成员感受（feel）自己和世界的方式发生改变，团体成员思考（think）自己和世界的方式发生改变，并且最终使团体成员依照新的感受和思考方式行动（behave）。尽管每种理论用于描述改变的用词有所不同，但最终结果都是使团体成员过上更富有成效、更令人满意的生活。

信息栏 4.7　成为团体带领者的反思

你已完成对六种应用于团体心理咨询的理论的回顾。现在，写下你对作为团体带领者的想法与感受的简要反思。哪种理论最能引起你的共鸣？回顾你在信息栏 4.1 中的回答，现在答案有变化吗？你将怎样计划继续学习把理论应用于团体心理咨询中？

总结

回想一下在本章开头的案例中阿丽莎提出的问题："我如何将个体概念迁移到 8 ~ 10 人的团体中？"无论是有经验的团体带领者还是新手团体带领者，对这一挑战给予关注都是合理的。团体方法大部分是从个体咨询的理论与方法中引申出来的。因为团体心理咨询必须以理论为基础，团体带领者必须对主要理论了如指掌，并且学习如何在团体形式中整合与应用它们。作为一个成长中的团体带领者，你应该熟悉各类理论方法，尝试不同的技术，并且努力找到一种对你或你的团体效果最佳的理论或相似的理论的整合。理想状况下，你的方法会反映出你的个人哲学、个人风格和你在团体过程与动力方面受过的训练。我们相信，本章中重点讨论的六种理论——阿德勒学派、心理剧、格式塔、交互分析、认知行为疗法与焦点解决疗法——将帮你发现自己偏好的理论取向，并且帮助你成为娴熟、能干的团体带领者。

第五章

团体工作：伦理与法律考量

德丽尼·马丽娜·费尔南多（Delini Marina Fernando）和

芭芭拉·J. 赫利希（Barbara J. Herlihy）

伦理价值观是团体工作实践中不可或缺的组成部分（Association for Specialists in Group Work，2000）。本章将聚焦于团体工作中必须考量的有关团体工作者的伦理责任与相关法律议题。

团体心理咨询师肩负双重职责，既要保护每一位团体成员的福祉，也要确保团体以有利于每一位成员的方式运行。所有与个体心理咨询有关的主要伦理议题对团体工作同样适用。然而，由于两种工作方式存在显著的不同，这些议题在团体工作中更为复杂。除此之外，团体工作者还必须考虑团体工作特有的一些伦理议题，如潜在团体成员的筛选、成员在团体之外的交往等。

与个体心理咨询相比，团体工作有自己的特点，而且每一个特点都具有伦理意义。

- 团体成员会对心理咨询师和其他团体成员暴露个人信息。这改变了保密的性质，影响心理咨询师对隐私议题的处理方式。
- 团体心理咨询中治疗性改变的动力与个体心理咨询中的不同。在个体心理咨询中，促进成长与改变的机制是心理咨询师与来访者之间的关系以及心理咨询师的干预。相比之下，团体工作的有效性则来自成员之间的互动，包括带领者干预下的成员之间的反馈和互相支持（Welfel，2016）。因此，带领者有筛选成员的伦理义务，以便成员在达成目标的过程中能够彼此适应和协助。

- 与个体心理咨询的情境相比，心理咨询师对发生在团体中和团体之外的事件控制较少（Remley & Herlihy，2016；Welfel，2016）。团体成员的互动方式可能是团体带领者无法预知的。除此之外，如果有团体成员在团体之外进行互动，则会对团体的功能带来深刻的影响。这些因素都使带领者更难履行保护成员不受伤害的伦理职责。

- 在个体心理咨询关系中，来访者有权随时结束心理咨询关系。同样，团体成员也有随时退出的自由，但是当团体成员从正在进行的团体中退出时，其他成员和团体整体的功能会受到显著的影响。因此，团体心理咨询师必须应对个体成员和团体整体之间的权力冲突。

- 研究显示，团体心理咨询是一种强有力的干预措施。对于这一点，一些研究者认为，团体有可能比个体心理咨询带来更大的获益或伤害（e.g.，Kottler，1994a；Yalom & Leszcz，2005）。由于这种强大的作用力是在团体中产生的，因此带领者便具有一系列复杂的责任。

本章包括三个主要部分。第一部分是对团体工作者伦理准则和其他指导的简要回顾。第二部分涉及团体开始前的议题，检查着手准备带领团体时的伦理考虑因素。其中最重要的议题是团体带领者的胜任力。组织和带领团体的心理咨询师需要具备充足的训练、经验和资质，也需要有多元文化和多样性的胜任力。心理咨询师还必须知道如何避免治疗过失，治疗过失是一种由于胜任力不足导致的法律后果。细致规划、招募成员、团体入组筛选、签署知情同意书，这些都是形成团体之前必须完成的重要步骤。

第三部分聚焦于在团体过程中出现的伦理与法律议题。这些议题包括处理保密性和特许保密交流（privileged communication）、建立并维护边界、风险最小化、应对多样性、处理成员提前退出团体，以及以符合伦理的方式结束团体。

团体工作者伦理指南

包括团体心理咨询师在内的所有心理咨询师应熟悉并遵守美国心理咨询协会的《伦理准则》（Code of Ethics，2014）。团体工作专业人员协会已将美国心理咨询协会的《伦理准则》作为唯一的伦理准则。团体工作专业人员协会已经发布了两份关于团体工作伦理的重要文件。

1. 《最佳实践指南（2007 年修订版）》（Best Practice Guidelines，2007 Revisions）（ASGW，2008），旨在阐明美国心理咨询协会的《伦理准则》如何应用于团体工作。

2. 《团体工作者多样性胜任力准则》（*Principles for Diversity-Competent Group Workers*，1999），旨在帮助心理咨询师理解多样性如何影响团体工作的各个方面。

虽然团体工作专业人员协会制定的这些文件被许多人遵守，但其并不具备强制执行的机制。美国心理咨询协会的全体成员，包括团体工作专业人员协会的成员，必须遵守美国心理咨询协会的《伦理准则》（Cottone & Tarvydas，2007）。

从事团体工作的心理咨询师应对美国心理咨询协会的《伦理准则》和团体工作专业人员协会发布的两份文件的内容完全熟悉。我们也推荐带领心理治疗团体的团体工作者熟悉美国团体心理治疗协会和（美国）国家注册认证团体心理治疗师（National Registry of Certified Group Psychotherapists，NRCP）（2002）的伦理指导。这些指导都可以在网上找到。

团体开始前的议题

在团体开始前的阶段，团体带领者的胜任力对于团体规划和成员招募至关重要。为了避免发生过失诉讼，团体心理咨询的全面培训必不可少。

确定胜任力并避免过失

有些心理健康从业人员对于开展团体之前的准备工作态度很随意，已有研究者对此表示担心。心理咨询师不能因为有了硕士学位或者具有了丰富的个体心理咨询经验，就自动认为自己已经具备了带领全部或大多数类型团体的能力（Corey，Corey，& Corey，2017；Welfel，2016）。不同类型的团体对带领者的胜任力的要求也不同。例如，一个心理咨询师可能对带领疗养院老年人的怀旧团体非常胜任，对在学校的环境下带领青少年团体却可能并不胜任。而能够带领大学生个人成长团体的心理咨询师，恐怕不能跨越边界带领慢性精神分裂症住院患者的团体。因此，如果你想开展一个团体，首先应该考虑自己是否已经具备有效带领团体的能力。

胜任力的发展从培训开始。团体工作专业人员协会出版的《团体工作者培训专业标准》（2000）从八个方面介绍了在一般团体工作中核心胜任力的知识与技能目标：

1. 课程与经验；
2. 知识与技能；

3. 入组评估；

4. 规划；

5. 实施干预；

6. 领导力；

7. 效果评估；

8. 伦理。

该标准还确定了带领专门的任务／工作团体、心理教育团体、心理咨询团体及心理治疗团体所需要的专业胜任力。

如果你参加了心理咨询与相关教育项目认证委员会认证的心理咨询师教育项目或者已经毕业，就可以确定你接受的训练已经达到了团体工作专业人员协会在知识和临床操作技能方面的标准。尽管大多数研究生心理咨询项目不是心理咨询与相关教育项目认证委员会认证的（Remley & Herlihy，2016），但是很多项目已经达到甚至超过了团体工作专业人员协会的标准。不论你的研究生项目的认证状态如何，我们都推荐你在对团体准备工作进行评估时，将团体工作专业人员协会（2000）的培训标准纳入其中。

你必须意识到，在团体工作中达成专业胜任力不是一夕之功。专业的成长是一个连续的、持续的、发展的过程（ASGW，2008）。因此，保持并提高你作为团体工作者的胜任力是一项毕生的任务。要想保持并不断增长你的团体工作知识，保持并不断提升你的团体工作与技能，你需要持续地进行专业阅读，接受继续教育、督导和心理咨询。作为一个团体心理咨询师，加入朋辈督导团体不但能够增长知识，也是对细微误判提高觉察的好方法（Gladding，2016）。

多样性考量

团体心理咨询师必须理解多样性议题如何影响团体工作的方方面面。团体工作专业人员协会出版的《团体工作者多样性胜任力准则》（ASGW，1999）从三个方面详细描述了态度、知识及技能方面的胜任力：自我觉察、对团体成员世界观的觉察及干预策略。首先你要觉察的是自己的文化背景、多元文化认同、态度、价值观和信念如何影响你对团体的概念化和带领。

当你与多元文化的团体成员工作时，你需要对团体过程中以及团体成员所处的社会政治环境中的压迫、成见和偏见、权力和特权、歧视等保持警惕。你必须谨慎，不要把自己的价值观强加到团体成员身上，不要以为团体成员都跟你有一样的世界观或文化假设。太多有价值取向的议题会在团体中出现，如性别、宗教、离婚、原生家庭等，因此保持这样的觉察特别重要（Remley & Herlihy，2016）。

要想成为一个具有多样性胜任力的团体工作者，你必须拥有相关的知识与技能，以及对自我和他人的觉察能力。其他关键技能还包括准确地传达和接收语言和非语言信息，使用不同的方法推进团体等。有关不同文化的团体特点以及团体内部差异的知识很重要。对属于边缘团体的成员而言，重要的是能够理解是什么阻碍他们充分参与到各类团体中，知道如何从成员利益出发对他们进行整体干预，能够致力于消除团体成员在接触团体以及成长和发展过程中存在的障碍，也是对带领者的一项伦理要求（ACA，2014，Standard A.7.a.）。团体工作专业人员协会的《团体工作者多样性胜任力准则》（ASGW，1999）更完整地介绍了要成为具备多元胜任力的团体带领者应该拥有怎样的能力。

信息栏 5.1　自我觉察：团体工作者需要对压迫、成见、偏见、权力、特权和歧视保持警惕

对团体工作者而言，觉察不到压迫、成见、偏见、权力、特权和歧视如何影响团体成员，觉察不到这些议题如何在团体中发生，这种情况非常常见。要想成为一个具有多元胜任力的团体带领者，对自我和他人的觉察与知识和技能密切相关，也同样重要。

我们鼓励团体带领者反思上述议题对自己的影响。作为团体带领者，必须围绕这些议题进行自我反思练习，以及／或与朋辈和协同带领者进行讨论。对自身的成见和偏见进行持续的自我反思和自我检测，不论它们多么细微或多么不同，都能帮助我们意识到这些带有价值取向的议题如何出现在团体成员身上，以及／或者出现在成员和带领者之间。如果我们越来越熟悉这些议题如何影响团体成员，当出现压迫和偏见这种困难议题时，作为团体带领者进行干预时就会容易一些，在适当的时候准确接收并表达言语与非言语信息也会容易一些。

信息栏 5.2　案例研究：汤姆在团体中的卷入

汤姆是一名 38 岁的销售员。因为缺乏吸引力、教育程度低、社交技能欠缺而饱受低自尊的困扰。他发现自己总在担心其他团体成员怎么看待自己在团体中的言行举止。他在团体中基本沉默不语，经常说自己没什么可说的，喜欢听其他人讲话。团体成员的背景和教育水平各不相同，有的成员看起来是有权力和特权的人。他常常认为团体带领者更喜欢其他成员，也经常考虑退出团体。你能够帮助汤姆在团体中感觉更舒服一些，感觉自己像团体中的一分子吗？汤姆怎样才能有机会分享自己的经历并停留在团体的此时此地上？在这个团体中，怎样才能在安全和没有威胁的氛围下讨论歧视、偏见、权力、特权这些困难话题？

法律考量

社会期待专业人士都具有胜任力，并且通过法院和资格委员会贯彻执行这些期待（Remley & Herlihy，2016）。如果来访者受到不具有胜任力的心理咨询师的伤害，他们可以对心理咨询师提起过失诉讼。

尽管很少有记录在案的针对心理咨询师的过失诉讼（Remley & Herlihy，2016），而且与团体心理咨询有关的法律案件更少（Paradise and Kirby，1990），但团体心理咨询师仍然可能因两个原因面临法律风险：（1）来访者容易受到来自带领者及其他成员的伤害；（2）团体体验的特性可能加剧任何负面的结果。团体心理咨询师遇到的最高风险可能是与意图伤害自己（可能是自杀）或他人（有暴力倾向）的成员一起工作，这种情况增加了成员受到伤害的可能性。

信息栏 5.3　案例研究：利用团体干预帮助阿诺德

阿诺德与广泛性焦虑障碍和性成瘾斗争了很多年。高焦虑加剧了他对色情的沉迷。阿诺德在一家建筑公司工作，结婚 8 年后妻子跟他离了婚，同事便成了他最主要的支持者。下班后，他跟同事一起喝酒，分享色情网站上的笑话和信息。他提到了几个成员在团体外交往的事。阿诺德在团体中说，他感到自己非常糟糕，他的成瘾伤害了前妻、孩子及其他家庭成员。你现在是阿诺德康复项目的团体带领者。他在团体中讲了一个色情笑话，最初听到时，因为感觉自己胜任力不足，你选择忽略，没有进行干预。但他反复谈论色情和性，激怒了其他团体成员，他们都让你感到不舒服。假设你自己的家人中有人沉迷色情片，当你在团体中与阿诺德工作时，你面临的是怎样的个人挑战？如果再次出现这种情况，你将在团体中如何干预？你会如何解决团体外的亚团体交往的问题？

团体成员提起的治疗过失诉讼是为了证明带领者的疏忽。为了证明过失的存在，团体成员必须证明自己因为参加团体受到了伤害，而且证明伤害是由于带领者的过失导致的。衡量带领者所提供的服务时，我们参照的是现行的保健标准（standard of care），也就是参照其他接受类似训练的专业人员在这种情况下提供的保健（Welfel，2016）。

如果团体成员受到伤害并提起诉讼，原告可能会试图证明带领者未能履行其保护来访者不受身体或心理创伤的义务（ACA，2014，Standard A.9.b.）。在这些案件中，团体带领者可能必须在辩护中证明几点，包括他们无法合理地预见伤害，他们为带领团体接受了足够的训练，他们已经向原告提供了关于风险的完全知情同意，以及他们采取了专业适当的预防措施，以防止伤害的发生。当然，带领者在辩护时需要律师的协助。为了确保能够负担得起律师服务，在开始任何类型的团体工作之前，必须先投保职业责任保险。

规划团体与招募成员

周密的规划对于团体的成功至关重要。当你计划开展一个团体时，需要考虑如下问题。

- 这个团体的目的和目标是什么？团体成员对决定或影响团体目的起到什么作用？
- 这个群体的需要是什么？这个团体能满足这些需要吗？
- 什么类型的团体（任务／工作团体、心理教育团体、心理咨询团体、心理治疗团体）最适合达成这个团体的目的？
- 对于这个团体来说，什么技术和带领方式最合适？
- 是否需要一个协同带领者？如果需要，协同带领者的角色和职责是什么？
- 要想成功开展这个团体，需要什么资源（如资金、场地、隐私性、推广与成员招募、与社区机构或组织进行合作）？
- 如何对成员进行筛选？
- 如何评估团体成功与否？

在考虑这些问题时，你会得出一个结论：一个成功的团体在规划阶段就需要带领者投入时间、精力，具备足够的知识。

团体规划一旦完成，带领者必须着手进行下一步的工作，即宣传和招募成员。正如科里（2016）指出的，团体的宣传方式将强烈影响什么样的人会被吸引加入。因此，你需要提供充足的信息，使潜在成员能够明确团体的目的和目标。你可以让其他专业人士推荐他们认为适合的团体成员。

在学校招募团体成员时，你必须特别小心。如果你邀请老师推荐学生加入离异家庭子女、酗酒者子女（children of alcoholics，COA）、遭受虐待儿童等主题的团体，你有可能会把他们标签化，或者有可能侵犯他们的隐私。里奇（Ritchie）和赫斯（Huss，2000）建议，心理咨询师应避免以这些名称命名团体，并且应邀请孩子自行决定是否参加团体。

筛选潜在成员

筛选潜在团体成员的过程不仅包括决定排除哪些人，还包括决定选择哪些人。因为并不是所有人都能从团体中获益，有些人甚至会因为参加团体而受到伤害（Yalom & Leszcz，2005），所以必须通过筛选识别他们，并且转介至个体心理咨询或其他能够帮助他们的地方。

文献表明，那些不适合接受团体心理咨询的人通常包括以下几种：可能独占团体时间或支配团体的人；具有攻击性或敌对性人际模式的人；有自杀倾向或严重危机情况的人；处在精神疾病发作期或已经被诊断为偏执型、自恋型或反社会型人格障碍的人。其他可能影响团体凝聚力发展的人包括以下几种：自我中心的人，他们可能容易把团体当作自己的观众；还有自我力量缺乏的人，他们可能表现出脆弱、见诸行动或奇怪的行为（Corey，2016）。物质或酒精成瘾的个体对于大多数类型的团体来说也不是合适的人选（Yalom & Leszcz，2005）。进入团体的标准通常取决于团体的目标。尽管如此，还有一个通用的筛选准则：如果个体自身的问题或关注的议题在本质上是人际关系性质的，或者个体看重自己在加入团体时所做出的承诺，那团体对他们而言是最有益处的（Yalom & Leszcz，2005）。

通过面对面的个体访谈筛选潜在成员是最理想的方式。这样就可以开启一种治疗关系，并且让带领者有机会了解潜在的成员，包括他们对团体的期待和担心、当前的议题、个人背景、对改变的承诺，以及与团体的匹配度等（Goodrich & Luke，2015）。

遗憾的是，个体筛选访谈并不总是可能或可行的。其他替代的方法可以是通过电话、视频进行小规模的团体访谈或个体访谈，或者让他们完成书面调查问卷。完成对所有潜在成员的筛选之后，带领者的任务是选择那些个体目的与团体目标一致、不会妨碍团体过程、不会因为参加团体而使自身福祉受损（ACA，2014，Standard A.9.a.）、成员之间看上去能够彼此相容的个体进入团体。

确保知情同意

知情同意的原则是，来访者有权在进入心理咨询之前知道他们将要做什么（Remley & Herlihy，2016）。因为团体心理咨询所涉及的风险和责任都超出了一般的个体心理咨询，所以知情同意在团体工作中特别重要（Welfel，2016）。为了获得团体成员完全的知情同意，带领者需要为他们提供大量的信息，并且确保他们理解参加团体的所有风险和责任。

获得知情同意既是团体开始前的任务，也是第一次团体必须回顾的议题。在此，我们将集中讨论团体成员在加入团体之前有权获得的信息。带领者可以在筛选访谈中，或在团体开始前的会面中将这些信息告知潜在成员。

潜在的团体成员通常会发现书面形式的信息很有帮助，这样他们就能将其带回家再次阅读。作为书面信息的一部分，带领者必须为潜在成员提供专业的公开声明。《最佳实践指南》（ASGW，2008）指出，这一声明应该说明团体的保密性、保密的限制性、保密例外（在下文中我们将详细讨论），以及团体的性质、目标和目的。声明应该说明团体成员和带领者各自的角色和责任，以及团体能够提供的服务。此外，还必须包括带领者对特定团体带领资质的说明（如学位、执照、证书、供职机构、执照颁发或认证机构地址、相关经验等）。还应该用通俗的语言简明清晰地介绍带领者的理论取向。

潜在的团体成员需要一些实用的信息，以便他们能够在知情的情况下决定是否参加团体。带领者应该解释团体的形式、程序和基本规则，让潜在的团体成员知道团体将持续多长时间（几周或几个月）、会面的频率、每次会面的时长以及关于取消的全面规定。当然，他们还需要知道所涉及的任何费用及付费方式。如果需要保险账单，他们应该知道哪些信息会披露给第三方付款人（ACA，2014，Standard B.3.d.）。

《最佳实践指南》（ASGW，2008）规定，某些原则应该作为知情同意过程中的一部分进行讨论，包括以下几点：（1）进入与退出团体；（2）物质使用；（3）团体记录；（4）向其他人披露的信息；（5）成员在团体之外进行接触对团体的影响；（6）团体带领者和团体成员之间如何进行协商；（7）参加团体的潜在影响。如果有协同带领者，带领者应该解释协同带领者的角色和资质。

有些议题最好拿来进行讨论，而不是作为结论。成员可能想要或者需要一些帮助，以确定他们参加团体的个人目的（Corey，2016），带领者应该准备好帮助他们。带领者或许想要与成员讨论，团体过程中与他们自身的文化观念和价值观一致或不一致的地方。带领者应从参加团体的风险和获益的角度讨论可能的影响。有些风险需要进行解释，包括成为替罪羊、过度的团体压力或胁迫、不当的面质、身体伤害等发生的可能性（ASGW，2008；Corey et al.，2017）。

最后，潜在的团体成员应该有机会提问并探讨他们可能关心的问题。虽然这些讨论可能需要花费较长的时间，但是研究表明，在团体开始前对团体成员所做的准备工作往往能促进团体心理咨询产生积极的结果（Goodrich & Luke，2015）。

专业化团体

与儿童和青少年团体、强制和非自愿团体等专业化团体开展工作时，还有一些与知情同意有关的伦理与法律的附加议题。团体心理咨询师可能会发现，尽管要求团体一开始就获得知情同意，但是在团体的整个生命历程中，仍有必要不断回顾知情同意的若干方面。

儿童和青少年团体

当团体由未成年人组成时，就必须用不同的方式获得知情同意。在法律上，儿童的权利属于其父母（Remley & Herlihy，2016），而且必须通过其父母执行。从法律角度看，父母或监护人才是对孩子参加团体做出知情同意的人。从伦理角度看，儿童和青少年与成年人一样，有权获得他们可能参与的团体的相关信息。所以在筛选访谈或团体开始前的会谈中，团体带领者需要用儿童和青少年能够理解的语言告诉他们这些信息。雷利（Remley）与赫利希（2016）提供了一个需由父母或监护人签署的、允许孩子参加团体的知情同意书模版。让孩子在同意书上签字表示其同意参加也是一种不错的做法。

强制参与的来访者与非自愿团体

团体心理咨询师有时将强制参与的来访者视为"麻烦"，因为这些来访者通常并非出于自身意愿而参加团体心理咨询，所以有很强的防御，改变的动机也有限。知情同意可能是这类群体的一个问题。伦理指南通常要求团体成员能够知道，他们可以随时撤回对参与团体的同意，而且不会因此遭受偏见或惩罚。但是，如果撤回同意会将个体置于危险的法律地位，可能导致其坐牢，那么当法庭要求其接受心理咨询时，个体就没有撤回同意的自由了。

处理这一现实情况最好的方式是以一种非面质的、清晰的方式确保潜在的团体成员能够意识到，如果不参加团体心理咨询，他们可能面临什么样的后果（DeJong and Berg，2001）。让他们知道自己确实是有选择的，这很重要。他们需要感到，他们至少能够在某些方面进行选择。

团体过程议题

团体带领者和成员都很关心在团体中交流的信息的保密性。带领者不仅必须为团体成员保密，也必须确保团体成员能够对其他成员保密。

保密与特许保密交流

保密（confidentiality）是团体工作富有成效的关键条件之一（Corey et al.，2017）。随着团体各个阶段的进行，保密有助于团体成员建立起信任，发展出凝聚力。团体成员在披露敏感的个人信息时必须要有安全感。因此，信任且相信自己披露的信息不会被泄露到团体之外是成员在团体中发展安全和信任的第一块基石。

团体带领者需要用足够的时间向所有成员说明并强调保密的重要性，确保他们都对保密有清晰的理解（Lasky & Riva，2006）。团体带领者用临床案例说明有意违反和无意违反保密的情况，可以帮助成员充分掌握保密的各种要点（Lasky & Riva，2006）。这些沟通需要从筛选阶段就开始进行，并且持续贯穿团体过程直到团体结束。尽管团体带领者有责任保护团体成员的保密性，但也要注意避免对保密做出保证。带领者对保密的承诺是个人的、独立于团体的。带领者能够保证自己做到保密，但无法担保团体成员的行为（ASGW，2008）。尽管带领者不能承诺不发生"泄密"，但可以使用团体技术为成员赋权，即通过做到保密并尊重他们在团体过程中建立起来的信任，让成员能够为团体的有效性负责。

使成员意识到在团体环境中执行和确保保密所涉及的困难是带领者负有的伦理责任。美国心理咨询协会的《伦理准则》（2014）要求心理咨询师能够"清晰地解释特定团体中保密的重要性和要点"（Standard B.4.a.）。团体需要制定适用于所有成员的保密性标准（Barlow，2013），带领者应举例说明保密可能怎样无意间被破坏，应该确保成员清楚地理解故意破坏保密有哪些潜在后果（ASGW，2008）。因为带领者无法阻止团体结束后成员破坏保密性，因此必须与团体一起解决这一现实问题（Gladding，2016）。

另一个破坏保密的风险因素是团体成员使用社交媒体。团体心理咨询师应该解决有损其他成员隐私的在线行为问题，而不危及其他成员的隐私。避免发布关于成员或带领者的照片、评论或披露隐私信息都有助于保护成员和团体的隐私和安全。在线团体容易受到边界模糊、团体类型不确切或未明确等影响（Barlow，2013）。在这些团体中，带领者的角色、网站安全性及应急管理措施都缺乏明确性。

即使带领者已经做了最大努力，仍然有可能发生泄密。如果确实出现了违反保密的情况，带领者需要首先反思和评估自己在示范以及维护保密性方面的工作。带领者可以通过以下问题进行反思。

- 我是否清楚地定义了保密性？我的定义是否模糊？
- 我是否以团体成员能够理解的方式强调了保密的重要性？
- 我是否以允许成员对团体的有效性负责的方式促进团体？
- 我是否清楚地说明了保密性不能得到保证？
- 我是如何帮助团体向前推进的？

处理泄密的第二步是把泄密的情况带进团体中，供成员处理并共同制定解决方案。由于团体带领者可能会以微妙的方式示范不恰当的泄密行为，因此他们需要意识到这一点，并且在与团体外成员的所有非正式谈话中留意这一点，以维持保密性。关于缺席成员的讨论应推迟到该成员返回团体后再进行。协同带领者在讨论团体过程和计划团体的会面时也应该注意保密性。

团体带领者有时会为了教育或专业目的对团体会面进行录音或录像。在这样做时，团体成员必须清楚地了解音频或视频的目的和用途，并且必须签署一份书面知情同意书，说明他们同意且理解其预期用途。成员有权在任何时候拒绝或撤回同意。如果一个团体有任何成员不希望被录像，带领者可以问他们是否愿意坐在摄像机视野之外，但仍然参与团体，因为他们在团体过程中的投入是有价值的。这种妥协足以允许成员在录制事宜上感到带领者的合作态度。

法律考量

保密在法律意义上指特许保密交流。特许保密交流法保护来访者，使他们与心理咨询师之间的保密交流内容在未经他们许可的情况下不在法庭上被泄露。除了相对罕见的在美国联邦法院发生的涉及心理咨询师的审判外，美国州法规必须让心理咨询师和来访者之间的沟通受特许保护。尽管在 2000 年，45 个州中有 44 个州（Glosoff，Herlihy，& Spence，2000）存在某种类型的心理咨询师 – 来访者特权（counsel-client privilege），但是特权在团体心理咨询中的应用程度在各州之间差异很大（Welfel，2016）。

在一些州，特许保密交流法的措辞可以使法院得出这样的结论：由于来访者在第三方（团体成员）在场的情况下分享信息，所以他们并非真正有意对信息进行保密（Knapp & VandeCreek，2003）。在对这类案件的判决提出上诉时，州法院通常认为在第三方面前做出的陈述不享有保密特权（Swenson，1997）。

正如你所看到的，特许保密交流应用于团体心理咨询时涉及许多复杂的问题。你需要研究你所在地区的法律，并且与立法的发展保持同步。作为团体成员知情同意过程的一部分，带领者必须向每个参与者解释，其他将听到该参与者所说内容的成员是不受特权保护的。因此，其他成员可能必须在诉讼中作证。为了不让参与者过度惊慌，带领者应该告诉他们这种情况发生的可能性极低（Welfel，2016）。

儿童和青少年团体

在团体心理咨询中与儿童和青少年工作时保守秘密的问题比与成年人工作时更难（Gladding，2016；Koocher，2003）。当与儿童进行一对一或团体心理咨询时，经常会出现两个问题："谁是我的来访者？""谁拥有保密权？"从法律上讲，如果父母坚持希望了解孩子的咨询情况，与孩子一起工作的团体带领者可能必须向父母透露一些信息（Corey et al.，2017）。然而，在伦理上，儿童和青少年与成年人一样有隐私权和保密权（Remley & Herlihy，2016）。有一种明确的例外情况是，为避免儿童受到伤害或伤害他人，需强制违反保密原则（Koocher，2003）。

因为各地关于儿童群体的法律不尽相同，团体带领者应该了解当地关于未成年人保密的相关法律。在建立和维护未成年人来访者的信任的同时，带领者要尊重其父母的权利，这是一种微妙的平衡。为了减少父母询问孩子在团体中讨论了什么的可能性，团体带领者明智的做法是事先与父母讨论保密的重要性和目的（Corey et al.，2017）。与儿童和青少年一起工作的关键是以促进治疗联盟的方式尽早且直接地提出保密限制问题（Koocher，2003）。

保持心理咨询记录的隐私性

团体心理咨询师保护来访者隐私和保密的义务也涵盖了心理咨询师保存的记录。根据我们的经验，许多在与个体来访者工作中勤于记录临床病例的心理咨询师在记录团体工作时却相当松懈。但是，这项任务很重要，因为出于对个体成员保密权的尊重，需要特别注意保存团体心理咨询会面的记录。

对于带领者来说，在每次团体结束后，在记忆仍清晰的时候做过程笔记是一种很好的练习。这些笔记对于帮助带领者有效地完成工作很有价值。带领者可以用笔记跟踪团体在发展阶段的进展，记录任何需要特别关注的问题，记录带领者对团体动态的观察（如信任或凝聚力的发展），并且描述所使用的干预措施以及带领者对其效果的评估。但是，带领者必须小心，团体记录不能提及个别团体成员的姓名或其他可识别信息。如果某团体成员的律师要求将记录作为证据公之于众，而记录中有其他成员的名字，那么带领者将侵犯这些成员的保密权。

心理咨询师有责任为团体的每个成员编写单独的个案记录（Cottone & Tarvydas，2007）。这些个人档案不应该包含任何关于其他团体成员的信息，特别是在来访者同时接受个体和团体心理咨询的情况下。如果团体中的任何一个成员同时参与了与其他心理健康专业人员的个体心理咨询，那么在与其他心理咨询师分享信息方面，团体带领者应该建立明确的指导方针。带领者只有在来访者同意的情况下，才能与来访者的个体心理咨询师进行协商。来访者有权查看他们的任何或全部记录。

在许多机构设置中，如果来访者正在服用抗精神疾病药物，他们可以同时参加个体心理咨询、团体心理咨询、职业或表达性治疗团体，以及接受心理治疗师的治疗。每当治疗团队介入对来访者的照料时，来访者必须知道该团队的存在和组成，知道信息（包括记录）将被共享，并且了解信息共享的目的（ACA，2014，Standard B. 3.b）。在美国，团体心理咨询师还需要熟悉《健康保险流通与责任法案》（*Health Insurance Portability and Accountability Act*，HIPAA）的规定。该法案于 2003 年生效，对心理咨询师的记录和知情同意实践具有直接的影响。

强制来访者与非自愿团体

带领者必须告知强制参加团体的成员，由于第三方通常会要求团体带领者进行报告，因此他们的保密性不能得到保证。基于这个原因，带领者应要求强制参与团体的来访者在加入团体之前签署一份隐私权放弃声明（Remley & Herlihy，2016）。非自愿团体的带领者必须牢记，成员应充分了解团体带领者的作用和义务，以履行法院或移交州机构的任何报告要求（Adams，1998）。

管理边界

针对与治疗关系边界有关的伦理和法律问题，从事助人工作的专业人士一直在进行激烈的辩论。在过去的 25 年里，涉及这个话题的图书、文章和其他学术著作已经超过1500 种（Pope & Keith-Spiegel，2008）。弗洛伊德既强调中立的重要性，却又分析自己的女儿，自他的时代以来，什么构成适当的边界一直受到质疑。总之，关于治疗边界应该划定在哪里并没有唯一正确的答案。边界是以一个连续体的形式存在的，一端非常具有可变性，一端僵化刻板（Marshall，2000）。

大多数关于边界的文章都与心理咨询师在个体心理咨询关系中的行为有关（Marshall，2000）。边界是建立在这样一种理解之上的：心理咨询是一种专业关系，其参数和某些限制可能不适用于个人关系。患者在治疗关系中处于弱势地位，因此，边界有助于保护治疗关系的结构（Remley & Herlihy，2016）。

边界这一术语与其他诸如双重关系或多重关系这类术语密切相关。在双重关系中，团体带领者与一个或多个成员同时或依次具有多个角色（Herlihy & Corey，2014）。双重关系包括将心理咨询师的角色与其他职业关系结合起来，如教师、主管、雇主或商业伙伴（Smith & Smith，2001），或者将带领者作为心理咨询师的角色与个人关系结合起来，如朋友、亲戚，或者在最坏的情况下是情人。由于双重关系和多重关系这两个术语引起过混淆和争议，因此它们在大多数伦理准则中已不再使用。

团体工作专业人员协会的《最佳实践指南（2007 年修订版）》（ASGW，2008）只是最低限度地阐述了边界问题，指出团体工作人员应"明确定义并维护与团体成员之间的伦理、专业和社会关系的边界，以适应他们在组织中的角色，以及带领者提供的团体类型"（Standard B.3.c.）。美国心理咨询协会的《伦理准则》（ACA，2014）更广泛地阐述了边界问题。这些标准承认，并非所有的双重关系都是有问题的，双重关系也并非总是可以避免的。《伦理准则》A.6.e 建议心理咨询师避免与来访者建立非专业的关系，除非这种关系可能对来访者有益。下面准则中的示例说明了潜在的利益相互作用，并且提供了防止伤害或剥削来访者的保障措施。

在某些情况下，避免双重关系即使不是不可能的，也是有困难的。考虑到六度分隔理论，在你所生活的社区，作为团体带领者的你和你的团体成员之间可能只有两度的分隔。这种情况在农村和偏远社区更为普遍。在其他情况下，双重关系是可以避免的，心理咨询师必须运用自己的专业判断做出决定，如是否允许熟人加入他们的团体等。心理咨询师应该考虑这种特定的关系是否会损害职业判断或增加对来访者造成伤害的风险。心理咨询师不应在没有会商或督导的情况下试图做出这些判断。当你面对这样的选择时，你可能发现自己离问题太近了，乃至无法决定在这种情况下怎样做才能保持公正和公平。如果你和你的心理咨询师或主管认为存在伤害来访者、利用来访者或混淆视听的风险，你应该拒绝进入双重关系，或者如果可能，通过转介的方式纠正现有的问题。

双重关系中有一种是绝对禁止的，那就是与当前来访者（包括心理咨询团体成员）发生性关系和／或恋爱关系。这一禁令在所有助人行业的伦理准则中是一致的。这并不是说，如果你发现自己被某团体成员吸引，或者发现自己团体中的某个人有性吸引力，你就违背了伦理准则。但是，如果你采取措施让你的性幻想得以实现，那就违背了伦理准则。

虽然性的双重关系是最明显的边界问题，团体带领者也必须认识到与非性关系和边界相关的问题，包括替代偿付（bartering）、与来访者或他们的朋友或家庭成员之间（现实或虚拟）的社会关系、成员之间的社会关系，以及自我暴露。

替代偿付

当潜在的团体参与者无力支付参与团体的费用时，带领者可能会试图签订以货物或服务代替服务报酬的协议。这种安排背后的意图可能是利他的，但带领者有理由谨慎行事。

对于团体带领者来说，两种类型的替代偿付安排可能尤其会带来问题：服务交换和货物交换。在服务交换（exchange of services）中，团体参与者将提供自己的特殊专长服务，如修理管道或做木工。假设你正在组建一个新的青少年团体，其中一个潜在成员的父母无法支付这笔费用，而他们碰巧是管道工，恰逢你办公室的水管需要修理，所以你让他们提供修理水管的服务，以此替代偿付其儿子的团体心理咨询服务费，这似乎是一个公平的交易。

但这种安排的问题在于，父母提供的服务和团体带领者提供的服务的价值都是主观评定的。如果你对水管维修结果不满意怎么办？如果父母认为这个团体对他们的儿子没有帮助怎么办？如果其他付钱的家长发现这个团体成员正在接受基于替代偿付的服务怎么办？对公平和价值或工作质量的感知的主观性质可能会损害两者之间的关系，并且造成可能阻碍团体发展的尴尬情况。

用物品支付心理咨询服务（goods in exchange for counseling services）这种替代偿付也在公平、价值和对质量的感知上存在问题。然而，在一些社区，替代偿付是一种可以接受的（有时甚至是唯一可行的）支付方式。美国心理咨询协会的《伦理准则》（ACA，2014）标准承认替代偿付涉及文化因素，同时告诫心理咨询师，只有当这是社区内专业人士之间可接受的做法，并且来访者提出要求，以及这种关系不会剥削或伤害来访者时，方可使用。再次强调，如果你需要决定是否采用替代偿付，你最好寻求督导师或咨询专业同事的意见，因为你对潜在服务或商品的需求或愿望可能会影响自己的判断。此外，你应该记录自己与团体成员所做的任何替代偿付安排（ACA，2014，Standard A.10.e）。

与来访者之间的社会关系

一般来说，不鼓励团体带领者与成员发展友谊，也不鼓励团体带领者当前的朋友加入他们的团体（Herlihy & Corey，2014）。一个兼具朋友身份的团体成员可能会因为害怕破坏与带领者的关系而不愿意全身心地投入团体。或者可能出现相反的情况，即与带领者有"特殊关系"的成员可能会感到自己拥有特权，并且在团体会面期间扮演带领者的"偏爱对象"角色。这可能很容易在其他没有与带领者建立友谊的团体成员中引起怨恨和愤怒的情绪。

团体带领者应该意识到，偶尔会有一些成员试图暗示自己是带领者的"特殊朋友"。当带领者发现自己处于这种情况时，必须小心，不要放松自己的边界（Haug，1999）。一些团体成员，特别是那些以前经历过违反边界或发现自己无法接受限制的成员，可能想要测试他们与带领者关系的边界。这些来访者需要具备安全感，以讨论甚至呈现他们的冲突，并且需要确保团体带领者将继续坚持适当的专业边界。

当过去的来访者成为团体成员

有时候，团体带领者与潜在团体成员之间的关系是职业关系而不是个人关系。例如，你可能想要组织一个团体，这些人曾经是你的个体心理咨询的来访者。你可能认为这是一种进步，因为团体设置允许来访者继续从治疗中获得益处，同时将他们的费用降到最低。然而，如果你的团体成员中有一些曾经接受你的个体心理咨询，而有一些则没有，那么问题就会出现。那些在单独接受你的个体心理咨询时吸引了你所有注意力的团体成员很容易因为不得不与其他成员分享你的注意力而感到不满。那些在加入团体之前不认识你的人可能会嫉妒那些已经与你建立了关系的团体成员。这些反应必须在团体内加以理解，这种讨论可能对治疗有益。

总而言之，让团体带领者的朋友和前来访者加入团体是完全不同的。与一位前来访者的关系是专业性的，具有内在边界的。相比之下，与带领者分享个人经历的朋友之间并非专业关系。在这种情况下，从个人关系到职业关系的角色转换可能会给团体带领者、加入团体的带领者的朋友，以及团体其他成员带来许多困难（Herlihy & Corey，2014）。

成员交往

团体成员之间的社交活动会有助于团体过程还是会阻碍团体过程，对这个问题，不同的团体带领者采取了不同的立场（Remley & Herlihy，2016）。这个问题颇为复杂，因为带领者对于团体成员在团体之外发生互动的控制能力有限。这种情况与保密限制问题同时存在，因为带领者不能保证团体成员不参加社交活动，也不能保证成员不与团体以外的其他人交谈。一些团体带领者在一开始就制定了基本规则，禁止或阻止成员在团体会面之外的社交活动。团体成员必须明白，团体的目的不是交朋友（Herlihy & Corey，2014），而是对彼此的体验进行正常化和确认，并且学习适应性的人际技能，以及将这些技能迁移到日常的人际关系中。

尽管团体可以建立任何规则，在团体时间之外，社交仍然可以而且必将会在成员之间发生。如果团体内部亚团体的发展变得明显，那么带领者有责任提出问题，让整个团体对过程加以理解。

应该注意的是，成员之间的社交活动并不总是不被鼓励的。例如，物质滥用团体和支持性团体实际上可能鼓励成员在团体会面之外进行社交活动。当物质滥用团体的成员发展了一个新社群后，他们通常与团体的其他成员保持紧密的联系，以使自己保持清醒。

自我暴露

自我暴露是一种强有力的干预措施，团体带领者必须认识到其局限性。汉纳（Hanna）和基斯（Keys，1999）建议团体带领者避免暴露自身尚未解决的议题或事件。如果带领者利用这些团体获得对自己的治疗，成员对带领者的特定角色会感到困惑。带领者必须牢记，带领者的主要目的是促进他人的成长，而不是解决带领者自身的个人议题或问题。如果团体中出现的一个特定议题或主题显然激活了带领者自身未完成的事件，那么带领者应该考虑加入一个自己没有带领责任的团体（Herlihy & Corey，2014）。

团体带领者必须制定指导方针，以帮助自己进行适当的暴露。如果带领者的自我暴露可以让团体成员知道带领者感受到他们的困难且被打动（Herlihy & Corey，2014），同时带领者的自我暴露没有把注意力从团体成员的议题上转移开，那么带领者的自我暴露会对团体有益。

信息栏 5.4　自我觉察：进行多少自我暴露

如果团体带领者的自我暴露处理得当且在一定范围内，则可以成为一种强有力的干预措施。自我暴露是作为一种干预措施被运用的，目的在于使成员受益，或者有利于解决成员面临的议题。然而，如果带领者自我暴露是出于关注自己问题的期望，抑或作为对自己进行治疗的一种方式，那么成员就会对带领者的特定角色感到困惑。你对自我暴露感觉如何？你如何监控自我暴露及暴露的程度？你将包括 / 排除哪些特定细节？

信息栏 5.5　案例研究：团体中的自我暴露

你已经计划为离婚个体开设一个团体，成员包括男性和女性。你的团体已经做了广告，潜在的成员正在接受访谈和筛选。许多年前，你自己也有过一次痛苦的离婚经历，并且参加过一个离婚团体。你在内心已经解决了许多与你离婚有关的事情，现在你觉得自己处于更好的状态，能够帮助其他有类似经历的人。珍妮特和约翰是你以前的两个长程来访者，他们联系你并表示想加入这个团体，因为他们都处于离婚过程的不同阶段。在他们接受你的个体心理咨询时，你已经（分别）向他们提过你经历的离婚过程。只有他们两个成员知道你的这个信息。你会和他们单独谈论这个话题吗？如果会，为什么？你认为这些信息需要和所有团体成员共享吗？这是一个自我暴露的话题，还是与其他团体成员讨论的话题？如果情况如此，你将如何着手讨论这个问题？

青少年团体

在与青少年进行工作时，团体带领者必须敏锐地意识到边界议题。汉纳等人（1999）告诫心理咨询师，不要低估许多目中无人的青少年的性欲强度。性欲在青春期男孩中更为普遍。因此，女性心理咨询师应该意识到，即使心理咨询师没有任何性方面的意图，拥抱和抚摸对许多男孩来说也具有强烈的色情性质。同样，男性心理咨询师可能不得不处理那些穿着暴露、寻求认可和确认自己性别认同的青春期女孩。带领者不应该忽视这种行为，相反，必须以极其敏锐的态度进行处理（Bernstein，1996）。

法律考量

在来访者起诉与其有性关系的心理咨询师的案件中，来访者极有可能赢得诉讼（Remley & Herlihy，2016）。博兰－普罗姆（Boland-Prom，2009）发现，最常见的违规行为发生在双重关系、资质问题、基本实践要素、犯罪行为和不符合保健标准等方面。

正如你所看到的，与一个团体成员发展性关系在法律意义上是非常危险的，从伦理和道德的角度来看也是错误的。

信息栏 5.6　自我觉察：与来自不同文化背景的个体开展工作的障碍

有许多不同类型的团体心理咨询师，他们在不同的设置下工作，包括住院和门诊团体、康复团体、学校中的团体、任务团体、支持团体和心理治疗团体。你是一名学校心理咨询师，首席心理咨询师要求你为受性别和性别认同问题困扰的那些中学生组织一个团体。如果你参加的教会不能接受不同的生活方式或 LGBTQ 群体，你该如何准备带领这个特定的团体？你的个人障碍或挑战是什么？为克服这些障碍，你个人能做些什么？在这个青少年团体中，什么会阻碍你提出诸如性别和性别认同这样的困难话题？

与性关系相比，大多数非性相关的双重关系的法律后果并不那么明确。古特海尔（Gutheil）和加伯德（Gabbard，1993）区分了对来访者造成伤害的违反边界（boundary violation）和对来访者有利的跨越边界（boundary crossing）。跨越边界是在特定时间内带领者为了特定来访者的利益而偏离习惯做法。大多数团体带领者，像大多数提供个体心理咨询服务的心理咨询师一样，可能会偶尔跨越边界。例如，如果一个团体成员在一次团体会面后发现他把钱包落在家里了，你可以借给他打车费。你不想在保持边界时太死板，但是你应该小心不要让跨越边界成为惯例。如果法官或陪审团察觉到一种模式，即你的职业界限随着时间的推移变得模糊，那么这可能会使他相信，你没有按照职业标准行事（Herlihy & Corey，2014；Remley & Herlihy，2016）。

最小化风险

因为团体可以成为强有力的改变催化剂，所以团体也涉及一些风险。美国心理咨询协会的《伦理准则》（ACA，2014）要求心理咨询师在团体设置中采取"预防措施，以保护来访者免受身体或心理创伤"（Standard，A.9.b）。这个要求既反映了对参与团体的来访者可能受到伤害的担忧，也反映了带领者采取预防措施的责任。

带领者的工作不是试图消除风险，因为承担风险对于有意义的成长和改变是必不可少的。相反，带领者的责任是最小化团体工作中不可避免的心理风险（Corey，2016）。要做到这一点，带领者的任务有两个。

1. 带领者必须确保团体成员意识到潜在的风险。这一知情同意要素必须在团体开始之前加以强调，在整个团体生命周期中也要视需要持续强调。

2. 带领者必须具备在问题出现时有效处理问题的技能。

也许一个团体带领者必须与成员进行的最重要的讨论是确保他们明白，他们可能会因为参与团体而在生活中做出一些改变，他们生活中的其他人可能会对此予以反抗，或者甚至因此对他们产生敌意，即使这些改变可能是健康的。因此，这就有可能给人际关系带来压力。团体成员必须了解，他们参加团体可能会扰乱他们的生活，他们必须愿意接受这种风险。

带领者与成员或潜在成员的讨论应该解决一些可能使团体成员感到不安全的动力因素。这些因素包括替罪羊现象、面质、不当的压力或胁迫，以及在某些团体中因涉及身体接触的练习或活动而使身体受伤的可能性（Remley & Herlihy，2016）。

- 替罪羊现象（scapegoating）。有时，一个团体似乎会联合起来对付一个成员，或者说使一个成员成为替罪羊，责备这个人造成了团体的困难。然后这个人就变成了出局者，成员们的挫折感就会找到发泄的渠道。如果带领者不能巧妙地进行干预，那么成为替罪羊的成员可能会选择沉默或者干脆退出团体。

- 面质（confrontation）。虽然面质是团体工作中一个有价值的工具，但它很容易被误用。带领者首先必须对提供和接受面质安之若素。他们还需要知道如何在团体中示范建设性的反馈和适当的面质模式。没有学会如何建设性地与他人面质的团体成员可能会误用这种技巧。因此，当成员之间的面质不合适或者较粗暴的时候，带领者必须有能力干预。

- 不当的压力和胁迫（undue pressure and coercion）。团体成员有权在团体内得到尊重，不受胁迫，不必承担不当压力。带领者可能会劝诱或温和地向成员施压，要他们承担必要的风险，以便其更多地参与和投入团体（Corey，2016），但这可能有些棘手。有时，说出自己的想法、联系个人议题、在团体中诚实，或者说出自己对团体中发生的事情的反应，这些对成员而言颇有压力。在这些方向上施加温和的压力，可能对个体和整个团体都有利。但是，如果一位成员确实不想谈论这些想法或愿望，那么就不应该强迫他做整个团体想做或认为正确的事情。

    当成员被迫在一个不是自己选择的方向上做出改变时，带领者应该介入（Remley & Herlihy，2016）。带领者可能不得不时常提醒团体成员可以跳过或者放弃某些活动或练习，或者可以用和他人不同的方式看待事物。带领者也应该记住，那些屈服于朋辈社会压力而改变自己行为的成员可能会把他们做出的一些改变归因于外部影响，而非自己。带领者必须对团体成员的个人权利保持敏感，并且在这些权利受到损害时进行干预。

- 身体受伤的可能性（possibility of physical injury）。虽然一个团体成员受到另一个团体成员身体伤害的可能性很小，但是这种可能性不应该被忽视。一些团体比另一些团体更有可能表现出不恰当的行为。具有更大风险的团体包括家庭暴力肇事者的愤怒管理团体、诊断为患有创伤后应激障碍的退伍军人的治疗团体，以及监狱设置下的暴力罪犯团体等。带领者有责任确保团体成员的安全，并且认真监督任何已知有可能伤害他人的成员。

一个相关的话题是，带领者应该记住，即使进行身体接触者并无冒犯的意图，被动接受的个体也可能因此而感觉受到了侵犯。如果带领者计划进行一项涉及身体接触或触摸的活动或练习，他们应该在公开声明中解释这一点，并且在实施练习之前再次解释。带领者应该避免以可能被认为具有性意味、冒犯性或侵犯性的方式触摸团体成员，并且应该意识到成员对触摸的看法存在文化差异。

如果成员之间是关系密切的朋辈或工作伙伴，在与这样的团体开展工作时要特别留意，尽管带领者可以监督团体讨论中出现的问题，如工作关系疏远、尴尬或声望丧失等，但在成员离开团体的安全环境后，带领者对后续可能发生什么无法控制。因此，带领者应该鼓励成员在对团体之内的行为负责的同时，也应对团体之外的行为负责。

为将风险控制在可接受的范围内，带领者的技能是关键因素。带领者有责任了解其成员的局限性并尊重他们的要求。带领者拥有邀请式的风格，善于给出描述性（而非评判性）和试探性建议（而非解释）类的反馈，这些都非常有助于帮助成员对冒险感到安全（Corey，2016）。为了将风险降到最低，一些研究者（e.g., Corey, Corey, Corey, & Callanan，2015；Cottone & Tarvydas，2007）建议签订一份协议，明确带领者和成员的责任。无论如何，即使没有协议，有能力的带领者能在关键时刻进行干预，以保护成员，防止潜在的伤害。

在一个团体的生命周期中，特定成员的需求可能看起来与整个团体的需求相冲突。在这些情况下，如果个别成员有受到创伤或伤害的危险，带领者的工作是保护该个体（Cottone & Tarvydas，2007）。同时，带领者也不能放弃对团体的责任。这是一种微妙的平衡，需要带领者谨慎运用专业判断。

这里提到的最后一个风险因素与带领者自身的价值观和偏见有关。带领者可能倾向于给予自己认为可爱或有吸引力的成员更多关注，或者将自己未完成的事件投射到某个成员身上，该成员的担忧会引发带领者的反移情反应。因此，带领者必须在整个团体过程中进行自我监督。

带领者不应该试图隐藏自己的价值观，因为在某些情况下这可能弊大于利（Gladding，2016）。相反，带领者需要诚实，同时努力理解和尊重家庭和社区、宗教和精神、种族和文化在团体成员生活中的作用（Remley & Herlihy，2016）。

练习对多样性保持敏感

团体心理咨询师历来没有对跨越种族和文化多样性的工作给予实质性或系统性的关注，他们的工作基于主流的欧美心理咨询模式（Bemak & Chung，2004a）。

1999 年，团体工作专业人员协会首次正式将多元文化胜任力纳入《最佳实践指南》。该指南规定，团体工作者应该了解、理解并应用美国心理咨询协会的《伦理准则》、团体工作专业人员协会的《团体工作者多样性胜任力准则》、美国心理咨询协会的《多元文化心理咨询胜任力与标准》（*Multicultural Counseling Competencies and Standards*），以及其他影响团体工作实践的规范性文件（ASGW，2008，A. 1）。团体工作专业人员协会（2008）的《最佳实践指南》对多样性做了如下阐述。

- "团体工作者积极评估自己所具有的和自己所提供的与特定团体有关的知识和技能。团体工作者评估自己的价值观、信仰和理论取向及其对团体的影响，特别是在与多样性和多元文化人群一起工作时"（Standard A.3.a）。
- "团体工作者评估社区需要、机构或组织资源、赞助组织使命、员工能力、各方对团体工作的态度、潜在团体带领者的团体工作专业培训程度、来访者对团体工作的态度，以及多元文化和多样性的考虑"（Standard A.3.b）。
- "团体工作者运用和调整适合于团体类型和阶段的知识、技能和技术，以及适合各种文化和种族群体的独特需要"（Standard 13.3.a）。
- "团体工作者对来访者差异具有广泛的敏感性，包括但不限于种族、性别、宗教、性取向、心理成熟度、经济阶层、家族史、身体特征或局限性及地理位置。团体工作者通过与参与者的互动和对外部资源的利用，不断寻求和参与团体的不同人群的文化议题有关的信息"（Standard 13.8）。

这些一般性指导方针，以及团体工作专业人员协会的《团体工作者多样性胜任力准则》（ASGW，1999）给出的更详细和具体的指导，为团体带领者评估多元文化胜任力提供了一个蓝图。多元文化团体工作的内在要求是于成员的内在和成员之间培养对多样性的接受、尊重和容忍度（Bemak & Chung，2004）。对多样性保持敏感的做法可能很简单，例如，出于文化原因调整团体的步伐，纳入那些世界观可能需要放慢步伐的成员，或者选择一种来自另一种文化的干预，如切罗基人（Cherokee）的内圈 / 外圈（Garrett，2001）。

团体带领者应该有意识地采取措施处理多样性议题。他们应在成立一个团体之前处理多元文化议题，并且应与社区资源合作，招募有色人种，为他们提供适当的场所。带领者也应该考虑超越种族认同和民族认同，因为在广泛的种族范围内有许多差异需要考虑（Delgado-Romero，Barfield，Fairley & Martinez，2005）。具有文化胜任力的带领者应了解社会政策，了解其团体成员所在地区的特点和资源，了解社会和社区各级公开和隐蔽的歧视做法。他们还需要预见种族和治疗价值观之间可能的冲突（Shechtman，Hiradin，& Zina，2003）。

文化觉察包括带领者接受自己在促进与来自不同背景的成员的团体经验方面可能存在的局限性。接受这些局限性可能意味着带领者会要求来自特定文化群体的其他专业人士共同促进团体体验。

一些来自不同来源的指导方针（Corey，2016；Corey et al.，2017；Remley & Herlihy，2016）如下。

- 在设计团体和使成员适应团体进程时，要认识到文化多样性的影响。
- 花时间反思自己的个人身份认同，尤其当它影响自己的专业工作时。
- 想想自己的需求和行为风格及其可能对自己所带领团体的成员产生的影响。
- 评估团体与社区需求的契合程度。
- 与该团体针对的目标人群合作，制定该团体的宗旨和目标。
- 确定与计划干预的团体类型和实施干预的文化相适应的技术和带领风格。
- 在设计干预措施时考虑不利的社会、环境和政治因素的影响。
- 当你与不同的团体成员一起工作时，要警惕压迫、性别歧视、种族主义、体能歧视和其他形式的区别对待。
- 获得你需要的知识和技能，以便有效地与团体中的不同成员合作。如果你缺乏必要的专业背景，请寻求会商、督导，以及进一步的教育和培训。

应对团体中的脱落

只要参与团体是出自个体自身的意愿，成员就拥有在任何时候退出团体的自由。这可能会给团体带来问题，因为当一个成员决定退出团体时，所有团体成员都会受到影响。

作为一个基础，带领者必须制定明确的原则，其中包括对成员出席的期望，承诺在规定的团体次数内继续留在团体中，如果成员对团体正在进行的活动感到不满可以离开团体，并且处理处在团体结束前成员有意离开团体的事宜。这些原则应该在筛选面谈和第一次团体会面上讨论（Corey，2016）。

尽管带领者可能清楚大家的期望，团体成员也可能真诚地打算达到这些期望，但个体有时仍想退出团体。如果发生这种情况，团体的信任和凝聚力可能会受到损害。因此，带领者可能试图劝阻个人退出团体。但是，如果团体对该个体来说是非建设性的，或者团体不能满足该个体的需要，那么，该成员当然有权离开。

关于如何处理这种情况，目前尚未达成共识（Remley & Herlihy，2016）。一般而言，建议鼓励正在考虑退出的个体提出这个问题供团体讨论（Corey，2016；Cottone & Tarvydas，2007），或者至少告知其他成员关于退出的决定（Welfel，2016）。讨论的结果可能是该成员最终决定留下。韦尔福（Welfel）指出，让一个团体受益的一个方面是，它能帮助成员克服困难情绪并履行对他人的承诺。

然而，这种方法的一个潜在问题是，个体可能会感到来自其他团体成员的压力。诸如"没有你，这个团体就不一样了""你的意见总是那么有见地"之类的陈述可能会让正在考虑离开的成员为想要离开而感到内疚。带领者必须小心，不要有"隐藏的议程"——即希望说服对方留下来，以免扰乱团体——因为这可能会影响他们应对讨论的方式。带领者的谨慎自我监督此时至关重要。

不过，这种方法可能有好处，因为即使个体决定退出团体，个体和其他团体成员也不太可能留下"未完成的事件"。个体可以通过表达让自己感到不舒服或受到威胁的事情，从而获得结束的感觉，其他团体成员也不会被留下来怀疑他们是否"导致"了该个体的离去。

这对于带领者来说是一个困难的处境。在理想的情况下，即将退出团体的成员愿意与团体交流，或者至少与带领者交流。如果该个体仍然选择退出，应当允许其离开，而不必承受留下的压力。为了避免这个问题，有人提出了一个策略，那就是设立一个尝试期，尝试期过后，如果成员依然坚持，可以正式离开团体（Cottone & Tarvydas，2007）。

终止和随访

虽然通常终止一个团体不被认为是伦理问题，但是在履行结束一个团体的责任时，带领者确实有一定的伦理责任。在团体的结束阶段，有三个基本的带领任务，它们可以帮助团体成员实现以下几点。

1. 理解体验的意义。
2. 将团体内学习的内容迁移到日常生活中。
3. 如有需要，获得进一步的资源。

当团体准备结束时，带领者的工作可能会很有挑战性。带领者必须处理说再见带来的困难情绪，同时结束任何未完成的事件，帮助成员个性化他们从体验中学到的东西，并在团体结束后为成员提供将这些学习应用到其生活中的建议。团体工作专业人员协会的《最佳实践指南》（ASGW，2008）提醒心理咨询师注意从团体体验中产生意义的重要性（Standard A.B.5）。

　　团体结束后，带领者还有两项额外的职责，即评估和随访。团体工作专业人员协会的《最佳实践指南》（ASGW，2008）强调了在团体结束时进行评估的必要性以及与成员进行随访接触的必要性（Standard B.7，C.3）。评估是提高团体带领者胜任力过程中必不可少的一部分，带领者必须对团体进行评估，并且利用评估结果帮助其计划、修改和改进未来要进行的团体活动。

　　带领者有在需要时与团体成员进行随访接触的伦理义务（ASGW，2008，Standard C.3.b）。科里（2016）建议，如果可行，带领者应该进行单独的随访访谈。尽管这些访谈可能很简短，但在确定成员对所学知识的整合和转化程度方面，这些访谈可能很有价值。此外，访谈还提供了一个机会，让双方可以讨论进一步心理咨询的转介事宜，或者发展出最好是在个体基础上处理的议题。

总结

　　从团体的计划制订阶段到团体的终止和随访，无数伦理责任影响着团体带领者工作的方方面面。可提供帮助的书面指南包括美国心理咨询协会的《伦理准则》（ACA，2014）和团体工作专业人员协会的三份出版物，即《最佳实践指南》（2008）、《团体工作者多样性胜任力准则》（1999）及《团体工作者培训专业标准》（2000）。虽然这些指南是有帮助的，但它们不能替代可靠的临床判断。

　　团体的计划阶段从团体带领者确定自己是否具备带领团体所需的胜任力开始。缺乏胜任力会导致过失诉讼。其他团体前任务包括解决一系列计划议题、招募和筛选潜在的成员，以及确保潜在成员知情同意参加团体。对于儿童和青少年团体以及强制参加的来访者团体则需要有特殊的考量。

　　伴随团体工作而来的伦理和法律问题包括解释保密性和特许保密交流、维护记录的隐私、管理边界、最小化风险、实践中保持对多样性的敏感度、处理脱落议题，以及终止和随访。同样，未成年人团体和强制参加的来访者团体提出了独特的伦理和法律考量。

　　综上所述，这些伦理和法律议题勾勒出了进行团体工作所涉及的复杂性和模糊性。伦理委员会、认证委员会和法庭并不期待带领者在团体工作实践中是完美无缺的。相反，人们期望的是尽职尽责——了解自己的专业知识，保持详细的案例记录，根据需要寻求会商和督导，并且做出合理的专业判断。

第六章

多样性与多元文化团体心理咨询

黛博拉·J.鲁贝尔（Deborah J. Rubel）和

简·E.阿蒂诺·奥克（Jane E. Atieno Okech）

可以说，所有的团体心理咨询议题都与多样性有关。团体心理咨询需要回答的首要问题是："我们如何以一种所有人都能获益的方式在一起工作？"（Kline，2003，p.7）个体心理咨询首要考虑的是发挥个体的功能，而团体心理咨询的重点是促进团体需求与个体成员需求之间的平衡。这反映了生活在多元社会中的人们面临的挑战，在这样的社会中，有些社会成员的需求经常被贬低或忽视。考虑到人口结构的变化以及文化胜任心理咨询的优先性，多样性与多元文化议题已经成为团体心理咨询师最关心的问题（Bemak & Chi-Ying Chung，2004；Okech & Rubel，2007）。本章涵盖多样性与多元文化心理咨询的核心概念，探讨了它们对团体心理咨询的影响。

理解多样性与多元文化主义的概念

根据美国人口统计局的预测，到 2044 年，（美国）少数种族和少数民族的人口将超过总人口的 50%；到 2060 年，近 20% 的人口将在（美国）国外出生（Colby & Ortman，2015）。2012 年（美国）人口统计局的预测显示，（美国）大约 20% 的人口被确定为残疾人；2015 年更新的预测显示，（美国）65 岁及以上的人口将在 2030 年达到总人口的 20%。此外，尽管美国人口普查没有涉及性取向，但多项预测表明，在美国，被认定为男同性恋、女同性恋和双性恋的人群占人口比例的 2.3% ~ 3.5%（Ward，Dahlhamer，Galinsky，& Joestl，2014；Gates，2011）。这些预测，加之上述大多数群体都没有与社会主流群体对等的地位和权力这一事实（Sue & Sue，2003），共同表明适应日益多样性和多元文化的人群是社会面临的一个重大问题。

社会与文化的多样性可能让社会更加丰富多样，也可能导致误解、冲突和压迫（Bell，2007）。尽管社会越来越重视多样性，也越来越重视促进社会与经济平等，但是理想的社会尚未实现（Sue & Sue，2003）。这些不平等很难被探讨，一方面是因为这些不平等会引发大家强烈的情绪，另一方面是因为在描述多样性及其对个体、群体和社会进程的影响时，大家会用到很多名词和概念（De Lucia-Waack & Donigian，2004）。

当我们讨论群体与个体的差异时，多样性和多元文化主义这两个词经常互换使用。史密斯（Smith）和科赫（Kehe，2004）将多样性定义为"个体与群体之间的各种差异"（p.329）。贝尔（2007）则认为，探索多样性的一个有用框架是社会认同的群体成员身份，它通常以种族、民族、性别、性取向、社会经济地位、残疾、年龄和宗教进行分类（Bell，2007；Green & Stiers，2002）。而在谈到基于文化、民族和种族的差异时，多元文化这个术语用得最多（Helms & Cook，1999）。史密斯和科赫（2004）对种族的定义为，根据肤色和其他身体特征、历史和地理起源，以及对主流群体的感知而对个体进行的分类。与此对应，他们将民族定义为基于文化、民族主义和公民身份，或基于种族、宗教和社会政治、历史之间相互作用的群体认同。

在探讨多样性对团体心理咨询的影响时，以下三个元素构成了理解的基本框架：（1）文化及其对个体的影响；（2）多样性对个体认同发展的影响；（3）多样性对不同社会认同群体之间关系的影响。这三个元素彼此关联，互相影响，且必须理解这个框架才能完全掌握多样性如何对团体心理咨询产生影响。

多样性意味着文化差异，但并不限于文化差异。史密斯和科赫（2004）将文化定义为"具有独特社会历史背景的人群特有的价值观、行为、产物和世界观"（p.329）。文化差异常常表现为某一特定文化群体的成员吃不同的食物、有不同的风俗、说不同的语言（Anderson，2002）。对文化差异来说，有些维度虽然微妙，但很关键，包括养育观念、家庭结构、社会等级、性别角色期待、言语与非言语沟通的使用、与时间和空间的关系、求助行为等变量（Matsukawa，2001）。这些差异塑造了个体与群体的生活，影响了群体内部或不同文化个体之间的关系。尽管这些差异是可以超越的，但它们可能是造成误解、不信任、冲突以及刻板印象的基础，也会导致偏见、歧视和系统性压迫（Bell，2007）。

多样性也影响个体认同的形成。塔特姆（Tatum，2000）认为，"认同是一个复杂的概念，是由个体特征、家庭动力、历史因素及社会和政治背景塑造的"（p.9）。苏（Sue and Sue，2003）阐述了相似的维度。他们认为，认同的个体水平由个体独特的遗传性变异和非共享经历决定，而认同的群体水平则由社会认同的群体成员身份及成员间的互动决定。认同的普遍水平则由共享的人类经验决定，如自我意识、出生、死亡和爱等。尽管心理咨询通常聚焦在认同的个体水平和普遍水平上，但是认同的群体水平对于探讨多样性及其对团体心理咨询的影响非常重要。

认同发展模型

在人的一生之中，认同的形成取决于其社会背景，包括家庭、学校、教会和法律体系等机构，以及更广义的社区、地区和国家等文化环境（Harro，2000）。在这些背景下，每个个体特征或群体认同都有不同的价值。人们在某种程度上将这些价值内化为认同，进而影响他们如何看待自己、如何看待所在群体的成员以及其他群体的成员（Helms & Cook，1999）。社会认同的多层次性、交叉性令情况变得更加复杂。哈迪曼（Hardiman）、杰克逊（Jackson）和格里芬（Griffin，2007）指出，由于经历了各种社会认同的融合，人们对自己和对世界的看法都变得十分复杂。

为了简化认同发展的复杂性，理论研究者创建了认同发展模型。这些模型背后的关键假设是个体对其社会认同的觉察和接受程度各不相同。占主导地位的认同发展模型描述的是少数群体在让步于其所属的文化或种族群体、主流群体文化及群体之间关系后的特征。白色人种之外其他人种认同模型以及阿特金森（Atkinson）、莫腾（Morten）和苏提出的种族/文化认同发展模型（Sue & Sue，2003）都属于这种模型。它们都包括以下进程：首先是对主流文化的接受，然后达到对少数文化的接受，接下来更复杂，是在对少数文化接受的同时，允许少数文化与包括主流文化在内的其他文化进行连接，并且重视其他的文化。

与此对照，赫尔姆斯（Helms）提出的白色人种的种族认同模型（1995）则是主流-群体-认同模型。根据该模型的假设，主流群体中的个体认同要想健康发展，需要个体能够意识到自己在社会中的优势地位，以及优势地位对其他文化群体的影响。赫尔姆斯提出的模型包括六个阶段：从第一阶段——接触（contact），指白色人种个体没有意识到种族主义且对种族现状满意，到第六阶段——自主（autonomy），指白色人种个体已经形成正向的、白色人种的、非种族主义的认同，重视多样性，对让渡白色人种特权持积极态度。

理解多样性及其对社会认同群体之间关系的影响的一种方式是运用压迫模型（Bell，2007）。这一模型强调，在每一个认同群体的类别中，特定的认同在任何给定的社会环境中都比其他认同拥有更大的权力。拥有更多权力的社会认同的集合构成了所谓的主导群体或代表性群体。在现今美国的背景下，代表性群体包括以下人群：白色人种，异性恋者，男性，基督徒，在身体、情绪及智力方面"有能力的人"，高收入者，年轻成年人或中年人（Bell，2007；Green & Stiers，2002）。而目标性群体的权力较小。在当今美国，目标性群体包括但不限于以下人群：白色人种之外的其他人种，男同性恋者，女同性恋者或双性恋者，女性、跨性别者；身体、情绪或智力有残疾的人，社会经济地位低的人，老年人，婴幼儿（Bell，2007；Green & Stiers，2002）。

信息栏 6.1　自我觉察：你的认同交集

回顾贝尔（2007）提出的七类社会认同。思考一下你自己对这些社会认同的排序，并考虑你在每一类认同中匹配的是代表性群体还是目标性群体。你如何在整体上平衡代表性群体的认同和目标性群体的认同？

你是否有时能体验到一些认同的交集？这些认同如何影响你对世界的感受、你在家庭中的感受、你在学校时的感受，或者你与来访者工作时的感受？

当代表性群体对目标性群体的价值观、信仰、感受等各个方面进行系统性贬低时，压迫就出现了。尽管这种贬低是很多社会与心理过程的产物，但其动力仍可以通过刻板印象、偏见、歧视和特权这些概念来理解。刻板印象是指对社会认同群体和群体成员的负性概括。刻板印象使人们选择性地关注群体的负性特征，而无视群体认同复杂性的事实，所以他们形成的看法是经过简化的。很多偏见即建立在刻板印象的基础上。偏见是指在没有充足的信息或充分接触的情况下对社会认同群体或群体成员做出的判断（Smith & Kehe，2004）。偏见通过巩固一个文化群体与另一个群体的不同认同并为自己的不平等对待方式辩护，满足了人们自身的需要（Blumenfeld & Raymond，2000）。歧视是指社会认同群体中的个体或机构区别对待甚至是伤害其他社会认同群体成员的行为。个体歧视和机构歧视是分别来自个体和机构的行为，而结构性歧视则是由那些看似中立的政治、程序和惯例带来的非故意歧视。特权是一个与结构性歧视关联的概念，指的是社会认同群体中一些成员对现成的资源能够无偿获取（Smith & Kehe，2004）。没有特权的人能够很容易识别特权，而拥有特权的人却不容易做到这一点，因为理解目标性群体并不是拥有特权的必要条件，而且他们可能忽视了目标性群体成员的感受。

被压迫的群体成员拥有的权力比较少，这一点深刻影响着他们看待自己、看待生活以及看待代表性群体的方式。长期暴露在压迫环境中可能导致压迫被内化，或者导致个体对负性的文化信息进行内化（Harro，2000）。他们被拥有特权的人置于权力较少的位置上，这可能会加重其遭受歧视的痛苦体验。这种情况导致的结果是代表性群体和目标性群体之间充满不信任和愤怒。

多元文化心理咨询

早期心理咨询的架构是以欧洲白色人种和欧美男性的经验为基础的（Sue & Sue，2003）。杰克逊（1995）指出，临床心理学的文献直到 20 世纪 50 年代还没有出现多元文化主题；到 20 世纪 60 年代，业界才开始发现传统的心理咨询方法对于少数种族或少数民族、特别是非裔美国人明显不适用。到 20 世纪 70 年代，业界的关注重点扩展到了其他种族或民族群体、女性以及残疾人。影响性少数群体的议题直到 20 世纪 90 年代才成为助人专业的核心焦点，这标志着心理咨询专业中多样性的问题真正得到优先考虑（Jackson，1995）。

尽管取得了这样的进步，但是评估和革新一个职业的过程是缓慢的，而且这个职业要平等地为多样性群体服务还有很长的路要走（Sue & Sue，2003）。在心理咨询中，如果没有充分考虑来访者的文化认同，主要会出现以下问题：对心理咨询进程的期待不一致；心理咨询师不理解社会力量对来访者的影响；将文化差异进行病理学解释；缺乏针对多样性群体的心理咨询渠道；使用带有文化偏见的测量（Neukrug，1998）。此外，如果心理咨询师完全采用"文化封闭"，或者希望多样性的来访者分享他们各自的文化标准，将无法有效地帮助来访者形成相关的目标，不能充分认识到来访者的故事的重要性，所用的干预和技术对来访者将会是无效的，或者可能疏远或伤害来访者（Neukrug，1998）。对这些不足的觉察促成了多元文化心理咨询的兴起，苏（2003）对多元文化心理咨询的定义为"一种帮助作用和过程，其使用的模式和制定的目标与来访者的生活经验和文化价值一致，承认来访者个体、群体和整体维度的认同，主张在治疗过程中使用普遍的和文化特异性的策略和角色，并且在对来访者及其所处系统进行评估、诊断和治疗时平衡个人主义与集体主义的重要性"（p.16）。

多元文化与社会公平心理咨询胜任力与目标

为了努力提供一个概念框架，以更好地为多样性来访者服务，美国心理咨询协会支持《多元文化与社会公平心理咨询胜任力》（*Multicultural and Social Justice Counseling Competencies*）（MSJCC；Ratts，Singh，Nassar-McMillan，Butler，& McCullough，2015）。《多元文化与社会公平心理咨询胜任力》为"心理咨询师提供了一个框架，将多元文化和社会公平胜任力用于心理咨询的理论、实践和研究之中"（p.3）。《多元文化与社会公平心理咨询胜任力》介绍了四个对发展多元文化和社会公平胜任力很关键的领域：

1. 觉察自己的假设、价值观及偏见；
2. 理解来访者的世界观；
3. 致力于心理咨询关系；
4. 发展与文化相适应的心理咨询、宣传－干预策略和技术。

在前三个领域，《多元文化与社会公平心理咨询胜任力》进一步明确了有抱负的心理咨询师必不可少的信念、态度、知识、技能和行动等基本内容。在该多元文化和社会公平胜任力的模型中，重点是心理咨询师要主动寻求对自身、来访者及对来访者所处环境的理解，能够综合这些理解，并且在充分尊重、抱持，并且能够结合来访者独特的生命体验的基础上，为来访者提供心理咨询干预与服务。另外，这一模型还强调认同的交集，以及影响心理咨询关系的权力、特权和压迫之间的动力（Ratts et al.，2015，p. 3）。

心理咨询师的自我觉察

心理咨询师本身不仅是文化的存在，也是多元社会认同群体中的成员，有自己的认同、价值观、信仰、社会规范，以及基于这些背景的沟通方式。心理咨询师对自己以及对他人的看法也建立在这些社会背景的基础之上。刻板印象、偏见、特权、边缘化地位及基于文化的反应都是人们作为文化存在的一部分。如果心理咨询师对这些没有充分的觉察，就会不自觉地从自己的角度看待来自不同文化的来访者的生活、议题、目标及来访者在心理咨询关系中的互动。这样的看法对来访者而言可能就不准确、无法发挥作用，甚至会造成伤害（Ratts et al., 2015）。

信息栏 6.2　自我觉察：探索你的偏见与刻板印象

拿出纸和笔。从贝尔提出的七种社会认同类别中选择一种，再从中选择一种有别于你自己的特定认同。在五分钟的时间里，尽可能多地列出一些关于这一特定认同群体的想法或观念。五分钟时间结束后，阅读你写的内容。辨别哪些是基于你实际的知识和经验？其他想法从哪里来？哪些可以称之为偏见或刻板印象？阅读时你的感受如何？

觉察来访者的世界观

世界观是一个与种族／文化认同有关的概念，但内涵更广，可以看作人们对自己与世界的关系的看法（Sue & Sue，2003）。文化认同可以视为个体对一个群体的归属感，相比之下，世界观则是人们对世界的观念的总和，这些观念指导着他们的意义构成、决策和行为。理解一个来访者的世界观，就意味着充分地理解他的个体背景、社会背景和普遍背景。这些背景可能包含家庭、社会认同、历史、语言以及生物、生态或环境等因素的维度（Smith & Kehe，2004）。世界观也受内外控制点、责任心、集体主义 / 个人主义自我概念观的影响（Matsukawa，2001；Sue & Sue，2003）。要想准确地理解来访者，虽然了解来访者的文化很重要，但是了解来访者所处的特权或边缘化地位也是必要的（Ratts et al.，2015）。

心理咨询关系

心理咨询关系受心理咨询师和来访者的特权或边缘化地位的影响（Ratts et al.，2015）。心理咨询师的特权或边缘化地位在多大程度上影响治疗关系，取决于心理咨询师对自身及来访者的世界观、态度、信仰、特权或边缘化地位的觉察程度，心理咨询师应持续注重这些因素对来访者问题的影响。只有当心理咨询师能够理解自己的认同与来访者的认同之间的交集，愿意在心理咨询中讨论来访者的认同、世界观以及这些对来访者问题的影响，才更有可能与来访者发展一段有效的关系。要想与来访者发展有意义的关系，心理咨询师需要理解来访者的世界观，充分理解他的个体背景、社会背景和普遍背景，包括与其特权或边缘化地位有关的经历（Ratts et al.，2015）。

心理咨询与宣传技术

与文化相适应的团体心理咨询干预需要考虑与文化和社会公平相关的诸多因素。心理咨询师除了要理解来访者所处的边缘化地位或特权地位，还要尊重来访者的世界观、价值观和信仰（Ratts et al.，2015）。因此，团体干预技术应该能够体现在对来访者所秉持的社会规范的认可及来访者在团体中的融入程度。除此之外，具备文化技能的团体心理咨询师也会关注沟通方式中存在的差异。这些差异可能包括个体的以下情况：（1）在文化影响下对个人空间的感知；（2）对面部表情、姿势、手势和目光接触的使用；（3）对说话的音量、停顿、沉默、语速、表达不同含义时语调等的控制（Sue & Sue，2003）。团体心理咨询师应该注意沟通方式可能是低语境（low-context）的，即主要依赖话语的内容，也可能是高语境（high-context）的，即较少依赖话语的内容而更多取决于共识、非言语、辅助言语来传达信息的全部含义（Hall，1989；Okech，Pimpleton，Vannata，& Champe，2015；Singh，Merchant，Skudrzyk，& Ingene，2012a）。与文化相适应的团体心理咨询干预还可以在必要时吸收本土的或基于文化的治疗做法（Sue & Sue，2003），但前提是团体带领者能够以尊重的态度运用知识和技能。必要时，团体心理咨询师应该为了来访者的利益在个体、人际、机构、社区、公共政策、国际 / 全球等不同水平上进行干预（Ratts et al.，2015，p. 11）。

多元文化团体心理咨询中的多样性议题

波马克与钟智英（Chi-Ying Chung，2004）指出，"从团体心理咨询的历史来看，跨种族和跨文化的多样性边界没有得到持续性或系统性的关注"（p.31）。尽管通常认为团体心理咨询比个体心理咨询更能够促进集体价值观，但是目前的团体心理咨询体系仍在表达白色人种和欧美治疗的价值观，如情绪表达、自我暴露、公开表达以及冲突解决等。

团体心理咨询尚未充分发挥帮助多样性成员的潜力，对这一问题的认识使实践和培训领域在过去 10 年对这些议题的关注在不断增加（Anderson，2007；Okech & Rubel，2007；Okech et al.，2015；Okech，Pimpleton-Gray，Vannata，& Champe，2016）。其中一项成果是，团体工作专业人员协会修订和替换了较早版本的《团体工作者多样性胜任力准则》（Association for Specialists in Group Work，1998），制定了《团体工作者多元文化与社会公平胜任力准则》（MSJEP；Singh et al.，2012a）。与美国心理咨询协会的《多元文化与社会公平心理咨询胜任力》不同，这些多样性与社会公平准则特别聚焦于团体动力、团体带领者动力，以及社会文化因素如何在团体成员的互动中呈现。

团体心理咨询与个体心理咨询所触及的多样性与多元文化议题不同。尽管个体心理咨询中的许多多元文化议题也同样会在团体心理咨询中呈现，但是团体心理咨询自身的多层面特性决定了其和个体心理咨询的理论与实践之间存在关键的差异（Okech & Rubel，2007）。必须要检查团体心理咨询中的一些关键概念在多样性群体中是否适用，这些概念包括作为社会缩影的团体、疗效因子、团体凝聚力、团体发展、团体前的规划、为促进团体所用的特定技术等。

团体是社会的缩影

团体是社会的缩影，这是一个区分团体心理咨询与个体心理咨询的关键概念，团体动力是外部社会环境动力的镜映（Yalom & Leszcz，2005）。从团体心理咨询的多样性角度来说，这意味着压迫有可能在团体互动的当下呈现（Green & Stiers，2002）。虽然这可能提供针对团体中的压迫进行讨论、学习和疗愈的机会，但是也可能起到传播和强化压迫的作用（Brooks，Gordon，& Meadow，1998）。如果没有足够的、胜任的带领者解决在团体过程早期就出现的压迫性动力，后一种情况就更容易发生（Green & Stiers，2002）。

根据赫尔姆斯和库克（Cook，1999）的研究，有三个主要的多样性主题会在团体动力中出现。第一，团体中的权力会根据成员的社会角色进行分配。这意味着团体带领者和具有优势地位的团体成员将在团体中有更大的影响力。第二，权力可能会根据社会认同群体的数量表征（numerical representation）进行分配。第三，社会认同群体的代表成员通常比边缘群体的成员有更大的权力。这些主题的呈现方式取决于带领者的社会认同、协同带领关系的多样性、社会认同的构成等。能够识别这些动力，对于准备多元文化团体心理咨询以及避免给成员带来伤害都十分关键。下面我们举例来说明这些动力。

1. 不管带领者来自特权群体还是边缘性地位的群体，如果其自身有文化偏见、成见或盲点，那即使带领者没有特定的意图，也倾向于在团体中延续这些态度，因为带领者在团体过程中通常是最有权力的人（Kline，2003）。

2. 来自代表性 / 特权群体的成员可能主导团体互动。团体的规范和过程将遵循代表性群体的标准，团体的话题将是与代表性群体成员相关的内容（Han & Vasquez，2000）。

3. 具有不可见的目标认同的成员会将自己的认同隐藏在各种社会背景中，他们同样也会在团体中隐藏自己的认同。尽管他们这么做是出于安全的考虑，但这种体验与他们可能在社会中普遍感到的被无视和无力感是相似的。

4. 具有目标性群体身份认同 / 边缘性地位的成员可能不愿意讨论与地位有关的感受或体验。这种动力可能与不安全感或羞耻感有关（Helms & Cook，1999）。

5. 当目标性群体的成员或边缘化地位的成员如实分享自身的感受和体验时，那些对自己的地位感到不适的代表性群体的成员可能会对这些感受和体验的真实性予以否认、最小化，或者公然进行挑战（Griffin & Ouellet，2007）。

6. 代表性群体的 / 特权群体的成员可能会为了对抗主导群体的规范或者为了表达与压迫有关的愤怒、不信任或痛苦而将来自目标性群体的成员当作替罪羊。团体带领者则可能会太快地给目标性群体的成员贴上对抗或有问题的标签，进而加剧这种破坏性的动力（Sue & Sue，2003）。

7. 具有目标性群体身份认同 / 边缘性地位的群体身份认同的成员可能会被迫成为他们所属的认同群体的代表，或者被迫在来自代表性群体的团体带领者或成员面前担当教育者。这样一来，来自代表性群体的团体带领者和成员对团体中出现压迫性动力的责任就被免除了，来自目标性群体的成员的个性也被湮没了。上述每一种动力都会削弱来自目标性群体的成员的体验，这可能影响整个团体过程。当团体带领者无法及时识别这些动力，或者无法将团体带向更有效的互动时，这些动力更容易出现。

信息栏 6.3　案例研究：为何克里斯在团体中如此安静

德温在带领一个心理咨询团体，帮助成员应对重要关系的破裂。团体包括五位女性，其中四位是白色人种，一位是非裔美国人。团体成员的年龄分别是 22 岁、29 岁、38 岁、41 岁和 67 岁。67 岁的克里斯在团体中几乎一直保持沉默，只有在被直接询问时才会说话，而且说得很少。德温知道克里斯沉默的部分原因可能是她的性格，但德温也在思考，社会文化多样性是否也对其有一定的影响。你将如何用"团体是社会的缩影"这一概念来理解这种情形？克里斯的年龄在她的沉默里可能起了什么作用？她的种族对她的沉默发挥了什么作用？其中还可能有哪些社会文化多样性的原因？

疗效因子

疗效因子是使成员能够从团体中获益的要素，是团体心理咨询中最被认可和被研究最多的概念（Dierick & Lietaer，2008；Helms & Cook，1999）。亚隆和莱什（2005）曾发表过一份最被业界接受的疗效因子清单，其中包括希望灌注、普遍性、传递信息、利他主义、原生家庭的矫正性重现、发展社交技能、行为模仿、人际学习、团体凝聚力、宣泄，以及存在主义因子。

赫尔姆斯与库克（1999）认为，亚隆的疗效因子不但为探索对多样性敏感的团体干预提供了一个富有成效的起点，也为当前的很多团体心理咨询提供了框架。他们指出，如果不关注多样性议题及差异性对团体成员的影响，这些疗效因子可能会对一些团体成员起到相反的作用。接下来我们将总结这些观点并做相应的探讨。

希望灌注。不论是在团体内部还是通过补充材料，多样性团体成员都应该接触与自己背景相似的人，这些人已经克服了类似的挑战，并且因参与团体获得了帮助。对于某些团体成员，特别是处于边缘地位的成员而言，社会对他们的成功强加了不同程度的限制，团体带领者必须公开承认这一点。

普遍性。尽管在普遍水平上分享观点和体验可能有所帮助，但是多样性团体成员更可能通过与那些在背景和经历上相似的人进行分享而获益。团体带领者必须做好准备，不但要把具有相似文化体验或边缘化体验的多样性团体成员联系起来，也要能够辨明那些可能使团体凝聚在一起的普遍性主题。

传递信息。了解不同文化对行为的解释，了解团体过程，从中得到的信息都可能使多样性团体成员获益匪浅。当团体成员存在不同的沟通规范时，团体带领者可能必须促进信息交换。带领者也必须保证教育性的团体资料与多样性团体成员的经历是相关的。

利他主义。当多样性团体成员向其他人提供支持、建议和反馈的时候，他们有可能体验到自身价值得到认可。要做到这一点，团体带领者必须了解多样性团体成员的贡献可能会不被重视，这时带领者必须协助团体成员看到所有贡献的价值。

原生家庭的矫正性重现。尽管家庭议题可能会在任何团体成员的困扰中发挥作用，但是社会动力可能与多样性团体成员的相关性更显著。团体带领者在将团体成员的议题解释为家庭关系或家庭结构的不足之前，必须关注到不同的社会动力并且谨慎行事。

提高社交技巧。基本社交技巧的定义是由文化决定的。学习如何在不同文化风格之间进行必要的转换可以让多样性团体成员从中获益。团体带领者必须熟悉与文化相适应的各种行为，并且应该帮助成员判断哪种行为在多元文化背景下最有用。团体带领者还应该确保所有的团体成员都对灵活性有所期待，而不只是多样性成员如此。

行为模仿。有多样性特点的团体成员可能会模仿团体带领者的行为，或者在混合团体中模仿占主导地位的团体成员的行为。如果这对多样性成员而言是反压迫的或有用的，就可能是有益的。在这种情况下，那些能够示范真正的跨文化尊重和沟通的多样性协同带领关系会特别有效。如果团体带领者展现的是偏见行为，或者对种族主义、性别主义或其他压迫性行为置之不理，则模仿行为是无益的。

人际学习。人际学习可以通过反馈过程来揭示文化差异对成员行为的影响，并允许他们体验以前不可能体验到的跨文化连接，从而为代表性群体和目标性群体成员提供价值。但是，在多样性团体中如实进行反馈可能会激起焦虑和挫败感。团体带领者必须适应冲突，为团体成员彼此的交流提供充足的支持、结构和鼓励。带领者也必须意识到，针对个人的反应进行自我暴露在文化上可能不适合某些团体成员。

宣泄。表达强烈的情绪对某些多样性团体成员来说可能是有帮助的。不同文化对于强烈情绪的表达或宣泄有不同的看法。团体带领者应该能够认识到这些差异并允许不同的表达方式存在，确保多样性团体成员的情感表达有合理的机会被其他团体成员理解和接纳。

存在主义因子。大多数多样性团体成员将触及诸如人际连接和死亡等普遍体验，但是像自由和责任这样的存在性事实则可能与长期遭受压迫和处于边缘地位的团体成员无关。实际上，压迫和与之相关的无力感作为一种存在的状态应该有一席之地。并不是所有的团体成员都对存在主义因子有相同的体会，团体带领者应该清楚这一点。

团体凝聚力。最后一个疗效因子是团体凝聚力，它是团体过程中最关键的因子之一（Yalom & Leszcz，2005），但在多样性团体中实现这一点比较困难（Brinson & Lee，1997）。因此，接下来我们将对团体凝聚力和与之相关的信任进行更深入的探讨。

团体凝聚力与信任的重要性

团体凝聚力指团体成员对团体和其他团体成员的吸引力，该因子是发展治疗性团体环境的关键（Yalom & Leszcz，2005）。如果没有团体凝聚力，那么当团体互动变得令人焦虑或沮丧时，团体成员将不会冒必要的风险参与团体过程，也不愿意继续参与团体。

尽管团体带领者与团体成员之间及团体成员彼此之间的信任对于发展凝聚力是必要的，但是多样性团体成员在发展信任时可能会遇到困难，特别是在面对来自主导文化的团体带领者和成员的时候（Brinson & Lee，1997）。当多样性议题影响团体成员彼此之间或成员对团体带领者的信任时，交流和理解就会受阻，这对团体凝聚力不利，进而影响团体朝目标前进时的整体运作。这里要提醒的是，带领者需要对源于社会动力的不信任和基于精神障碍的怀疑加以区分（Fenster & Fenster，1998；Sue & Sue，2003）。

芬斯特（Fenster，1998）提出足够好的基本信任这一概念，用以描述多样性团体成员感到足够安全并能够参与团体过程的状态，并为团体带领者如何在混合认同团体中建立这种信任给出了一些建议。

1. 团体带领者应该了解在标准的团体心理咨询实践中如何建立安全的环境。
2. 团体带领者必须展现学习其他文化和文化差异基本知识的渴望。
3. 团体带领者必须示范对多样性认同和经验的接纳与尊重。
4. 团体带领者必须向团体说明，团体文化意味着可以识别、讨论和挑战文化刻板印象、偏见、歧视和压迫性动力。
5. 团体带领者也必须能够妥善处理团体在讨论多样性相关议题时的焦虑。

信息栏 6.4　案例研究：帮助社会与文化多样性团体建立信任

布雷特将在一所中学带领一个帮助青少年应对压力的心理咨询团体。布雷特的身份为白色人种、男性、异性恋，45 岁左右。他任职的学校以及他将带领的团体都以拉丁裔学生为主，尽管他知道这个团体中的八个学生里至少有两个是白色人种。他注意到团体里有男生也有女生，且移民背景各不相同。他希望能够在团体中建立信任，这样学生将会对导致自身压力的事情进行更深入的分享。你对布雷特有什么建议呢？

此外，苏（2003）探讨了影响主导团体心理咨询师信任感的因素，这些因素可能与多样性团体中信任和凝聚力的发展有关。首先，他们把发展信任的责任放在关系中有权力的人身上，在团体中通常是指带领者以及任何扮演权力角色的团体成员。他们还指

出，多样性来访者可能会试探来自主导性群体的心理咨询师的真诚度和开放性，其中能为来访者带来信任感的是能体现心理咨询师的诚实、真诚和真实的回应，还可能包括咨询师的自我暴露。

团体发展阶段

团体发展理论描述了团体阶段、过渡和所有团体共有的议题。团体心理咨询师若能理解团体发展，就能更好地理解过渡时期的团体和团体成员的需求，能够通过监测团体的发展来评估团体进展。格罗斯和卡普齐（2002）从众多团体发展理论中集合了主要的共性，将团体发展过程概念化为四个阶段：

1. 定义阶段；
2. 个人卷入阶段；
3. 团体卷入阶段；
4. 强化和结束阶段。

在定义阶段，带领者建立团体，成员评估自己与团体的匹配度、对团体的接受度和归属感，并且开始了解团体的过程和结构。在个人卷入阶段，成员开始建立足够的信任，以更具有挑战性的方式与彼此、团体和带领者进行沟通。要进入团体卷入阶段，团体成员必须已经解决基本的差异和冲突。在这个阶段，团体成员开始为实现团体和个人目标而共同努力。最后，在强化和结束阶段，团体成员巩固团体经验带来的意义，规划团体结束之后的生活，并且处理团体的丧失。

如果没有特别关注文化差异和多样性议题，具有多样性构成特点的团体可能止步于早期发展阶段（Fenster & Fenster，1998）。由于多样性影响着团体发展的每一个阶段，因此团体带领者需要不断地对带领方式进行相应的调整（Brinson & Lee，1997）。

定义阶段的多样性问题。对多样性团体来说，为了让团体过程通过定义阶段，发展出应对更具挑战性议题的信心，重要的是具备适当的团体构成。除了其他团体筛选标准，带领者还应该评估潜在团体成员的社会认同和认同发展水平，并且将成员安置于团体目标和构成能够使其实现目标的团体中（Anderson，2002）。

在早期定义阶段，多样性团体成员可能会因为不熟悉团体心理咨询以及不信任助人系统而感到焦虑（Brinson & Lee，1997）。这种进入团体的焦虑可以通过团体前访谈得以解决，包括在访谈中说明团体的目标、宗旨、过程、降低模糊性，以及提供处理焦虑和担忧议题的机会。这些议题可能会在早期的定义阶段多次出现（Brooks et al.，1998）。

几乎所有的团体成员都会在定义阶段体验到一些焦虑，在成员之间建立基本规则和联结能够带来安全感。多样性团体应该承认成员的自我暴露和情感表达方式具有文化差异性，尊重成员自主地决定参与程度也十分重要。在这个阶段，应该鼓励多样性团体成员按照自己的节奏讲述其故事，必要时可以使用母语或其他沟通方式。

在整个定义阶段，团体带领者应该核查团体成员之间的理解，鼓励团体成员承认并支持每个参与者的体验（Brinson & Lee，1997）。在这一早期阶段，基于文化的结构式活动可以缓和多样性团体的焦虑，但是这类活动可能会降低成员的自发性，使团体停留在浅表的水平上，因而不应该过度使用（Merta，1995）。

个人卷入阶段的多样性问题。团体发展出充分的信任后就会进入个人卷入阶段。随着信任的增加，团体成员可能开始表达更深层的差异（Kline，2003）。这一阶段的互动特点是更具有挑战性，且冲突更有可能发生。赫尔姆斯与库克指出："一旦团体中隐匿的种族或文化议题开始显现，与此有关的冲突也会浮出水面"（p.242）。

在多样性团体中，挑战和冲突可能集中在暴露的权力关系、偏见，以及与社会认同有关的感受上（Camacho，2001）。这一阶段需要强有力的带领者，以鼓励多样性团体成员处理他们的分歧，在团体中维持安全感，限制不合适的或有文化敏感性的愤怒表达，引导团体成员解决冲突或管理冲突，以及帮助团体理解这一过程（Camacho，2001；Yalom & Leszcz，2005）。

除此之外，团体带领者应该意识到，很多文化团体对冲突的看法也各不相同（Okech et al.，2016）。团体带领者应该灵活地对待冲突在团体中的表达和解决，准备不同的建议和解决方法。成功地处理基于文化的冲突能够提升团体内部的信任。

团体卷入阶段的多样性问题。成功解决个人卷入阶段的挑战之后，多样性团体将进入团体卷入阶段。布林森（Brinson）和李（Lee，1997）认为，这是一个具有凝聚力和生产力的阶段，团体成员可以深入探索重要的个人议题，并且积极地朝着团体的目的和任务努力。

多样性团体的带领者在着眼于这些目标的同时，应该继续鼓励团体成员探索多样性和文化对于个人问题的形成、解决及其复原的影响。

有人认为，对于多样性团体而言，目标性群体成员和代表性群体成员的社会认同发展可以作为一个有价值的目标（Sue & Sue，2003）。重新审视团体中的多样性主题和议题可能是必要的，因为团体发展不是一个线性的过程，当新的问题出现时，团体会再次进行阶段循环；而在解决这些挑战性的问题之后，必须重建信任（Kline，2003）。

强化和结束阶段的多样性问题。随着团体达到其目标并开始接近尾声，团体就进入了强化和结束阶段。对于所有团体来说，这段时间对确认成员在团体中的收获、巩固这些收获在外部环境中的应用，以及对团体体验进行意义升华都至关重要。对处于边缘地位的团体成员来说，如果其目标是将新的行为迁移到日常生活中，则可能适得其反——甚至带来危险。团体带领者应当注意当地社区对多样性的接受程度，如果环境对新的观点和行为的接受程度较低，应该鼓励团体成员权衡这样做的后果。

多样性对团体带领者行动的影响

正如多样性影响团体的动力、发展和效果一样，多样性也影响团体带领者的行动。在前述讨论的基础上，本节将围绕团体开始前的规划和团体带领过程为团体带领者提出建议（本节也会介绍与特定多元文化群体有关的团体心理咨询资源）。

团体开始前的规划。 规划是带领任何成功团体的第一步（Kline，2003），对多样性团体而言，规划更为重要。特别需要强调的是，多样性团体带领者必须对团体的目的和目标、团体的构成和筛选，以及团体的时长和设置审慎决策。

团体的目标与目的。 因为清晰的目标和目的能够为团体后续进一步的架构和规划奠定基础，所以它们对多样性团体来说特别重要，另外，也必须评估它们是否符合团体成员的世界观（DeLucia-Waack & Donigian，2004）。团体成员明确理解和接受的目标可以为带领者和团体成员的团结提供基础，使他们能够接受挑战，克服分歧（Hogan-Garcia，2003）。

心理咨询行业通常重视个人成就、情感独立和个人责任，这些也是传统的团体心理咨询所倡导的价值观（Matsukawa，2001）。不过，这些价值观可能与某些多样性团体成员的价值观不一致。团体带领者应该留意自身对这些价值观的态度，并且在评估多样性团体成员能否从基于这些价值观的团体目标中获益时保持警惕。除此之外，在多元文化心理咨询的文献中提到了两个共同目标：（1）促进社会认同的发展；（2）发展双文化胜任力（bicultural competencse），即在多元文化背景下发挥作用的能力（Han & Vasquez，2000）。团体心理咨询师应该考虑将它们作为多样性团体的潜在目标。

团体的构成与筛选。 带领者关于其团体构成的选择会影响团体的功能（Yalom & Leszcz，2005）。除了所有团体都面临的问题，对于多样性团体的带领者来说，一个关键问题是团体构成应该是同质性的还是异质性的（Han & Vasquez，2000）。同质性团体是由具有相似特征的成员构成的，这些成员在某些议题（如抑郁），或者社会人口认同（如残疾人），或者两者的组合等维度上具有相似特征。相比之下，异质性团体的成员构成在这些维度上更具有多样性。

汉（Han）和瓦斯克斯（Vasquez，2000）将同质性团体的潜在优势概括为凝聚力出现得更早、支持更多、冲突更少、出席率更高，以及症状缓解速度更快。加兹达、金特（Ginter）和霍恩（2001）总结了同质性团体的潜在缺点，如缺乏不同意见或独立思考、缺乏冒险精神，以及抵触带领者建议的改变。与此形成对比的是，异质性团体在发展凝聚力时更缓慢、发生冲突的可能性更大、团体提前结束的概率更大（Gazda et al.，2001）。不过，异质性团体在人际学习上有更大的潜力，因为成员可以接收到各种各样的反馈，获得能促进改变的有益焦虑水平，以及可以身处更真实的环境以进行现实检验

（Yalom & Leszcz，2005）。

带领者在决定团体构成时，应该基于团体的目标和结构，以及潜在团体成员的社会认同特征。同质性团体可能最适合需要快速建立凝聚力的短程团体。如果是为了支持或发展目标性群体人群的更强的社会认同，带领者也应该考虑同质性团体（Han & Vasquez，2000）。对于要发展跨文化沟通或自信技能的团体，以及要发展更深层的自我理解和改变的团体来说，异质性团体可能更适合。

在组建团体时，应该考虑到代表性（边缘性）与目标性（特权）群体成员的认同发展水平。举例来说，处在阻抗阶段的目标性群体成员可能在给予和接受支持，或者寻求与代表性群体的团体成员建立联结方面受限，因此他们可能从同质性团体中获益更多。当目标性群体的团体成员处在贬低其自身社会认同的阶段时，如果同质性团体能够让他们获得对该认同的支持和认可，他们可能受益更多（Brinson & Lee，1997）。如果代表性群体的团体成员在团体中存在使其无法体验到安全和信任，那么异质性团体就可能不太适合。通常来说，代表性群体的成员可能比目标性群体的成员更能够从异质性团体中获益（Brown & Mistry，1994）。不过，如果目标性群体的团体成员能够从阻抗阶段过渡到再定义阶段，他们将通过跨文化沟通获益良多。

这些关于团体构成的重要决策凸显了团体带领者使用充分的筛选程序的重要性。充分的筛选是伦理实践的一部分，它在保护团体成员不受伤害的同时，有助于决定团体构成，以增加有益的团体体验。尽管筛选对有些团体（如内容导向的心理教育团体）来说无足轻重，对有些团体（如任务团体）来说可能完全不需要，但是对于过程导向的心理教育团体、心理咨询团体及治疗团体来说，典型的筛选程序会涉及个体或团体的访谈，以收集关于来访者呈现的问题、心理社会历史，以及治疗史方面的数据。

传统的心理社会摄入性会谈、测量和诊断因忽视社会文化维度而受到了批评（Anderson，2002）。因此，筛选还应包括收集来访者的自我认同、文化背景、受压迫经历、对其他社会认同群体的舒适度等信息。收集这些信息将有助于带领者判断多样性个体是否适合团体心理咨询，并且根据个体需求确定最佳的团体构成。

团体开始前的说明。团体开始前的说明可能是多样性团体成功的关键因素（Han & Vasquez，2000）。筛选访谈为团体开始前的说明提供了一个理想的机会。团体开始前的准备包括为潜在团体成员提供关于团体的规划、目标和过程的信息。尽管多样性团体成员可能从自身文化和社会经历出发对团体心理咨询有诸多猜想，但是带领者可以通过信息的提供以及对焦虑与担忧的处理使这些猜想的潜在负面影响降到最低。例如，在进行说明时，如果带领者能够明确承诺团体将尊重多样性团体成员的经历、感受、价值观和信仰，就可以减轻成员对于被主流化和／或被固化于刻板印象的焦虑（Han & Vasquez，2000）。

时间的考虑和设置。与职业环境中紧凑的作息时间表不同，人际关系和学习都有各自的起伏规律。然而，在多样性团体中，需要充分的时间，以便建立信任、协调不同文化的团体规范，以及促进不同团体成员之间的理解。尽管结构可能是重要的，但是带领者应该抵制那些用话题和内容填满团体会面的冲动。与此相反，团体会面应该有计划和节奏，以便有充足的时间处理沟通中的挑战和强烈的情绪。基于多样性的相关目标，可能有必要比常规会面多规划几次，或者延长每次会面的时间，但带领者必须要找到这些做法的合理性。

团体设置对于多样性成员的体验来说意义重大。那些不习惯或不相信传统心理健康设置的多样性成员可以在一个安全而熟悉的设置中获益。如果无法做到这一点，带领者也应该尝试让环境变得安全和舒适，如留心房间的布置、考虑不同成员的社会规范等。

尽管无法满足所有需求，但在多样性团体中承认并处理设置的局限性很重要。经济因素也可能影响多样性个体参加团体。因此，对于通常得不到充分服务的人群，应将那些可能帮助他们的团体进行推广、合理定价、妥当定位，以便这些个体能够参加团体。

过程目标与技术。团体带领者在团体中做的大部分工作是激发促进性规范或过程目标。团体心理咨询的过程目标通常指情感表达、自我暴露、开放沟通、聚焦此时此地、平等参与、民主过程、个人责任、公开表达与冲突解决（Kline，2003）。在多样性团体中，过程目标可能需要不断地进行调整，以便识别成员在社会化过程中的文化与社会政治差异的同时凝聚团体成员（Helms & Cook，1999，p. 226）。这可能要求团体带领者能够评估过程目标的首要目的，并且找到能够达成过程目标的其他方式。举例来说，重视开放沟通的带领者可能会让成员互相表达感受和体验，以此促进团体成员之间的联结。如果文化多样性团体的成员不能很好地适应这一规范，带领者和团体成员可能要寻找其他可以促进联结的方式，如故事、艺术作品或一些仪式等。

过程目标与团体带领者在团体中使用的技术直接相关。正如过程目标是用来推进结果目标的一样，技术是用来推进过程目标的。当与多样性团体一起工作时，有三种技术可供团体带领者选用（Helms & Cook，1999；Sue & Sue，2003）。

1. 可以使用大多数团体心理咨询师所学的通用团体技术或特定理论取向的技术。
2. 可以调整特定技术，使之与文化更相符。
3. 可以使用其他文化的助人技术进行探索。

与多样性团体工作并不意味着放弃常规的团体技术，而是必须对技术进行评估，以便其适用于不同文化的来访者。违背文化规范的技术可能必须进行调整或彻底放弃。此外，如果团体成员能够很好地适应团体心理咨询的过程，常规的团体心理咨询技术在多样性团体中将会更加有用。在任何情况下，当使用传统的团体技术时，带领者必须警惕多样性团体成员的任何不良反应。

为与多样性团体进行工作，若要调整常规团体技术，方式可以从告知成员使用常规的团体技术或干预的目的之后直接使用，到综合考虑文化变量后加以应用不等。如果多样性团体成员对常规干预的目的足够了解，他们对这些干预就会比较接纳。如果团体成员决定集思广益，或者提出对自己和团体都可能更有效的其他方式，提供背景信息也会很有帮助。

另一种方式是使用基于本土或基于文化的干预。在同质性团体中，如果成员来自相同的文化、具有相似的认同发展水平，这种方式可能最有效。在异质性团体中，如果成员能够对团体中出现不同的文化活动或沟通方式持开放的态度，也会从中受益。如果选用的干预被认为是神圣的，则需要格外注意，不能对重要的仪式掉以轻心或放任滥用。为了提高团体带领者的可信度，可以考虑向具有丰富的文化知识的社区带领者请教和咨询（Sue & Sue，2003）。

团体带领者如果想在团体中公开且胜任地处理多样性问题，必须准备好面对团体成员之间的冲突（Camacho，2001；Okech et al.，2016；Yalom & Leszcz，2005）。在团体——特别是多样性团体——中有效地处理冲突，首先要在团体开始之前就让团体成员做好准备。如果成员对冲突事先有预期并且将冲突视为团体过程的一部分，便更容易参与冲突解决的过程（Kline，2003）。

信息栏 6.5　自我觉察：跨文化团体中的冲突——你感觉舒服吗

团体中的冲突不可避免，而跨文化团体中的冲突可能尤其令人感到不舒服。请观看视频《恐惧的颜色》（*The Color of Fear*）（Lee et al.，1994），特别关注一下团体成员在表达差异时的情节。在观看的过程中，记录下自己的情绪反应和想法。试着不要分析自己。看完之后，结合自己的记录，反思你在自己的反应中看到的任何模式。

带领者应该向团体成员提供一个初步框架，告诉他们带领者将如何帮助成员解决冲突。霍根－加西亚（Hogan-Garcia，2003）提出的冲突恢复过程就是这种框架的示例。这类框架能够帮助成员对团体过程进行准备并降低因冲突而产生的焦虑（Han & Vasquez，2000）。那些文化上更偏集体主义的团体成员可能会把冲突视为对团体的破坏，并且可能希望以一种对抗性更小的方式解决冲突，因此，协商一种对大多数团体成员都适用的过程非常重要（Camacho，2001）。

要想在多样性团体的冲突中保持安全感，团体带领者必须守住带领者的角色，保持警觉，以限制攻击性和指责，觉察文化"扳机点"，在自身议题和团体议题之间保持牢固的边界（Okech et al.，2016）。团体带领者还需要提醒团体成员关注团体当前的目标、过程和目的，这样能够使团体成员聚焦在共性而非冲突上，遵守沟通的原则（如非评判或不打断），在冲突变得令人感到挫败时仍然能够保持积极性（Camacho，2001）。

关于文化特异性团体心理咨询的多重视角

上一节提供了与多样性成员进行团体心理咨询的通用指南和建议。此外，文献还为面向不同种族、民族和文化的团体心理咨询提供了广泛的参考信息和建议。正如本章前面提到的那样，在使用这些信息之前，应该评估它是否适合特定的团体或团体成员。然而，这些资源能够增加丰富性和细节性，有助于团体心理咨询师理解不同文化的团体成员如何在团体中体验生活和团体角色，还有助于团体心理咨询师理解可能用到的技术和助人方法。

钟智英（2004）的工作为理解亚洲文化对团体心理咨询的影响提供了一个综合的起点。帕克－布朗（Pack-Brown）、惠廷顿－克拉克（Whittington- Clark）和帕克（Parker，1998）详细记录了一项面向非裔美国女性开展的团体工作。托里斯－里韦拉（Torres-Rivera）、威尔伯（Wilbur）、罗伯特－威尔伯（Roberts-Wilbur）与潘（Phan，1999）研究拉丁裔来访者的心理教育团体，指出了拉丁裔团体潜在的议题和研究方向。最后，德鲁西亚－瓦克（DeLucia-Waack）和多尼吉安（Donigian，2004）整理了一份有助于规划多样性来访者团体的清单，其中包括图书、图书的特定章节、期刊和视频等。与多样性成员进行工作的团体心理咨询师应该阅读与文化特异性有关的团体心理咨询文献，以获得广阔的视野，并且努力与实际的生活经验相结合。

信息栏 6.6　案例研究：宣传是团体心理咨询的一部分

艾丽卡在带领一个帮助难民适应新生活的心理咨询团体。该团体是一个非营利性的公益活动，旨在为难民的过渡提供各方面的支持。在前几次团体中，她留意到有几个团体成员都提到非营利组织提供的临时住所不干净、不私密，为这些成员及其家人带来了压力。有些成员犹犹豫豫地表示自己感到压力很大，不得不通过老板的亲戚接受报酬非常低的工作。在确定自己要以什么角色来处理这些问题时，艾丽卡应该考虑哪些因素呢？

宣传是团体心理咨询的一部分

鼓励团体心理咨询师将宣传纳入工作范围已经越来越常见了，尤其是面对那些在成功路上遭遇压迫或环境阻碍的来访者时（Ratts et al.，2015；Singh et al.，2012a）。宣传指"代表一位或一群特定的来访者，或者与他／他们一起，为了改变现有或拟提议的政治活动或做法所做的有目的的努力"（Ezell，2001，p. 23），其目标是通过赋权、改变环境的方式更好地满足来访者的需要。理解压迫会如何影响团体和团体成员，以及知道如何干预以解决误解、偏见、压迫、歧视等行为带来的不平等都很重要，这也是团体工作专业人员协会的《团体工作者多元文化与社会公平胜任力准则》强调的重点（Singh et al.，2012a）。

鲁贝尔和佩珀雷尔（Pepperell，2010）探讨了在团体工作中进行宣传工作的意义。他们指出，团体是由成员之间的关系网络以及带领者和成员之间的关系网络所构成，这一复杂的环境在很多方面都影响着宣传，这些方面包括但不限于以下几点：（1）宣传干预务必不能对其他团体成员或整个团体造成不利影响；（2）宣传干预应该考虑到团体成员由于心理伤害和群体保密性受到威胁而更加脆弱；（3）宣传干预可能需要解决团体过程中出现的不平等；（4）包括赋权在内的宣传干预应该作为团体规划的一部分，这样才能最大限度地发挥团体的功能，达成宣传的效果。

总结

多样性和多元文化主义在社会中越来越重要。社会－团体－认同发展模型提供了一种方式，用于理解人们如何归属其所属社会认同群体的界定特征。认同具有多面性，可能反应众多社会群体的成员认同。对这些群体的认同会影响一个人的自我概念及其与他人的关系。

由于意识到多样性人群没有得到充足的心理咨询或心理治疗，人们将注意力集中在心理咨询师多元文化和社会公平胜任力的四个基本领域上：心理咨询师的自我觉察、对来访者世界观的觉察、心理咨询关系，以及心理咨询与宣传干预。

团体心理咨询也同样受到严格审视。社会与文化的多样性能够影响团体成员对疗效因子以及团体如何发展的体验。如果带领者缺乏对社会与文化差异的关注或者领导力不佳，可能会导致有害的社会动力在团体心理咨询中传播。发展信任与凝聚力对团体目标的达成至关重要。带领者在决定团体的目标、构成、结构和过程时，不仅需要做细致的准备，还需要考虑到团体成员的社会认同和其他的心理社会因素。

在具有社会与文化多样性的团体中引入常规团体干预时需要谨慎，因为这些干预并非适合所有的团体成员。带领者可能必须调整干预措施，使其适应文化规范，或者可能必须纳入基于文化的干预措施。

第七章

团体工作的效能与评估

┃ 卡斯·戴克曼（Cass Dykeman）┃

在专业培训中，课程通常由认证机构决定。在（美国的）心理咨询师培养过程中，主要的认证机构是（美国）心理咨询与相关教育项目认证委员会。心理咨询与相关教育项目认证委员会的认证手册（CACREP，2016）将八类课程指定为任何心理咨询师（都要接受的）核心课程。与本书的读者最相关的是团体心理咨询与团体工作核心课程（Standard 2.F.6）。其他培养心理咨询师的认证机构还有认证康复心理咨询项目的康复教育委员会（Council on Rehabilitation Education，CORE）。正如心理咨询与相关教育项目认证委员会一样，认证康复心理咨询项目的康复教育委员会也要求咨询师都要接受团体心理咨询培训（CORE，2014）。

心理咨询项目中的学习者常常产生的疑问是，他们的课程设置中是否需要团体心理咨询或治疗的课程。如果没有团体心理咨询或治疗有效的科学依据，那么本书和心理咨询项目的学习者所学的团体心理咨询课程，似乎无非是一些学术官僚机构强加于他们之上的待入圈套。此外，如果心理咨询师不能向他们所在的学校展示团体工作有效的证据，团体工作将很快被取消。

本章将帮助读者发展自己对团体工作效能的研究和项目评估的意识。本章将分五个独立部分展开。第一部分将提供团体心理咨询、咨询效能及其评估的定义。第二部分、第三部分和第四部分将会讨论与团体工作效能相关话题的研究。本章以讨论收尾，探讨心理咨询师如何评估自己的团体工作。

定义

本章的关键术语是团体工作、效能和评估。如果对这些术语没有清晰的理解，本章其余部分的内容将会毫无意义。

团体工作

本章我们将在团体工作专业人员协会的团体工作定义下进行讨论。团体工作专业人员协会将团体工作定义为"在团体促进的过程中应用知识与技巧，以协助相互依赖的一群人达成他们可能是内心的、人际间的或工作关系中的共同目标"（Wilson，Rapin，& Haley-Banez，2000a，pp. 2–3）。团体工作的四种形式是任务/工作团体、心理教育团体、心理咨询团体和心理治疗团体。

效能

在公共服务行业中，效能（efficacy）指的是"达到预期目标或预期结果的程度"（Barker，1995，p. 116）。一个可能会被提出的团体心理咨询效能问题是："认知团体心理咨询师会在多大程度上影响暴食症患者？"然而这样的问题很难回答，因为这个问题中的两个关键术语（认知团体心理咨询和暴食症）各自都可能有很多含义。暴食者（bulimic）这个术语指的是非清除型暴食症患者还是清除型[①]暴食症患者？如果可能，还需考虑更细致的效能问题。那么，在暴食者的例子中，问题可以是："在小型团体心理咨询设置中，对个体造成挑战的外形和体重扭曲可以在多大限度上减少非清除型暴食症个体每周暴饮暴食的次数？"

评估

在公共服务行业中，评估（evaluation）指的是一种系统性的努力，以确定某一特定项目成功与否，而不考虑是否产生可归纳的知识（Arora et al.，2017）。一个典型的评估问题可能是："在俄勒冈州尤金镇的简·多伊（Jane Doe）心理咨询中心，每周的暴食症团体在多大程度上帮助来访者减少了他们的清除型行为？"

---

① 清除（purge）型，指通过催吐、泻药等清除体内食物的行为。——译者注

团体心理咨询效能

在本节中，我们将讨论团体心理咨询效能的四个主题：专业化议题、有效的心理咨询师实践、特定人群和关键议题。

团体心理咨询中的专业化议题

乍一看，像前一章结尾提到的效能问题可能更应是研究人员而非临床人员关注的领域。但效能问题在心理咨询师这一领域是很关键的。具体而言，效能问题在伦理、专业化和经济性方面发挥着重要作用。

伦理。对于所有心理咨询师，包括那些从事团体工作的心理咨询师，都有两个主要的伦理考量，即非恶意与善行。

医疗服务中最古老的准则之一就是：最重要的是勿造成伤害。这条准则抓住了非恶意伦理原则的精神。在本章的后面，我们将回顾被认为是团体心理咨询"伤害"的部分，目的是让团体心理咨询师学会怎样避免此类伤害。

善行的伦理原则要求心理咨询师从事有利于来访者的活动。因此，心理咨询师必须寻求有效的干预措施，并且避免或放弃被认为无效的干预。例如，一些理性情绪疗法心理教育项目已经开发出来，供学校心理咨询师在教室中使用。然而，正如本章后续将要讨论的，研究者并未发现这些干预是有效的。尽管没有证据表明这些大型团体干预措施会对儿童造成伤害，但它们确实浪费了可以用于更有成效的活动的教学时间。

信息栏 7.1 案例研究：从来访者视角看获益与问题

阅读万利斯（Wanlass）、莫雷诺和汤姆森（Thomson，2005）发表在《团体工作专业人员期刊》（*The Journal for Specialists in Group Work*）上的《进食障碍团体心理治疗：回顾性案例研究》（*Group Therapy for Eating Disorders: A Retro-spective Case Study*）一文

的第 9 页到第 11 页。

在所有心理咨询形式中，重要的是研究者和评估者注意到来访者的观点。在阅读案例研究的指定三页之后，说出你从来访者的声音中得出的可能发生在团体心理咨询过程中的利与弊。

专业精神。在任何活动中，区分专业人员与新手的一种行为是，专业人员将其行动建立在科学知识而非个人偏好或突发奇想上。这种专业行为的特定术语是知情实践（informed practice）。其实，心理学家的行为准则要求临床医生的工作反映基于研究的科学知识的实际应用（American Psychological Association，2017a）。因此，团体心理咨询

师在这件事上有责任找到并使用这些知识。

经济。螺旋上升的支出促使企业和政府一同在医疗保健系统上实施成本控制机制（McConnell et al.，2017）。这些机制的一般叫法是管理式保健（managed care）。管理式保健的出现迫使团体心理咨询师证明团体方法的成本效益（Roback，2000）。因此，效能议题在专业心理咨询师所在的实践设置中变得至关重要。在我们现在所处的环境中，效能问题不再是大学研究人员唯一关心的问题。

团体心理咨询中的有效心理咨询师实践

团体工作专业人员协会定义了团体心理咨询的有效组成部分，并且为心理咨询师开发了特定知识与技能。这可以指导学生了解，在团体心理咨询实践中什么是有效的并对之加以应用（Wilson et al.，2000a）。在此，我们将回顾一般性的团体心理咨询文献，接下来讨论被认为特别有效的心理咨询实践。研究将依据特定因素、非特定因素和团体心理咨询模式考虑。

特定因素与结果

特定因素（specific factors）这一术语在这里指特定心理咨询理论所独有的心理咨询师行为。有一个例子是利用对认知扭曲的反驳来对抗身体意象问题。团体心理咨询中一般采用的特定因素包括应用结构和提供替代方案与指导。

使用结构。在对研究文献的分析中，加兹达、霍恩和金特（2000）发现了使用结构化团体策略的确定趋势，这与传统的非结构化团体方法相反。结构化团体是在行为心理咨询和技能训练的影响背景下发展出来的。罗德（Rohde）和斯托克顿（Stockton，1994）回顾了40年来结构在治疗性团体中的角色和效能的争论。早期团体心理咨询理论家建议，团体带领者应避免影响团体文化的自然发展。然而，后来的团体心理咨询研究者发现，缺乏结构会让来访者产生一些不受带领者欢迎的现象，如认知扭曲、人际交往恐惧、主观困扰和过早终止等。

将结构应用于团体已被发现是有益的，但心理咨询师应该在这方面谨慎行事。不是所有结构类型都有利于所有团体。例如，应用自我暴露契约能够提高团体的吸引力，但会降低成员的"相互喜欢"（Ribner，1974）。值得注意的是，结构的积极影响可能与来访者参与冒险的能力有关（Evensen & Bednar，1978）。具体而言，结构水平越高，低风险承担者对心理咨询的负面评价就越高。同样，高结构水平可能导致较低水平的团体凝聚力（Lee & Bednar，1977）。执业者被鼓励将技术使用与团体成员的个性相互匹配。

提供替代方案与指导。团体心理咨询指导的力量在于，心理咨询师能够与来访者明确心理咨询任务与目标。向来访者提供替代方案的力量在于，它通常能够防止来访者产生阻抗（Brehm，1966）。研究明确指出，明智的指导应用和明智的替代方案是来访者行为随特定人群的改变而改变的原因。

弗劳尔斯（Flowers，1979）发现，训练有素的团体心理咨询师比新手团体心理咨询师为来访者带来更多的进步，因为他们给团体成员的反馈中提供更少的建议和更多的替代性选择与指导。此外，使用替代性选项和指导的学生心理咨询师比不使用者给来访者带来更多的进步。然而，学生心理咨询师使用这些干预的频率较低，总体上对来访者的改善也较少。有趣的是，团体来访者通常将替代方案和指导视为优质的治疗，而团体带领者却往往认为这不利于他们的来访者成长。弗劳尔斯的研究表明，没有受过专门训练以避免给出建议的心理咨询师可能倾向于这样做。

非特定因素与结果

无论理论取向如何，心理咨询的非特定因素是心理咨询中产生变化的要素。杰尔索（Gelso）和卡特（Carter，1994）确定了一些他们认为在所有心理咨询中均起作用的非特定因素。这些因素中研究最多的是工作联盟。其他在团体心理咨询文献中提到的非特定因素包括治疗因素、团体发展和领导力。

工作联盟。实证研究证据表明，工作联盟（也称为工作关系）是所有心理咨询的重要组成部分。实际上，工作联盟分数是最显著的心理咨询结果预测因子（Horvath，2000）。博尔丁（Bordin）将工作联盟定义为具有三个同等且互相影响的组成部分，即目标（在心理咨询目标上的合作）、任务（在心理咨询任务上的合作）及纽带（相互影响纽带）。

团体过程促进了工作联盟在所有来访者中的展开（Glatzer，1978）。在团体心理咨询中，来访者 - 治疗师与来访者 - 团体（团体作为一个整体）这两个联盟都被认为是对结果有预测性的（Compare，Tasca，Lo Coco，& Kivlighan，2016）。

疗效因子。虽然工作联盟理论对于个体心理咨询研究具有巨大的影响，但它对团体心理咨询研究的影响却是有限的。关于团体心理咨询中非特定因素的大部分文献集中在亚隆（1985）的疗效因子理论上，该理论假定以下 11 种疗效因子在团体心理咨询中起效：希望灌注、普遍性、传递信息、利他主义、原生家庭的矫正性重现、发展社交技能、行为模仿、人际学习、团体凝聚力、宣泄和存在主义因子。巴里（Barry）和帕内尔（Panel，1999）的著作涵盖了这些因素的在网络上公开和权威的描述。布特勒（Butler）和福尔曼（Fuhriman，1983）回顾了 10 年来对亚隆疗效因子的研究。在他们的研究综述中，来访者被要求根据其治疗价值对这 11 个因素进行排名。布特勒和福尔曼的研究支持了亚隆关于高疗效因子三元组的观点，即自我理解、宣泄和人际互动（输入）。

十多年后，肖内西（Shaughnessy）和基夫利根（Kivlighan，1995）指出，这些早期研究分析的复杂程度不够。肖内西和基维利根没有从来访者角度给 11 个因子排序，而是使用聚类分析，将来访者描述为三类回应者：（1）广泛回应者；（2）自我反思回应者；（3）其他指向性回应者。广泛回应者是最大的群体，对所有 11 种疗效因子的支持率都是一致的。第二大类，即自我反思回应者，对特定疗效因子三元组评价最高。基于他们的分析结果，肖内西和基夫利根建议团体心理咨询师在团体心理咨询中应纳入广泛的疗效因子，而不是专注于少数来访者的少数因子。

团体发展。评估团体过程和结果的基础是理解团体发展的各个阶段（Zimpfer，1984）。团体发展的大部分研究基于塔克曼（1965）的五阶段理论，这五个阶段分别为

信息栏 7.2　案例研究：人际关系心理治疗团体

麦肯齐（MacKenzie）和格拉博瓦克（Grabovac，2001）在《心理治疗实践与研究杂志》（*Journal of Psychotherapy Practice and Research*）上发表了题为《适用于抑郁症的人际心理治疗团体》（*Interpersonal Psychotherapy Group*，IPT-G）的文章，文章介绍了一系列案例研究。请阅读团体管理问题部分（p. 48）和成员的案例研究 #6（p. 49）。读完这两页之后，检查一下文章中提到的 IPT-G（p. 48），你认为哪些方面已经融入了自己的团体工作中。使用以下表格记录你的结果。

序号	内容	使用
1	在第二次团体对症状进行全面回顾后，不鼓励对症状进行长时间讨论	
2	团体环境被用于提升和探索有关人际关系的行为和情感回应	
3	成员之间的消极关系主题是通过问题解决的方法处理的，而不是使用心理动力学进行解释	
4	过去的关系模式，包括原生家庭中的关系模式，是用于发展对现有模式的理解的	
5	主要关注点在于修正当前环境中的重要关系和社会化模式	
6	使 IPT 适应团体形式的一个主要挑战是确保持续关注人际现象	
7	前四次团体的结构应保证所有的成员不仅知道他们必须解决的议题，还要对其他成员的议题有了解	
8	关注点主要针对当前的外部关系或境况	
9	团体中的紧张可以在早期以问题解决方式处理。不主张对过程意义进行延伸探索	
10	将改变应用于当下的外部环境，使用团体作为反映性舞台，以报告这些努力和被提出的个人议题	

形成阶段、暴风骤雨阶段、规范阶段、运作阶段和休整阶段。马普勒（Maples，1988）通过 5 年的数据收集工作完善了塔克曼的工作，并且根据她的数据分析发展了一个星型设计的 20 个子阶段模型。在每一个阶段或星星的每个角，马普勒都提供了可被用于实践的定义，以便更好地评估临床进程。

领导力。团体领导力研究遍布心理咨询文献，因为团体带领涉及团体心理咨询的许多特征的相互作用，因此它不符合任何简单的定义（Stockton & Morran，1982）。此外，领导力职能与团体成员获得的治疗进展之间的关系仍显混乱（Conyne，Harvill，Morganett，Morran，& Hulse-Killacky，1990）。但是，不管心理咨询师的技术如何，当心理咨询师的态度为来访者接受时，来访者更有可能报告积极的治疗结果（Beutler，Jobe，& Elkins，1974）。

除了心理咨询师的态度之外，文献还指出了三个重要的非特定领导力因素：即希望感、团体领导力风格和个人特质。

有效的带领者会将希望感投射给他们的来访者，行为上表现为承认来访者改变的资源和潜力，对团体心理咨询的有效性传达清晰有力的信念，以及展现自信和个人力量（Couch & Childers，1987）。虽然文献指明希望是团体心理咨询中的一个疗效因子，但它缺乏使用策略。

阿布拉莫维茨（Abramowitz）、罗巴克（Roback）和杰克逊（1974）发现了有效带领者的另一个领导力因素：将心理咨询师领导力风格与来访者个性相匹配能促进积极的团体心理咨询结果。他们根据罗特（Rotter，1966）有关内、外部控制源的研究描述来访者的个性。被描述为拥有内部控制点的来访者认为生活事件是能动性的结果。相比之下，那些认为运气和强大力量决定生活结果的来访者被描述为拥有外部导向的控制点。阿布拉莫维茨等人（1974）发现，非指导性技术对于内部导向的来访者比指导性技术更有效。对于外部导向的来访者而言，情况相反。

某些个人特质也可以区分有效能与无效能的团体带领者（Combs，Avila，& Purkey，1978）。文献表明，有效能的带领者比低效能的带领者更积极，且有效能的带领者对来访者持有更积极的理解。此外，有效能的团体心理咨询师比无效能的团体心理咨询师在团体互动中展示出更多的情感支持行为（如关心、倾听和灵活性等）（Stockton，Morran，& Velboff，1987）。

团体心理咨询模式与结果

团体心理咨询文献充满了对不同类型团体的结果研究回顾。将团体类型归入四种模式（任务 / 工作团体、心理教育团体、心理咨询团体和心理治疗团体）更容易让这些回顾被消化。这些是团体工作专业人员协会正式认可的模式（Wilson et al.，2000a）。

任务/工作团体。任务/工作团体的分类包括工作组（task force）、委员会（committee）、计划团体（planning group）和研究小组（study circle），所有这些都是为了确定和完成特定任务。因为这不是一种治疗模式，所以通常由专业心理咨询师之外的个体带领这些团体。然而，有时心理咨询师会以顾问等角色与这些团体工作。考虑到任务/工作团体的这些非治疗性特质，有关这些团体的文献将不在本章进行回顾。

心理教育团体。心理教育团体的目的是预防心理失调（Wilson et al.，2000a）。尽管心理教育干预最初是为教育背景而设计的，但心理教育团体的使用已经扩展到学校与学生之外。心理教育干预目前用于对所有类型的来访者进行教育，内容涉及潜在的危险（如艾滋病）、发展性生活事件（如空巢）及生活技能（如自信）等。

心理咨询团体。心理咨询团体干预聚焦于人际关系的发展与问题解决（Wilson et al.，2000a）。心理咨询干预的实例包括 T 团体、敏感性团体和会心团体。心理咨询团体的重点是促进成长与解决常见生活危机。正因如此，典型的心理咨询团体不进行病理矫正。美国学校心理咨询师协会（American School Counselor Association，ASCA，2014a）在团体心理咨询上的立场声明指出，这种治疗方式是"全方位指导与心理咨询项目的整体组成部分"（p.1）。

心理治疗团体。心理治疗团体旨在解决生活中的个人与人际问题，矫正知觉与认知扭曲或功能失调行为的重复模式，以及促进严重和/或慢性功能失调个体的个人与人际成长与发展（Wilson et al.，2000a）。

布德曼（Budman）、德姆比（Demby）、费尔德斯坦（Feldstein）和戈尔德（Gold，1984）为心理治疗干预研究提供了很好的例子，其中，他们的心理动力学取向团体方法被发现对治疗具有严重性格问题的来访者是有效的。

特定来访者群体的团体心理咨询效能

不论采用哪种模式，特定来访者群体的团体心理咨询结果都是沿单一连续体下降的。这个连续体分布的主要节点是有效干预、无效干预和有害干预。科学知识按照有效、无效和被发现有害的部分被传递给特定来访者群体。

文献表明，团体心理咨询对各类关注的问题和诊断均有效。在来访者关注的方面，团体工作已在以下方面取得积极的结果：

- 焦虑；
- 童年攻击性；
- 离婚；

- 大便失禁；
- 纤维肌痛；
- 赌博；
- 悲伤；
- 过度使用网络；
- 孤独；
- 性虐待创伤；
- 性功能障碍。

对于被诊断为精神障碍的个体，团体心理咨询可提升其生活质量并减轻其与以下障碍相关的症状：

- 成瘾性障碍；
- 双相情感障碍；
- 抑郁障碍；
- 饮食障碍；
- 强迫障碍；
- 人格障碍；
- 创伤后应激障碍；
- 精神分裂症；
- 社交焦虑障碍。

信息栏 7.3 自我觉察干预连续谱

团体工作干预可以落在一个从有效到有害的连续谱上。想想你作为成员参加的最后一个团体（任务型、心理教育型、心理咨询型或心理治疗型）。你将把这次团体经历放在这里所呈现的连续谱的什么位置？为什么？还可以想想你作为团体促进者参与的最后一个团体（任务型、心理教育型、心理咨询型或心理治疗型）。你将把这个团体经历放在这里所呈现的连续谱的什么位置？为什么？

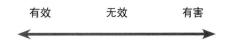

有效　　　　　无效　　　　　有害

既然我们已经了解了团体心理咨询在一些特定领域的效能，现在我们探讨团体心理咨询效能与几个关键议题之间的关系。

团体心理咨询效能中的关键议题

团体心理咨询是一项复杂的治疗活动。在本节中，我们将探讨影响团体心理咨询效能的五个关键问题：（1）多元文化理解；（2）有害干预；（3）将团体心理咨询伤害降到最低；（4）心理咨询师的行为；（5）伤害预防。

多元文化理解。多样性是决定团体心理咨询效果的关键因素。对文化、认同和社会化的表述方法将会影响我们对团体心理咨询效能的讨论。例如，在一项针对职业女性的研究中心，只有当团体心理咨询专门解决女性社会化问题时，职业自我效能感和职业探索才会增加（Sullivan & Mahalik，2000）。在其他研究中，以文化为中心的团体干预对以下团体的年轻人产生了积极的效果：美洲原住民、夏威夷人、拉丁人、LGBTQ 群体、黑人和亚洲人。例如，克雷格（Craig）、奥斯汀（Austin）和麦金罗伊（McInroy，2014）研究了基于学校的心理咨询团体对支持多种族、性少数青年人弹性的影响。这个项目名为 ASSET，以每周以此、每次平均 45 分钟的课程形式提供 8 ~ 10 次团体干预。这些团体与 6 ~ 12 位成员工作。三个结果变量中的两个（即自尊与积极应对）均取得了积极的前测 / 后测结果。

但是，类似克雷格等人（2014）的研究在文献中很少见。团体效能方面的实证研究必须考虑到服务人群的整体范围。我们推荐心理咨询师持续在团体心理咨询中了解文化局限性（Sayin et al.，2008）。团体工作专业人员协会关于多元文化胜任力方面的文件在研究或评估与不同人群的团体工作应考虑的议题上提供了有益的指导（Singh，Merchant，Skudrzyk，& Ingene，2012c）。

有害干预。团体心理咨询为专业心理咨询师提供了一种有力的工具，以应用于多种心理和身体健康问题。但是任何有效的治疗工具均有可能伤害来访者（Hadley & Strupp，1976）。因此，团体心理咨询的效力也可能会对来访者造成伤害。这里所说的伤害，指来访者心理功能的持续恶化是直接由心理咨询干预造成的（Crown，1983）。

伯金（Bergin，1963）在研究文献中引入了这样一个观点，即心理咨询可以对来访者产生积极的和消极的影响。关于消极影响的产生，伯金建议心理咨询师对自己的行为更加谨慎和具有批判性——仔细消除无用或有害的治疗技术。之后，伯金（1966）和他的同事检查了消极影响方面的研究文献并报告称，心理咨询中的一般伤害比率为9% ~ 11%（Lambert，Shapiro，& Bergin，1986）。

团体心理咨询研究人员并未忽略在一般心理咨询文献中有关伤害率的持续争论。他们首先将注意力指向个人成长团体的干预上（如 T 团体、会心团体和马拉松团体等）。报告的干预伤害率差异很大（Kaplan，1982）。然而，对这些团体干预的心理咨询研究发现，团体干预的伤害率并不高于一般心理咨询的伤害率（Lambert et al.，1986）。

信息栏 7.4　多元文化案例研究：乔兰

请阅读团体工作专业人员协会的《多元文化与社会公平胜任力准则》中的案例研究2，"乔兰"（Singh et al.，2012c）。

然后，使用以下表格，对乔兰案例研究中包含的觉察胜任力给自己打分。

你认为自己的哪种觉察胜任力评分最低？你可以做些什么可以提高这方面的觉察胜任力？

1	自我觉察和团体成员觉察：当团体工作者朝着多元文化和社会正义倡导胜任力发展时，他们会……	觉察胜任力自我评分		
		低　　　　　　　　　　　　　　　高		
2	对团体成员的多元文化和多层次认同展示出越来越高的觉察程度和敏感度	1　2　3　4　5　6　7		
3	表现出对不同联结和沟通方式的觉察。团体工作者觉察到不同的沟通方式与一个人的文化世界观的各种细微差异有关。他们觉察到，如果生活在以排斥和贬损他人为基础的社会中，人们习得的神话、刻板印象和假设是如何影响团体动力的	1　2　3　4　5　6　7		
5	觉察到机会匮乏和压迫制度（如性别歧视、阶级歧视、同性恋歧视等）可能导致团体成员面对的障碍，并且了解为解决这些障碍，怎样将倡导重点整合进团体学习中	1　2　3　4　5　6　7		

治疗师选择的干预可能导致团体心理咨询伤害。例如，戴维斯（Davies）、伯林盖姆（Burlingame）、约翰逊（Johnson）、格利夫（Gleave）、巴罗（Barlow，2008）发现，对于那些报告所在团体处于高冲突状态的成员而言，团体环境反馈（group-climate-feedback）干预对结果有负面影响。

来访者变量也能够导致团体心理咨询伤害。斯莫科夫斯基（Smokowski）、罗斯（Rose）和巴卡劳（Bacallao，2001）在他们的研究中发现，"成为团体伤害的个体具有以下特征：（1）由于他们生命过程中的'连环'问题而尤其脆弱或敏感；（2）团体内外都缺乏支持性社会关系"（pp.247–248）。斯莫科夫斯基等人强调，"为预防伤害，心理咨询师必须建立对不同人格结构、学习风格和情感取向都具有包容性和敏感性的团体规范"（p.248）。

将团体心理咨询伤害降到最低。尽管团体心理咨询似乎没有比其他心理咨询干预更危险，但仍会造成伤害。因此，根据非恶意的伦理要求，职业心理咨询师必须学习如何最大限度地减少团体心理咨询伤害。这种伤害通常是由于两个原因造成的，即团体前筛查不足和心理咨询师的误导性行为。接下来我们将讨论这些议题和伤害预防。

在没有团体心理咨询禁忌知识的情况下，专业心理咨询师无法进行恰当的团体前筛查。禁忌（contraindication）指的是来访者的症状、病况或一般情况对采取某些行动提出警示（Barker，1995）。所幸的是，团体心理咨询研究者们已经为心理咨询和心理治疗干预归纳了一些禁忌症。就心理咨询和心理治疗模式而言，托斯兰（Toseland）和史坡林（Siporin，1986）详细介绍了三种禁忌：实际障碍、特殊治疗需求和来访者人格功能。为了帮助从业者在心理咨询和心理治疗类团体心理咨询干预中筛查来访者，我们将会更详细地检验这三个领域。首先，托斯兰和史坡林（1986）列出了在开展团体心理咨询时的以下现实障碍：

- 缺乏具有类似议题的来访者；
- 来访者对团体心理咨询方式的抵触；
- 日程安排问题；
- 缺乏有资质的心理咨询师；
- 缺乏机构或学校支持。

就来访者的治疗需求而言，一些来访者（如处于危机中的和高自杀潜在性的那些人）需要更直接的、一对一的关注（Gazda et al.，2000），这不是团体心理咨询可以提供的。而且，一些来访者可能确实需要私人治疗场所，以讨论高度敏感的议题或关键决定（Toseland & Siporin，1986）。

许多人格因素也是团体心理咨询安排的禁忌。布德曼、德姆比和兰道尔（Randall）在对团体心理咨询效果的研究中遇到了一位治疗受害者——一位在人际敏感性、偏执性思维和精神病性思维方面测量得分很高的来访者。相似地，其他研究者也评论说，团体心理咨询的强烈禁忌包括极端的人际敏感性、偏执性思维和精神病性。

研究者同样也一直表明，改变动机低是团体心理咨询的强烈禁忌（Crown，1983）。因此，专业心理咨询师应该谨慎评估这个明显但常被遗忘的来访者特征。见吉塞拉（Gusella）、布特勒、尼克尔斯（Nichols）和伯德（Bird）对于团体心理咨询中这一变量测量的精彩讨论。

德西诺（Delsignore）、卡拉罗（Carraro）、玛蒂埃（Mathier）、兹诺伊（Znoj）和施奈德（Schnyder，2008）检查了与治疗相关的控制信念是否能预测团体心理咨询的长期（即治疗后）结果。他们发现，高度期待由治疗师胜任力决定团体效果的那些团体心理咨询的来访者，其长期结果是最差的。德西诺等人从理论上认为，对持有这些期望的来访者而言，其动机是源于外界的，所以在团体治疗结束后，他们由于缺乏外部的事件（如团体反馈、心理咨询师支持等）而有所退步。他们建议心理咨询师筛查有这种适应不良性期待的来访者，并且在治疗前处理这些期望。

团体心理咨询师经常忘记评估的来访者的另一个明显特征是来访者对焦虑与挫折的

耐受度。低耐受度让来访者在团体心理咨询中面临伤害的风险。关于这种耐受度，霍维茨（Horwitz，1976）有精彩的阐述。

一个团体经常由于成员间竞争时间和注意力而引发成员的挫败感。他们的共同愿望是成为最受欢迎的"小孩"。尽管对于团体经验而言，支持也是一个重要的维度，但在团体成员关系的开始阶段，它可能会被焦虑所掩盖。通过进行自我毁灭行为处理高度紧张的患者往往会因焦虑而逃跑，所以最好将其从团体中排除（p.506）。

被提到的禁忌有一种特殊类型的焦虑，即对自我暴露的强烈恐惧（Gazda，1986）。

团体心理咨询禁忌的人格问题包括边缘型人格障碍和精神病性。另外，患有严重精神分裂症的人也禁止参加团体心理咨询。还有一种禁忌症是个体的情绪明显不稳定。

最后，应考虑针对儿童和青少年的两种禁忌。第一，休格（Sugar，1993）建议在这些人群中禁止使用会心团体和马拉松团体，因为这些团体干预可能呈现的素材对他们尚处于萌芽状态的自我而言过于强烈。第二，拜多（Baider）和德努尔（De Nour）警告说，青少年癌症患者需要在他们开始任何团体心理咨询前保持医学上的稳定。他们发出这个警告，是因为他们发现，团体心理咨询能够去除否认的防御机制，而这种防御机制是医学上不稳定的癌症患者所需要的，能使他们功能性适应并充满希望。

团体心理咨询的禁忌如下：

- 强烈的自我暴露恐惧；
- 边缘型人格障碍；
- 极端人际敏感；
- 低焦虑耐受性；
- 低挫折耐受性；
- 低改变动机；
- 情绪明显不稳定；
- 偏执；
- 精神病性；
- 精神病性思维；
- 精神分裂症；
- 重度抑郁；
- 严重的冲动控制问题；
- 不稳定的身体健康状况。

另外，研究发现，回顾案例研究能够使心理咨询事实"生动起来"。因此，我们建议大家参考比洛（Billow，2016）、布兰德斯（Brandes，1977）、布德曼（Budman et al.，1980）和卡普兰（Kaplan，1982）等人对团体心理咨询伤害方面的丰富描述。

有关禁忌的研究回顾，有两个事项需要我们注意。首先，这项谈论仅适用于心理咨询和心理治疗模式。研究文献没有标明禁忌是否适用于心理教育干预。例如，众所周知，心理咨询团体对于极端害怕自我暴露的来访者是禁忌。然而，同样的来访者可能发现心理教育团体对其是有帮助的（Gazda et al.，2000）。事实上，心理教育团体经验可能为有效的心理咨询干预奠定基础，或者其本身就是足够的干预。其次，越来越多的证据表明同质性（这里的同质性指团体中的所有来访者具有相同诊断；异质性指的是团体包含不同诊断的来访者）心理教育团体对于边缘型人格障碍和精神分裂症的来访者是有效的。此外，一般而言，在同质性团体设置中，团体治疗精神分裂症或边缘型人格障碍越来越受欢迎。如果有禁忌症的未解答信息和矛盾信息，心理咨询师该怎么做？业界普遍认为，团体心理咨询筛查时最好的做法是考虑前文列出的禁忌，而非盲目应用。心理咨询师在应用这些禁忌时，最好具体案例具体分析，从而为来访者提供最好的服务，这一点怎么强调都不为过。

心理咨询师的行为。尽管有关团体心理咨询来访者禁忌症的研究有些混乱，但对心理咨询师的行为和团体心理咨询的伤害有十分清晰的研究。心理咨询师的行为是团体心理咨询的伤害的根本来源（Hadley & Strupp，1976；Kaplan，1982）。哈德利（Hadley）和斯特鲁普（Strupp，1976）讨论了两种可能导致心理咨询伤害的心理咨询师行为：训练 / 技巧缺乏和心理咨询师的有害人格特质。

心理咨询师的技巧或知识缺乏可能以多种方式导致来访者受到伤害。例如，心理咨询师不了解团体心理咨询的来访者禁忌，可能会将来访者置于不明智的治疗情境中。另外，心理咨询师选择的来访者人群或采用的心理咨询技巧可能是他们未接受过培训的。心理咨询师也可能具备正确的技巧，但不顾临床表现而生硬地应用这些技巧（Crown，1983）。

例如，一位精神分析取向的心理咨询师可能在一次团体中为来访者做出精确的移情解释。尽管他熟练地应用了这项技术，但如果来访者并不具备所必需的观察性自我，就无法使用这个解释中所包含的洞察，那么这个干预就达不到预想的效果。这就如同当心理咨询师的专业工具箱里只有一把锤子时，整个世界也就变成了一堆钉子。优秀的心理咨询经验建设者在他们的工作中拥有并使用多种工具。

人格特质也可能成为关键因素。哈德利和斯特鲁普（1976）详细介绍了以下 12 种可能引发心理咨询伤害的人格特质：冷漠、强迫、极度需要他人改变、过度无意识敌意、诱惑、缺乏兴趣或温度（忽视）、悲观、缺乏真诚、虐待狂、自恋、贪婪、缺乏自我审查。这些特质的结合可能会导致带领者的破坏行为。在对团体伤害的经典考察中，利伯曼（Lieberman）、亚隆和迈尔斯（1973）界定了五种团体心理咨询带领者风格。他们发现，近乎半数的伤害是由有一种带领者风格造成的，包括最严重的伤害。他们称这种风格为攻击激活器（aggressive stimulator）。其特点是具有高刺激性输入、侵入、面质、挑战又有示范，以及高度积极的关怀（Lieberman et al., 1973）。根据哈特利、罗巴克和阿布拉莫维茨（1926）的研究，团体心理咨询伤害的关键起源因素与带领者的特质有关。

信息栏 7.5 自我觉察：乔哈里之窗和伤害 – 遗传特质

许多人都熟悉勒夫特（Luft）和英厄姆（Ingham，1961）的乔哈里之窗。在这项自我觉察练习中，我们想要帮助你把乔哈里之窗的垂直中心向右推移。哈德利和斯特鲁普（1976）详细介绍了可能引起心理咨询伤害的 12 种人格特质，如下表所列。在"我眼中的自己"一栏中，给你与他人的互动中每种特质表现出的频率进行排名。在"他人眼中的你"一栏中，如果其他人表示见到过你的这一特质，请勾选。

现在，查看完整的表格。在"我眼中的自己"一栏中，你排出的哪三种特质发生频率最高？这些特质在"他人眼中的你"一栏中进行检查了吗？根据这个表呈现的信息，是否有一种性格特质是你需要对其做一些工作的？要应对该特质，你第一步要做什么？

人格特质	我眼中的自己							他人眼中的你
	低						高	
冷漠	1	2	3	4	5	6	7	
强迫	1	2	3	4	5	6	7	
极度需要使他人改变	1	2	3	4	5	6	7	
过度无意识敌意	1	2	3	4	5	6	7	
诱惑	1	2	3	4	5	6	7	
缺乏兴趣或温度（忽视）	1	2	3	4	5	6	7	
悲观	1	2	3	4	5	6	7	
缺乏真诚	1	2	3	4	5	6	7	
虐待狂	1	2	3	4	5	6	7	
自恋	1	2	3	4	5	6	7	
贪婪	1	2	3	4	5	6	7	
缺乏自我审查	1	2	3	4	5	6	7	

心理咨询师对不适合的人群使用已知有效的干预也会产生消极的团体心理咨询结果。我们以在团体过程中为团体提供过程反馈的心理咨询师干预为例。在一项关于该主题的研究中，心理咨询师对团体氛围的反馈对报告团体处于高冲突状态的团体成员有明显的消极影响（Davies et al.，2008）。

心理咨询师对正在进行的团体过程的疏忽，可能导致边缘型人格障碍团体治疗的提前终止。哈默伦（Hummelen）、维尔贝格（Wilberg）和卡特鲁（Karterud，2007）发现，心理咨询师对团体心理咨询中忽略经历强烈消极情绪的来访者可能导致其脱落。

伤害预防。团体心理咨询师如何防止自己制造伤害？参加团体心理咨询课程是一个开始，因为它能帮助心理咨询师培养技能。罗巴克（2000）强调，从事团体工作的心理咨询师"需要经过专门的训练，以预防或减少非建设性面质，并且鉴别出受到伤害的患者"（p.120）。至于人格特质，获得有质量的督导是识别和矫正有害人格特质的关键。事实上，有质量的督导是如此重要，以至于心理咨询与相关教育项目认证委员会标准要求所有实习课和实习学生接受每周一小时的个体督导。另外，心理咨询与相关教育项目认证委员会和认证康复心理咨询项目的康复教育委员会均为实习课与实习督导课设置了严格的师生比（1∶5）（CACREP，2016；CORE，2014）。

团体心理咨询评估

团体工作专业人员协会的专业标准要求团体心理咨询师具备评估技能（Wilson et al.，2000a）。另外，在私人付费、州立和联邦资金来源付费时，通常需要有效性证明。在本节中，我们将聚焦于一种评估方法，它可以在心理咨询师工作的现场轻松进行。这种方法被称为非并行多基线设计（nonconcurrent multiple baseline design）（Watson & Workman，1981）。在举例说明之前，我们先看一下命名。多基线指使用三个或三个以上正在经历 A 阶段和 B 阶段的团体。A 阶段是一个有连续评估点的时间段，在该时段内没有团体心理咨询干预（即基线）。B 阶段是一个有连续团体心理咨询干预的时间段，每次干预结束时都会有一个评估点。通常，每阶段的最小评估点数量是三个。控制是通过改变 A 阶段的长度获得的。术语非并行意味着每个团体与其他团体不是同时进行的。

假设现在你想向你的主管部门展示你在你的机构内正进行的团体干预减少了青少年的非自杀性自残。团体干预计划为每周会面两次，分别为周二和周四，为期两周。因变量是计划进行评估的前一天（由智能手机 App 记录）非自杀性自残行为的次数。另外，假设你的机构没有能力一次运行一个以上的非自杀性自残团体。记住上述列举的参数，我们看一看评估的步骤。第一，给每组随机分配一个不同的 A 阶段长度（三天、五天或七天基线）。第二，对每组进行 A 阶段评估与 B 阶段干预和评估。每次只运行一组，整个过程应该需要三个月多一点的时间（信息栏 7.6 详细介绍了什么时候该进行评估和干预）。第三，将每个参与者的每个时间点数据输入 Excel。第四，使用所有 A 阶段 /B 阶段成对数据的非重叠百分比（即所有成对数据的非重叠）分析干预的有效性。帕克和万尼斯特（Vannest，2009）提供了如何使用非重叠百分比的优秀指导，并且有一个简单的在线程序可以免费计算该百分比（Vannest，Parker，Gonen，& Adiguzel，2016）。

信息栏 7.6　案例研究：多基线设计

日	A 阶段			B 阶段							
	周二	周四	周二	周二	周二	周四	周二	周二	周二	周四	周二
周	1	1	2	2	3	3	4	4	5	5	6
次数	1	2	3	4	5	6	7	8	9	10	11
团体 2*	Asm	Asm	Asm	I&A	I&A	I&A	I&A				
团体 1**	Asm		Asm	Asm	Asm	I&A	I&A	I&A	I&A		
团体 3***	Asm			Asm	Asm	Asm	Asm	I&A	I&A	I&A	I&A

* 随机分配给三点基线（即 A 阶段）长度的团体。
** 随机分配给五点基线（即 A 阶段）长度的团体。
*** 随机分配给七点基线（即 A 阶段）长度的团体。

考虑一下将来你想要参与的团体，回答以下问题。

1. 你将如何进行干预（即自变量）？

2. 你将用什么评估你的期待结果（即因变量）？

3. 你每周会进行几次评估和 / 或干预？记得在上述表格中记录此信息。

总结

在任何领域，初出茅庐的专业人士都有一个共同的经验，那就是热衷于运用新学习的技能。这些技能可以用来治愈伤痛并促成巅峰表现。然而，就像任何有力的工具一样，团体心理咨询技能可能带来好处，同样也可能引发伤害。因此，我们首先定义了效能，然后讨论如何测量它。之后，我们发现特定与非特定因素对团体心理咨询结果的影响。最后，我们讨论了针对特定来访者群体的团体心理咨询效能。

所有的团体心理咨询师均面临许多情况，他们也不确定在其中做什么能够帮助他们的来访者。时间和人类的复杂性不可避免地超越甚至最好的心理咨询师的预备培训。在令人困惑的临床情况下，心理咨询研究文献可作为无价的资源。

第八章

团体的四种类型：
任务／工作团体、心理教育团体、
心理咨询团体和心理治疗团体

▌ 梅琳达·海利（Melinda Haley）和乔纳森·W. 卡里尔（Jonathan W. Carrier）▌

　　团体工作包括许多类型的团体，目的是实现各种各样的目标。在本章中，我们将讨论由团体工作专业人员协会确定的四种专业化类型的团体：任务／工作团体、心理教育团体、心理咨询团体和心理治疗团体（Corey，Corey，Callanan，& Russell，2014）。虽然每种团体都具有相同的特点，但各自都拥有专门的不同目标，因此对团体带领者的技能也有不同的要求。在本章中，我们将描述心理咨询师经常带领的每种团体类型的最重要的和独有的特征，并对每种团体类型中有效的带领策略进行讨论。

任务／工作团体

　　对于任务团体［task group，通常称为任务／工作团体（task/work group）］这一专业化分类，团体工作专业人员协会将其定义为应用团体动力的原理和过程来改善实践并完成确定的工作目标（Conyne，2014）。任务／工作团体不同于心理教育、心理咨询和心理治疗等类型的团体，它主要强调完成一些团体目标，但这些目标并不特别针对个体的教育、成长或发展（Grow，Flache，& Wittek，2015）。相反，任务／工作团体的重点是实现绩效目标或者完成一项任务。这种差异包括用产出任务取代个人改变任务。因此，任务／工作团体会产生外部化结果（externalized outcomes），而非内在结果（internalized outcomes）。这些任务／工作团体的外部成果，无论是报告、建议、成就、事件，还是项目，往往是成员获得成员身份的原因（Cohen，2011；Grow et al.，2015）。任务／工作团体的成果范围和这类团体的成员构成、设置和目标一样广泛而多样。团体成员完成团体任务的方式也各不相同（Benchmark Institute，2010）。

任务／工作团体区别于团体工作中其他专业化分类的另一个方面是，它往往会突然结束（Shepherd，Patzelt，Williams，& Warnecke，2014）。一旦某个既定任务完成，团体往往会迅速终止（Gladding，2011）。对于团体组建以及团体生命周期本身，这是一项重要的考量因素。不像在其他团体（如心理咨询团体）中，成员亲身投入，并且依靠团体内出现的关系实现个人成果，任务／工作团体的成员可能认为参与团体内的人际关系与成果无关。此外，这些任务／工作团体往往由未经训练的个体"运行"，这些人本身也可能认为关注团体内的人际关系与成果没有关联性（Nielsen，2013）。

任务／工作团体，特别是"会议"子类型通常由非专业志愿者带领，他们在团体带领方面几乎没有接受过任何培训（Benchmark Institute，2010；Dykeman & Appleton，2006）。这些非专业带领者很容易让人们得出这样的结论："有什么大不了的？运行一个团体……带领这次会面……促进这个委员会……不会有多大挑战性。"许多这样的团体面临组织和管理不善，让团体成员产生挫败感，也不利于团体目标的实现（Benchmark Institute，2010）。关于任务／工作团体的丰富文献证明：带领一个成功的任务团体往往是一项复杂的工作（Gladding，2011；Nielsen，2013），而这项工作非常适合受过正规团体动力培训的专业心理咨询师。

在其他一些情况下，也会出现相反的动力。例如，如果任务团体的一些成员拥有令人印象深刻的资历（如医生、律师、CEO、教师或教授等），那么在其他团体成员看来，这些成员在团体内拥有更大的权力。这些成员可能被视为与任务相关的专家，即使事实上他们可能不是（Goodman，Alexander，Chizhik，Chizhik，& Eidelman，2010.）；他们也可能被其他成员视为更有能力，从而过度影响团体动力，最终影响任务的完成结果。

合作（一起工作）并不总是容易的。人们可以回想起富有成效的会面和团体，也可以回想起没有什么成就、似乎是在浪费时间的团体（Crichton & Templeton，2013）。此外，被一些参与者认为成功的团体经验，可能会被其他人认为是无效的（Crichton & Templeton，2013；Shepherd et al.，2014）。我们主张的信念为，熟练的领导力（如专业心理咨询师通常示范的领导力）是任务／工作团体成功的关键。带领任务／工作团体的专业知识可以且应该在带领任务／工作团体之前通过教育和培训获得（Benchmark Institute，2010；Gladding，2011）。

任务的概念可以是持续的，也可以是有限的。例如，一家公司的董事会有一项管理或监督公司财务状况的持续任务：公司在市场上的生产力和竞争力取决于它投资什么，如何分配利润等。这项任务是持续的、长期的，可能超过成员的任期。董事会通常是任命或选举产生的，任期为一届（Walther，2015）。

信息栏 8.1　选择任务团体的带领者

一所社区学院的院长指示五名英语教师组成一个任务团体。团体的目标是找出英语系内学生成功率较低的课程，并且制定策略，以提高学生在这些课程中的成功率。这五位英语教师都没有带领或推动任务团体的经验或受训经历。院长可以采取哪些措施提高任务团体的有效性？

其他任务／工作团体（例如，为一项事业召集社区响应团体，招聘委员会，或者为某次社区夜间外展工作成立志愿者团体，等等）都说明了任务／工作团体的有限形式。这些团体由一群拥有共同目标和终点的人组成。任务／工作团体处理一个特定问题，一旦目标实现，团体就会解散（Benchmark Institute，2010）。

克莱顿（Crichton）和坦普尔顿（Templeton，2013）主张，某些标准是在合作团体（collaborative group）内成功完成任务的必要条件。这些标准包括以下几点：（1）团体的合作环境；（2）团体为实现其目标可支配的资源；（3）来自团体成员的投入；（4）为完成任务，对团体共同目标进行的投入；（5）团体成员之间促进性的和真诚的沟通，以及尊重和信任；（6）团体成员处理信息和驾驭人际动力的能力；（7）团体的结构；（8）团体制定明确目标的能力；（9）所有成员平均分担工作量；（10）团体成员以往与任务有关的经验。

此外，基准研究所（Benchmark Institute，2010）确定了创造成功任务／工作团体经验的因素。这些因素包括：（1）团体的生产力；（2）成员对经验的满意程度；（3）团体随着时间的推移发展的情况。最终，一个任务／工作团体是否有效取决于团体的规模、团体目标及其最终目的，以及团体成员的合作情况（Benchmark Institute，2010）。

任务／工作团体的模式

在本节中，我们将简要回顾对任务／工作团体进行概念化的三种模式。由于篇幅有限，我们无法对每种模式进行详细描述。因此，我们鼓励读者自行查寻任务／工作团体带领模式的更多信息。

任务团体绩效模式（task group performance model）（Conyne，2014；Conyne，Rapin，

& Rand，1997）侧重于带领者为推动任务 / 工作团体的成功，在干预措施上做出关键选择。第二种模式，过程和内容的平衡模式（balancing process and content model），强调过程和内容之间的平衡（Hulse-Killacky，Killacky，& Donigian，2001）。第三种模式，整合模式（integrative model），帮助团体带领者根据环境、团体活动和团体生产效率的相关因素来评估团体的建设性（Tziner & Chernyak-Hai，2012）。

任务团体绩效模式。科奈尼等人（Conyne et al.,1997）提出的任务团体绩效模式基于两个原则：（1）开放系统（open system），其中特别关注任务 / 工作团体运作的独特环境；（2）基于绩效的框架（performance-based framework），其中任务团体的最终结果是完成一项任务或者实现工作产出（Conyne，2014；Conyne et al.，1997）。使用这种模式的团体带领者在团体发展的关键时刻从多个选项里选择一种干预措施。每一个选择都有可能引领团体走上不同的发展道路，从而潜在地影响团体的成功。

科奈尼（1997）、科恩和史密斯（1976）指出，带领者是从三个组成部分的复杂互动中做出这些选择的，这三个部分包括：（1）带领者干预的类型（即问题解决类型或团体过程类型）；（2）带领者干预的水平（即个体、人际、团体或组织水平）；（3）带领者干预的功能（即关怀、意义、激励或管理）。

任务 / 工作团体带领者选择的每一项干预措施都会影响任务团体的进行。带领者的选择基于他认为什么是能使团体走上成功的最佳途径（Cohen & Smith，1976；Conyne et al.，1997）。因此，任务团体绩效模式关注的是团体的特定情境、绩效需求的清晰性，以及带领者在选择干预措施时的决策。

过程和内容的平衡模式。赫尔斯-基拉奇（Hulse-Killacky et al.，2001）等人、克劳斯（Kraus）和舒马赫（Schumacher，1999）开发了过程和内容平衡的模式，用于在任务 / 工作团体的专业化形式下对会面进行概念化。他们主张，过程和内容的平衡对团体的成功至关重要（Breshears & Volker，2013）。

一个团体如何处理一项任务被认为是过程，而团体的实际目标是内容（Breshears & Volker，2013；Hulse-Killacky et al.，2001）。过 程 和 内 容 相 互 交 织，相 互 依 存（Benchmark Institute，2010）。这种相互依赖性是复杂的（Breshears & Volker，2013）。团体带领者必须有效地平衡这两个部分，最大限度地提高团体的成功率（Breshears & Volker，2013）。例如，如果团体将过多的注意力放在与任务相关的内容上，那么就会削弱对团体成员互动和动力的关注，这可能会导致团体在完成任务方面不那么成功。相反，过多地关注过程，尤其是与内容没有有效和明确联系的过程，可能会削弱团体解决重要任务和目标问题的能力（Breshears & Volker，2013；Hulse-Killacky et al.，2001）。

要实现平衡，带领者需要认真关注任务 / 工作团体的热身、行动和结束阶段的动力（发生了什么）（Hulse-Killacky et al.，1999，2001）。过程和内容平衡的模式有三个阶段：

热身阶段、行动阶段和结束阶段。

热身阶段（warm-up phase）在团体组建过程中和每次团体会面初期都要进行。赫尔斯 – 基拉奇等人（2001）强调，热身阶段要解决三个问题，两个侧重于过程，一个侧重于内容："我是谁？和你在一起时我是谁？我们要做什么？（p.31）"在热身阶段，要花时间了解成员是谁，有目的地建立成员之间的融洽关系，并且为团体目标制定方向（Benchmark Institute，2010）。

行动阶段（action phase）可以说是任务 / 工作团体的工作阶段。其特征为以下这些焦点问题："我们在一起是谁？为了实现我们的目标，我们要做什么？（Hulse-Killacky et al.，2001，p.61）"这些问题的答案对团体的成功至关重要（Benchmark Institute，2010）。虽然成员们致力于解决的任务可能是具体的，但成员们达到目标的方式似乎是无限的（Breshears & Volker，2013）。

结束阶段（closure phase）致力于将团体成员的体验引导走向结束。赫尔斯 – 基拉奇等人（2001）确定了结束阶段的四个主题：

1. 回顾目标完成情况；
2. 为今后的活动做准备；
3. 回顾团体关系对目标实现的影响；
4. 表达感谢。

在结束任务 / 工作团体方面可能会存在相当大的差异，这取决于任务本身、任务的成功完成及组成任务 / 工作团体的更大实体（如大学或公司）的需求。突然终止可能会对任务 / 工作团体的成员的情绪产生影响，或者对主要利益相关者产生不利影响（Shepherd et al.，2014）。实际上，结束阶段会遭遇抗衡任务 / 工作团体完成任务并突然解散的倾向（Hulse-Killacky et al.，2001）。

整合模式。蒂纳（Tziner）和切尔尼亚克 – 海（Chernyak-Hai，2012）为任务 / 工作团体的带领提出了整合模式，以帮助带领者平衡团体环境中的变化，并且通过三个过程将这些变化与团体的内部运作及其产出联系起来。这三个过程包括：（1）团体内部结构变化；（2）团体目标的重新定义；（3）探索和改变团体对任务的感知。这些过程的考察视角包括：（1）团体的情境因素；（2）团体内部的人际互动；（3）个体成员的特质。

这种模式有助于团体带领者认识和促进团体的发展，同时认清团体既是一个系统，也是一个动力的实体，内部或外部的力量可以在此基础上促进或削弱团体过程。团体带领者需要能够随着条件和情况的变化而管理这些力量（Tziner & Chernyak-Hai，2012）。蒂纳和切尔尼亚克 – 海用概念化的方式指出，这些不同的力量可能会影响团体的绩效，这种情况有时要求改变团体结构，重新定义团体目标，或者改变团体对实现目标或任务所需的认知。例如，在任务执行过程中遇到的外部障碍可能需要通过内部结构的改变得以解决。这种内部结构变化可能需要评估每个团体成员对团体的贡献，评估团体成员的人际动力，或者需要利用一些团体成员的优势，以解决与某个团体成员的能力或动机有关的威胁（Tziner & Chernyak-Hai，2012）。

有效任务团体所需的带领技能

根据团体工作专业人员协会（ASGW，2000 年）的建议，有效的任务 / 工作团体带领技能是按照团体工作专业人员协会的专业能力和标准进行实践、体验和学习知识而获得的。就像本书其他地方所涉及的团体工作专业人员培训一样，任务 / 工作团体的带领者通过观察、示范、协同带领和在督导下带领任务 / 工作团体而大大受益（ASGW，2000）。

对任务 / 工作团体带领者的技能和行为的期望，团体工作专业人员协会（2000）概括了以下技能：（1）将注意力集中并保持在任务和工作问题上；（2）在任务 / 工作团体中明确目标；（3）就如何最好地实现商定的目标进行快速讨论并达成共识；（4）选择的任务 / 工作团体模式适用于带领者擅长领域（如学校心理咨询）内相应年龄和条件的来访者；（5）在任务 / 工作团体中调动能量以实现共同的目标；（6）在任务 / 工作团体中实施团体决策方法；（7）在任务 / 工作团体中处理人与人之间的冲突；（8）在任务 / 工作团体中把主要的任务重点与对人际关系因素的适当关注结合起来；（9）在任务 / 工作团体中感知和利用更大的组织和动力（ASGW，2000）。

信息栏 8.2　为体验式学习任务团体设定和激活目标

一位高中心理咨询师的任务是帮助学校的教师在当地社区的企业和机构中为低年级和高年级学生提供更多的体验式学习机会。学校心理咨询师将带领一个由高中教师、当地企业主和机构管理人员组成的任务团体，探索学生如何在工作场所学会运用课堂知识。该任务团体规模庞大，由代表各学科的高中教师以及来自多个商业和社会服务领域的企业主和机构领导者组成。学校心理咨询师如何在这个任务 / 工作团体中获得明确的目标，并且为如此广泛的利益调动能量，从而实现同一个目标？

当任务 / 工作团体中出现冲突时

虽然看似矛盾，但冲突在任务 / 工作团体中却很重要（Cohen，2011）。冲突及致力于有效解决冲突可以促进团体做出正确的决策，在成员之间建立信任，并且可以统一团体过程中经常存在的分歧观点（Boyle，Hanlon，& Russo，2012）。

有效应对具有挑战性的团体成员和团体冲突这一主题在文献中有详尽的阐述，尤其是对于心理咨询和心理治疗团体（Anwar，2016；Yalom & Leszcz，2005）。从文献中可以推断出很多关于任务／工作团体的领导力信息。带领者如果能成功应对难以应对的成员，并成功干预团体冲突，就能提高团体体验的质量，并且创造出更加愉快和富有成效的工作条件（Cohen，2011）。

任务／工作团体往往需要履行独特的功能，这就带来了一些挑战。团体的生命周期通常是有限的：团体形成、运作和解散（Gladding，2011；Shepherd et al.，2014）。由于任务／工作团体中成员的生产效率通常是由外部驱动的，参与者很可能低估或忽视团体在努力实现其目标的过程中如何运作的重要性（Boyle et al.，2012）。虽然任务团体的最终目标是实现某种特定的结果，但整个团体可能并不关心成员为实现该目的或团体目标而如何互动（Anwar，2016）。

带领者应促进成员之间的相互依赖，提高任务的生产效率，并且管理团体和任务冲突（Boyle et al.，2012）。当个体行为导致成员之间的冲突，团体的生产力就会受到影响（Boyle et al.，2012）。在心理咨询和心理治疗团体中，带领者在选择成员方面发挥着至关重要的作用，但在任务／工作团体中往往不可行。对于谁自愿申请参加哪一个团体项目，带领者往往没有发言权（Anwar，2016）。

心理教育团体

心理教育团体（Psychoeducational groups），通常也称为心理教育／心理辅导团体（psychoeducational/guidance groups），是一种结构化的治疗团体，强调对问题有更多了解和为预防、成长或矫正目的而发展新的生活技能（Burnes & Hovanesian，2017）。由于指导性的短程心理咨询干预比开放性长程干预方式获得更多青睐，心理教育团体已经变得越来越受欢迎（Burnes & Hovanesian，2017）。虽然这些团体最初是为教育环境而开发，但那些专注于学习和体验式改变途径的限时团体被证明在各种临床和社区环境中都是有益的（Tatham，Athanasia，Dodd，& Waller，2016）。

2000 年，团体工作专业人员协会修订和调整了团体工作者培训标准。与其他专业化团体不同，心理教育／心理辅导团体的带领者聚焦于帮助来访者学习知识和技能，从而实现成长（Cheng，Hasche，Huang，& Su，2015）。与其他团体类型（如心理咨询或心理治疗团体）相比，心理教育团体更具有结构性、议题针对性和带领者指导性。除了强调教育和技能培训，这些团体可能会强调自我觉察和自我赋能（Burnes & Hovanesian，

2017）。虽然成员可能会对比他们各自的故事，分享轶事，或者就特定的议题提供建议，但这种团体的重点不像心理咨询或心理治疗团体那样强调深入的自我暴露或成员互动（Corey，Corey，& Corey，2014）。心理教育团体带领者的一个基本任务是让团体专注于既定的团体目标，同时有效地平衡内容和过程（Burnes & Hovanesian，2017）。这些团体关注当前的生活情境，且团体过程与团体中心主题相关。

心理教育团体要求具备结构化的团体设计，能够传播相关的新信息，拥有有意义的体验活动，并且为成员提供处理体验和学习的机会（Burnes & Hovanesian，2017）。心理教育团体的一个例子是学校心理咨询团体，议题可以是学生负责任的性行为、物质使用的相关信息、健康生活选择策略或冲突解决技能的发展。这些团体由学校心理咨询师带领（Brouzos，Vassilopoulos，& Baourda，2015；Burnes & Hovanesian，2017）。同样，由职业心理咨询师或大学心理咨询师提供的心理教育团体会处理压力管理、幸福感知、多元化意识、愤怒管理和职业准备等问题（Cheng et al.，2015）。其他心理教育团体包括强调老年人健康生活方式选择的团体，为青少年的父母提出有效育儿策略的团体，或者通过机构心理咨询师提供与进食障碍相关的信息和教育的团体（Tatham et al.，2016）。

心理教育团体非常适合当前对短期治疗模式的强调（Brouzos et al.，2015）。一个计划完备和执行到位的心理教育团体会将传统团体心理咨询的一些治疗方面的目标与心理教育的目标导向相结合（Cheng et al.，2015）。心理教育团体参与者的共同目标包括学习新的信息，发展新的或更多的技能，寻找更有效的沟通或联结方式，提高自我管理能力，以及发展个人见解（Brouzos et al.，2015）。

心理教育团体工作深深扎根于心理咨询专业的历史中（Corey，M. S.，et al.，2014）。从20世纪早期开始，心理辅导运动强调教来访者做出更好的选择，同时与需要指导和支持的群体合作（Corey，G.，et al.，2014）。一位名叫约瑟夫·普拉特的内科医生通常被认为是20世纪初团体运动的发起者［美国东北团体心理治疗基金会（Northeastern Society for Group Psychotherapy Foundation，NSGPF）］。普拉特为肺结核患者提供心理教育团体，包括讲授材料，然后由患者讲述自己的故事并处理故事信息（NSGPF，2015）。在20世纪末21世纪初，学校开始在团体环境中提供职业和伦理指导（Baker，2011）。尽管学校辅导团体通常在本质上是指导性的，并且几乎没有提供反思性讨论的机会，但它们确立了团体环境中教育的重要性。

心理教育团体正在成为独特的独立治疗实体，而不仅仅是对个体心理咨询的补充（Burnes & Hovanesian，2017）——它们是治疗性的，但不是"治疗"。这些团体强调学习，但会根据团体的目标和结构纳入情感、行为、文化和精神的改变元素（Brouzos et al.，2015；Burnes & Hovanesian，2017）。团体工作的心理教育方法与心理咨询的健康模式一样注重预防、个人责任和赋权，并且可以在广泛的环境中使用，包括在小学、初中、高中、高校和临床实践中使用（Brouzos et al.，2015；Burnes & Hovanesian，2017）。

心理教育团体的常见类型

心理教育团体按其主要目标可分为：教育团体、技能培训团体或自我理解／自我认识团体。

1. 教育团体的主要目的是通过讲座、讨论、观察或参与的方式学习新信息（Burnes & Hovanesian，2017）。其重点主要是认知性的，带领者作为教师，将新信息作为思想、概念或事实进行传播。

2. 技能培训团体具有很强的体验成分。参与者在团体环境中练习新的技能，而带领者则示范所需的技能，并且组织经验以强调对技能的掌握。反馈是培训的组成部分之一（Tchanturia，Doris，& Fleming，2014）。

3. 自我理解／自我认识团体类似于心理咨询团体，但不同之处在于前者不强调自我暴露、修通阻抗或探索过去的关系。成员在团体中所获得的自我理解和认识可以使成员安心，向成员提供有关其行为对他人影响的反馈，或者建立自信（Burnes & Hovanesian，2017）。

尽管按主要目标对团体进行分类是有效的，但大多数心理教育团体包含了上述所有团体的要素。此外，这些团体通常通过与带领者和成员彼此之间的互动，为成员提供支持（Burnes & Hovanesian，2017）。黑格（Hage）和罗马诺（Romano，2000）强调了心理教育团体的其他相关目标——具体来说，就是预防、检查个人信仰和态度，以及将信息与生活经验相结合。

有效的心理教育团体不同于简单的传达信息的工作坊，因为团体无论在设计上还是作为一个不断发展的实体，都是为满足成员的需求而量身定制的（Burnes & Hovanesian，2017）。心理教育团体不是千篇一律的展示，而是在特定时间针对特定的人群而开展的。虽然它们在本质上是结构化的，但有效的团体在设计时要考虑到灵活性（Burnes & Hovanesian，2017）。

心理教育团体的基本特征

心理教育团体的规模可以为 5 ~ 50 人或更多（Delgadillo et al.，2016）。为进行练习或促进讨论，较大的团体可能需要分成若干小团体。团体的时长和持续时间会有很大的不同，这取决于团体的设计和组成（Belmont，2016；Colbert & Erickson-Klein，2015）。分配给每个环节的时间往往取决于团体的组成。例如，时间较短、频率较高的会面通常能使儿童受益（Haen & Aronson，2016）。一般来说，每周的团体会面持续

1 ~ 2 小时（Belmont，2016；Colbert & Erickson-Klein，2015）。会面的次数往往取决于团体的范围、机构规定或其他外部时间限制。大多数心理教育团体的会面次数为 4 ~ 12次。与以教育为主的团体相比，强调技能发展或自我认识和支持的团体可能会从更多次的会面中受益（Belmont，2016；Colbert & Erickson-Klein，2015）。

将学习原理纳入心理教育团体

心理教育团体最重要的组成部分是学习（Burnes & Hovanesian，2017）。带领这些团体的心理咨询师应了解一些重要的学习原则，以便计划活动、制定可实现的目标和目的，并且调整团体以满足参与者的需求（Kit & Teo，2012）。在设计团体的学习活动时，应牢记参与者的一般特征。年龄、发展水平、教育程度和文化因素都会影响学习方式的优选次序（Burnes & Hovanesian，2017）。也可以采取多样化的教学策略，因为有些成员在学习中可能主要依靠听觉，而其他成员可能会从视觉或动觉中吸收信息（Cohen，2011）。

学习能力还受到动机的影响（Zhuang，Feng，&Liao，2017）。动机是一个复杂的概念，受很多因素的影响，但从本质上讲，当团体为团体成员提供一些有价值的东西时，他们的学习和参与动机最强（Önemli & Yöndem，2012）。在心理咨询或心理治疗团体中，团体对其成员的吸引力通常被描述为凝聚力，这是团体过程中必不可少的组成部分，且随时间的推移而发展（Anwar，2016）。相反，在心理教育团体中，成员之间的互动是有指向性和目标特定性的（Belmont，2016；Colbert & Erickson-Klein，2015）。一般来说，团体内的人际沟通是一种学习方法，而不是团体目标（Burnes & Hovanesian，2017）。带领者要能够以吸引和激励团体成员的方式管理内容和过程（Burnes & Hovanesian，2017）。

信息栏 8.3　反思心理教育团体经验可以让你成为更好的心理教育团体带领者

考虑一下你参加心理教育团体的经历。在这些团体中，无疑有一些比另一些更让你感兴趣。回顾这些经历，什么样的团体带领风格最吸引你？你是从这些团体的实践经验和参与式学习中受益更多，还是更喜欢坐下来听专家团体带领者介绍信息？是否有团体让其他成员都很投入，而你却没有？反思这些经历可能会让你带领的心理教育团体具有吸引力，能顾及所有学习风格，并且可满足所有团体成员的需求。

另一个影响学习的因素是焦虑（Paolini，Harris，& Griffin，2015）。对参与团体感到焦虑或紧张的成员往往过于关注自己的内在对话，无法从团体中得到最大的收获

（Gholamreza，Aziz，& Maryam，2016）。所有的团体工作都涉及冒险和自我暴露，成员也可能会感受到自己的脆弱，特别是在团体中处理敏感话题或者克服真实的或感知到的个人缺陷时（Gladding，2011）。有效的团体带领者从一开始就对焦虑进行处理和正常化，并且结合策略为成员提供鼓励和支持（Jacobs，Schimmel，Masson，& Harvill，2016）。有效的团体带领者还理解团体内部的差异，并且关注团体成员的文化多样性和交叉性（Burnes，2014）。

我们建议采用以下所述的策略或方法，将学习原则纳入心理教育团体工作中。

制定特定的、现实的、明确阐述且有适度挑战性的目的和任务（see Bridbord，DeLucia-Waack，Jones，& Gerrity，2004；Brown，2011.）。带领者应考虑团体干预对成员生活的影响，并且评估自己对成员在团体结束后如何改变或成长的期望（Burnes & Hovanesian，2017）。虽然目的可能很宽泛，但任务应该阐明特定的学习或行为变化。以帮助女性提高自尊的团体为例，团体任务可能包括重新定义批评、抵制消极的自我对话、进行日常自我肯定，以及识别自我贬低行为（Kit & Teo，2012）。为此，带领者会展开工作，用积极活动取代上述行为（Cheng et al.，2015）。

考虑团体成员的发展水平（see Burnes & Hovanesian，2017）。对于儿童来说，选择与他们的阅读或理解水平相近的学习活动非常重要（Haen & Aronson，2016）。青少年可能会对面向小学生的活动不屑一顾（Haen & Aronson，2016）。同样，在成年人的学习活动中，必须考虑包括阅读水平和内容适当性在内的教育因素（Cheng et al.，2015）。

纳入具有文化意义的学习活动 （see Burnes & Hovanesian，2017）。与所有的心理咨询干预一样，团体带领者必须发展对多样性和文化差异的理解并传达尊重。学习材料应具有文化适应性（Cheng et al.，2015）。心理咨询师在与来自不同文化的成员合作时，尤其是在与自己的文化不同的成员合作时，最好进行会商（Proctor & Simpson，2016）。当一个团体在文化上同质的时候，可以在团体设计中加入特定文化的学习活动（Cheng et al.，2015）。例如，一个以西班牙裔男性为主要服务对象的愤怒管理团体应该解决诸如性别角色社会化等文化问题，学习的示例可纳入团体成员所揭示的西班牙裔个体、家庭和风俗习惯。团体带领者必须熟悉并遵守 ASGW 认定的《团体工作者多样性胜任力准则》，因为所有的团体工作都包含一些多元文化方面的内容，带领者必须关注这些方面，才能获得最有效的团体经验（Burnes & Hovanesian，2017）。

采用不同的指导方法以适应不同的学习风格（see Burnes & Hovanesian，2017）。一般来说，带领者应该记住，很少有成员会专注地吸收超过 15 分钟的讲座的内容，而且主要通过视觉或动觉途径学习的成员一次能听到和处理的信息量更有限。视觉策略（如结合视频或其他视觉图像）作为辅助教学方法通常能起到辅助作用。涉及运动的活动则有助于动觉学习者掌握新信息（Huang，Liu，Shadiev，Shen，& Hwang，2015）。

纳入活动性和 / 或探索性教学方法。实践活动和允许成员在团体会面期间得出结论的活动可能会给人留下更持久的印象。在指导性学习中，练习是强有力的教学工具，能促进学习者的积极参与和互动。教育游戏通常适用于团体环境，并且可在内容和过程之间提供有效的平衡（Maarif，2016）。

将内容与相关的例子或故事联系起来。最好的教师往往被描述为最好的故事讲述者。在相关的教学材料中，现实生活中的例子往往是有帮助的。根据团体的目标和结构，一些带领者会进行自我暴露（Song，Kim，& Luo，2016）。通过这种方式，带领者可成为成员的榜样，并且被成员认为是可以理解他们遇到的挑战的人，从而获得成员的信任。这种教学技巧最常见于结合支持和心理教育的团体中，如由同样为人父母的心理咨询师带领的育儿技能团体。

在进行行为技能教学时将总体任务分解成子阶段或子任务。行为技能的教学应从简单到复杂，系统地进行。以下策略将有助于行为技能教学：（1）指导（教学：口头指导或提供理论依据）；（2）示范（展示：通过录像带、带领者或某成员示范技能）；（3）角色扮演（练习：鼓励团体成员模仿和使用技能）；（4）反馈（强化：通过带领者的鼓励和指导来强化）；（5）家庭作业（应用：通过要求学生在团体外展现新获得的技能来进行）（Fazal，2015）。

提供反馈机会。虽然为心理教育团体制订结构化计划是重要的，但一个有效的带领者会在整个团体中征求正式和非正式的信息反馈，并且在必要时做出改变（Burnes & Hovanesian，2017）。

心理教育团体的计划与实施

要想使心理教育团体成为有意义、有效的团体，必须对其进行精心设计，使其具有预定的计划和可清晰阐述的目的与任务（Brouzos et al.，2015）。有一种包含两个发展过程的团体组建方法。第一个过程称为概念阶段，包含三个步骤：（1）陈述目标；（2）设定目的；（3）制定任务。第二个过程称为操作阶段，也包含三个步骤：（1）选择内容；（2）设计活动；（3）评估有效性（Brown，2011）。在这种模型中，团体设计从一个宽泛的概念性想法开始，然后向特定的内容和练习发展。在组织团体时，每一步都是由前一步衍生出来的。

第一步：陈述目标。陈述目标是对一个团体存在原因的明确声明。心理教育团体的理念通常是从临床实践中发展出来的，因为心理咨询师发现来访者的问题有相似之处，或者认识到许多来访者可以从学习某些技能中受益。团体的理念也可能来自于社区的需求，例如，公众强烈要求更多的愤怒管理团体、男性施虐者的团体，或者满足 LGBTQ 学生发展心理需求的团体（Burnes & Hovanesian，2017）。学校心理咨询师经常发现几个学生都有解决某个问题的需求，并且他们可以从参加结构化的团体中受益。大学心理咨询师可能会发现许多学生可以从一个关于如何发展时间管理技能的团体中受益（Burnes & Hovanesian，2017）。

在概念层面，带领者必须确定团体的理论视角。有些团体从洞察力导向的角度出发效果最好，而有些团体则在本质上具有行为取向（Brown，2011）。团体可以概念化地描述为主要以教育性或技能性为基础，并且重点在于自我觉察或两者的组合。此外，带领者必须熟悉这部分主题，并且要调查哪些理论方法是最有效的（Brown，2011）。

第二步：设定目的（establishing goals）。目的能表明成员如何因团体卷入而改变（Burnes & Hovanesian，2017）。带领者必须为期待成员出现的改变进行具体化，且目的必须与陈述目标中选择的理论方法一致。目的通常表述为可掌握的特定领域，以便可以评估和衡量团体目标是否达成（Corey，M. S.，et al.，2014）。例如，一个团体的陈述目标是帮助大学生获得时间管理技能，该团体可能会建立几个团体目的，如学会安排日常活动、制定对抗拖延症的策略及确定责任的优先次序。考虑到成员的特点和时间框架，团体的目的应该是合理且能够实现的（Corey，M. S.，et al.，2014）。此外，目的应在文化上适合目标人群（Burnes & Hovanesian，2017）。

第三步：制定任务（setting objectives）。目的可以说是为团体设定方向的指南针，而任务则是为达到目的提供路线图（Brown，2011）。任务一般用行为术语具体说明达到每个团体目的所需的步骤（Corey，G.，et al.，2014）。每个目的都涉及多个任务，任务的完成标志着对目的的达成。完成任务的团体成员将了解他们是如何利用时间的，并且更有能力实际地安排一天的活动（Brown，2011）。

第四步：选择内容（selecting content）。团体内容可分为三类，即讲授式、体验式和过程式（Brown，2011）。具体描述如下。

1. 讲授式信息结合了关注成员发育水平和注意力广度的教学策略，往往首先呈现（Keck School of Medicime of use，2016）。

2. 体验式学习允许在个人层面上理解信息。体验活动应选择与团体理论方向一致的方式强化讲授内容（Clark，2015）。

3. 过程这一部分的目的是帮助成员将团体的讲授部分和体验部分关联起来（Brown，2011）。成员可能需要澄清他们从体验中得出的结论，或者研究从体验中产生的问题。那些能够将自己的体验与讲授式信息联系起来的成员将更有可能将学到的经验迁移到更广阔的日常生活中（Brown，2011）。对团体过程的理解可能包括讨论在活动中发生了什么；成员对活动的反应；产生了什么想法、感受和见解；如何将这些见解应用于团体之外（Corey，M. S.，et al.，2014）。

　　第五步：设计活动（designing activities）。为了实现有效性，团体活动必须针对团体的目的和任务进行调整。在选择活动时，应考虑团体的主要理论方向（Burnes & Hovanesian，2017）。例如，以行为改变为目标的团体可以包括角色扮演和放松技术等练习，强调认知改变的团体可能会使用关于识别和改变自我对话的活动，而目的在于反映洞察力和提高自我理解的团体可能会采用连接情感、认知和/或行为领域的活动。活动应设计得简单易行，并需要成员积极参与（Belmont，2016）。

　　第六步：评估有效性（evaluating effectiveness）。心理教育团体通过教育、技能培养和成员对过程加以理解来解决特定的担忧议题。带领者应该通过过程和结果相结合的方法评估其干预的有效性（Burnes & Hovanesian，2017）。过程评估包括在每次会面中征求和纳入反馈，并且在必要时纳入改变（Chapman et al.，2012）。许多带领者以非正式的方式纳入评估，还有些带领者在每次会面后征求书面反馈（Brown，2011；Corey，M.S. et al.，2014）。

　　带领者还应该对团体进行成果评估（Chapman et al.，2012）。评估团体成功与否有两种方法，即衡量目的的实现情况和评估成员对团体体验的满意度。衡量目的的实现情况涉及在团体开始前对成员进行前测，然后在团体结束后进行后测（Chapman et al.，2012）。例如，如果团体针对的是考试焦虑，那么在团体结束后，成员对"当我看到考试题目时，我的大脑一片空白"等问题的回答通常应该有所进步。在使用另一种结果评估方法——成员满意度——时，成员报告他们对团体的主观反应（Pender，2009）。他们可能会评价带领者的风格、团体内容和团体活动。虽然团体满意度本身并不足以创造改变，但它是促进改变的条件，这种反馈对团体带领者很有帮助（Pender，2009）。

信息栏 8.4　团体成果评估的重要性

　　在过去的 10 年里，一所大学的心理咨询师每学期都在帮助同一个心理教育团体提高学习技能。心理咨询师根据当时出版的关于大学生学习技能的团体工作最佳实践方法为团体制定了目标和课程。最近，心理咨询师注意到团体招募人数有所减少，有几名学生报告说，参加团体后，他们的学习技能并没有明显提高。心理咨询师可能会采取哪些步骤重新评估团体的目的和课程，并且最终测试团体提高学生学习技能的有效性？

心理咨询团体和心理治疗团体

　　虽然对确切起源的看法有一些分歧，但人们普遍认为，第二次世界大战结束和随后涌现的"精神科伤患"导致了我们今天看到的广泛的团体实践活动（NSGPF，2015）。这场争论在本质上大部分是定义性的。人们发现早期的团体，例如，普拉特于1905年对肺结核患者进行治疗的课堂讲授方法（旨在节省教授患者卫生习惯的时间）具有心理治疗效果，尽管心理治疗不是其最初的目的（NSGPF，2015；Ptatt，1907，1945）。

其他早期的实践者，如E. W. 拉泽尔（E. W. Lazell）和L. C. 马什，也提供了被许多人认为是团体心理咨询和团体心理治疗的干预。拉泽尔的团体活动主要由讲座组成，而马什则利用团体讨论、音乐、艺术和舞蹈帮助精神病院患者［American Mental Health Foundation（AMHF），2017］。正是马什说出了那句名言："在人群里受伤，在人群里治愈"（Malat & Leszcz，2015，p.1923）。其他团体心理咨询和心理治疗发展的著名贡献者包括比昂、埃泽尔（Eziel）、福克斯、惠特克（Whitaker）、利伯曼、勒温和亚隆（AMHF，2017；NSGPF，2015）。

经前人探讨，团体心理咨询和团体心理治疗被认为是旨在通过心理咨询、结构化或非结构化的互动、培训或预先设定的治疗计划等方式减少心理困扰、不适应行为或鼓励适应行为的干预措施（Burlingame et al.，2015）。团体心理咨询和团体心理治疗几乎可以在任何环境下使用，适用于大多数类别的心理疾病或"正常"的适应问题，并且适用于各种年龄段的团体，这使以上各种团体形式与其他更有限的团体治疗形式有了进一步的区别（Burlingame et al.，2015）。

心理咨询和心理治疗团体的异同点

心理咨询团体和心理治疗团体之间的相似之处多于不同之处。例如，在心理治疗团体中，心理咨询师、团体成员、理论基础、团体的发展水平和当前的问题多方之间必须匹配。可以明确地说，这样的考虑在心理咨询团体中同样重要。心理咨询团体和心理治疗团体的两个相同之处是对移情和改变的考虑，不同之处是诊断基础［American Psychological Association（APA），2017b］。

移情。心理咨询团体和心理治疗团体的一个相似之处是移情。移情是指来访者将对过去的人的期望、印象和感受传递给治疗师（Turri，2015）。虽然移情几乎可以发生在任何情况下，但它很可能发生在心理咨询和心理治疗的过程中，尤其是在团体体验中（Cornell，2013）。需要注意的是，移情也可能发生在团体成员之间（Resnik，2015）。

改变。心理咨询团体和心理治疗团体的另一个相似点是都将改变作为目标。心理咨询和心理治疗团体的目的都是影响团体成员做出改变［American Group Psychotherapy Association（AGPA），2007b］。心理治疗和心理咨询都可以被视为理解一个人应对生活挑战的方法，即做了什么、为什么这么做，以及如何做（APA，2017b）。团体的最终目标是改变"做了什么"和"为什么"，因为这两者往往不具有适应性。

心理咨询和心理治疗的重点是改变或完善根深蒂固的人格特质、行为模式或认知错误，这些都使来访者或团体成员无法在生活中有效地发挥自己的功能（AGPA，2007a；Capuzzi & Gross，2013a）。因此，我们的目的不是像在心理辅导 / 心理教育团体中那样教育来访者，也不像在任务 / 工作团体中那样在完成一个项目的过程中发展团队合作或团体技能。心理咨询和心理治疗团体的目标是使基本人格结构和来访者在其世界中的生活和行为方式发生实际性改变（Corey，G.，et al.，2014）。

诊断基础。也许心理咨询团体与心理治疗团体的唯一区别就是团体成员的诊断构成。许多理论家指出，心理治疗在其最纯粹的形式下需要一个诊断基础作为团体的基础（Corey，G.，et al.，2014）。例如，一个同质的心理治疗团体体验（如团体中的团体成员具有共同的诊断特征）可能会以改变团体成员的行为或认知为目标，该团体由诊断出焦虑障碍、进食障碍或适应障碍的成员组成（Corey，M. S. et al.，2014）。这种心理治疗团体不会处理与过渡性事件有关的问题，不会处理与特定生活问题有关的议题，也不会处理一般的适应问题。相反，心理治疗团体致力于矫正被诊断为人格、情绪、行为或人际适应不良的问题（Capuzzi & Gross，2013a；Corey，M. S.，et al.，2014）。

无论心理咨询团体和心理治疗团体在诊断基础上有什么不同，对心理咨询和心理治疗的最严格意义上的定义是，治疗的终点应该在于影响或促进来访者内心的成长（Corey，G.，et al.，2014）。就我们的目标而言，无论是心理咨询团体还是心理治疗团体，都会为寻求矫正诊断状况或症状的个体带来改变。心理治疗被设计为一个改变的过程，旨在提供缓解症状、改变人格、预防症状在将来发作，以及提高生活质量，其中提高生活质量包括促进工作和人际关系中的适应性功能，以及做出健康和满意的生活选择的能力（Vasquez，2007，p.878）。因此，我们将在下文交替使用心理咨询团体和心理治疗团体这两个术语（Corey，M.S.，et al.，2014）。

有效心理咨询和心理治疗团体的领导力变量

团体体验的结果由许多因素相互作用而决定（APA，2017b）。这些因素往往明确地处于带领者的控制或指导之下（AGPA，2007b）。一些变量是显而易见的，在 ASGW 提出的知识、技能和核心胜任力中有所涵盖（ASGW，2000）。然而，在评估一个团体经验是否有效时，一些考虑因素可能不是那么明显。这些因素包括团体带领者的个人特征，其他因素则与心理咨询师对团体过程的信念、心理咨询师提供的治疗环境以及心理咨询师如何运用其理论知识和团体过程有关。

个人特征。可以说，一个心理治疗团体的好坏取决于其带领者。如果用一幅画比喻团体治疗过程，那带领者就是团体画布上的框架。当成员们自己动手画画和创作时，带领者提供了包含体验的结构和边界。如果没有带领者提供的框架，治疗过程就无法实现

（Kivlighan & Kivlighan，2016）。

有效的团体心理咨询师具有推动团体进程的特定个人特征（Cohen，2011）。团体心理咨询师的个性和行为会对团体体验产生深远的影响（Wu & Wang，2015）。这在团体的早期阶段尤其如此，因为成员们倾向于团结在带领者周围，所以带领者会成为一个人际关系的锚，让团体可以围绕着这个锚聚合起来，并且建立一种团体凝聚力（Anwar，2016）。关于这个话题已有对外公布的众多列表，我们将在下文中描述最相关的因素。

自我面质的意愿。愿意自我面质，就需要问自己一些艰难的问题。作为一个人，我是谁？作为团体带领者，我又是谁？有效的带领者会意识到自己的个性、价值观和信仰的各个方面，他们利用自己的人际风格推动团体过程。一旦心理治疗师实现了这种自我了解，他们就会表现出探索自身弱点的勇气（Corey，G.，et al.，2014），包括有勇气面对错误，承认恐惧，根据直觉或假设采取行动，感受真实的情感，能够审视自己的生活和价值观，以及树立积极的行为模式（Corey，M. S.，et al.，2014）。

真诚。成功的团体带领者对团体成员是真诚的，而不会躲在专业的外衣下，认为心理咨询师是或应该是某种刻板形象，也不会躲在心理治疗师头衔的背后。相反，他们接受与其他团体成员相同的风险和脆弱性（Capuzzi & Gross，2013a；Wright，2014）。这也就意味着他们可以与团体成员一起进行情感交流。除非团体带领者同时接触到自己的情感和其他团体成员的情感，否则不可能真正具有同理心（Wright，2014）。

自我关怀。如果牢记一句格言，即来访者受其心理咨询师极限的限制，那么团体心理咨询师自身的心理健康就至关重要（Conyne，2014）。因为团体需求是第一位的，好的带领者应懂得如何照顾自己的心理健康要求，而不强求团体为他们这样做创设情境。团体带领者或任何心理治疗师都应该在需要的时候寻求个体心理咨询师的帮助。带领者也不应该害怕在必要时得到专业的支持、督导或评估（Conyne，2014）。

自我觉察。除了心理健康状况良好外，有效的带领者还应具有自我觉察能力。有效的心理咨询师具备一种认同；他们知道自己是谁，可以成为谁，想要从生活中得到什么，以及什么是重要的（Corey，2016）。这也意味着他们知道自己的力量，以及如何利用力量为团体谋福利。带领者必须对自己作为有效的人类一员表现出信心，并且向团体成员展示其自信（Corey，2016）。

人际风格。带领者也必须留意自己的人际风格（Corey，2016）。带领者是否需要成为关注的中心？是否需要时刻感受到被接受？是否需要成为权威？是否在被面质或进行面质的情况下感到不舒服？团体带领者必须意识到其真实自我，包括个人成见、偏好和偏见，以防止将这些内容投射到团体成员身上，或者让它们影响团体过程（Capuzzi & Gross，2013a）。心理咨询师必须对自己感到舒适并拥有自我尊重、自我肯定的信念和积极的自我价值投射。

信息栏 8.5 团体心理咨询师的自我关怀

在过去的 8 周里，一位社区心理健康咨询师一直在带领一个心理咨询团体，团体关注的是性侵幸存者的焦虑治疗。虽然团体运作得非常好，但最近心理咨询师注意到，她在团体活动中的注意力持续时间变短，并且在最近几次团体讨论中，她都不知道她的来访者在说什么或回应什么。这名心理咨询师也有过整晚难以入睡和保持睡眠的问题，且最近几天做过几次涉及性侵犯的噩梦。想象一下，如果你是这个心理咨询师的主管，她和你分享了这些担忧。从自我关怀的角度来看，你会鼓励这个心理咨询师做些什么？

信心和热情。直接影响团体结果的最重要的个人特征之一是带领者对团体过程的信心和热情程度。如果带领者不相信团体过程，团体成员恐怕也不会相信，这样就会使治疗机会流失（Brown，2011）。带领者若不真正相信心理治疗工作的价值，仅仅为了权力或金钱而从事心理治疗工作，那其行为是不道德的（Corey, G., et al., 2014）。

团体心理治疗之所以能在一定程度上发挥作用，是因为团体带领者和团体成员都相信团体有能力让成员实现改变（Ruzek et al., 2016）。团体的信心高于带领者的信心。除了对团体过程的信心，有效的带领者还应表达对团体成员实现目标和实现改变的能力具有信心，并且坚信团体是实现这种改变的最佳载体（Capuzzi & Gross，2013a）。

心理治疗环境。另一个影响团体体验成败的领导力变量是带领者有能力创设使心理治疗的过程得以实现的环境（Hoffman，2013）。显然，如果团体气氛是敌对和令人不适的，团体心理治疗工作就会因缺少信任和安全的基本要素而受到阻碍（Rutan, Stone, & Shay，2014）。带领者的作用是创设气氛或提供舞台，让成员可以安全地探索其感觉、思想和行为模式，取得解决问题的方案，以及实现个人成长（Corey, M. S., et al., 2014）。如果缺乏这种氛围，心理治疗和自我疗愈就不会发生（Corey，2016）。

确保安全的环境。带领者创设结构、边界和团体互动准则，从而确保团体具备安全的环境（Gladding，2011）。在尊重个人自主性和建立团体整体安全感之间有一条微妙的界限（Rutan et al.，2014）。心理咨询师可以示范一致的行为，展示个人边界和有效的面质模式，展现真诚和真实的态度，从而为成员提供安全感（Gladding，2011）。因为团体成员最初是"跟随带领者"的，所以心理咨询师必须树立积极的行为榜样（Capuzzi & Gross，2013a）。

设定规则和规范。如果带领团体的心理咨询师要制定任何团体规则、禁例或限制，那么他必须在团体过程开始的时候就非常清楚这些规则（Cohen，2011）。有效的团体带领者会将规则保持在最低限度，并且让成员制定自己的规则和规范，从而赋予团体权力。虽然应该鼓励团体成员制定自己的规则，但带领者的作用是确保这些规则和规范不会阻碍治疗过程（Cohen，2011）。

设定目标。有效的团体带领者鼓励成员设定团体目标和个体目标，并且确保这些目标的确切设定，以避免漫无目的的徘徊（Corey, M. S., et al., 2014）。团体心理治疗师必须确保这些目标是现实的和可实现的。一旦目标设定完毕，团体带领者必须让团体保持专注（Foxx, Baker, & Gerler, 2017）。带领者可以帮助团体成员对其目标和期待形成结构化，以使其获益最大化，并且最大限度地利用朋辈支持和个体学习（Gladding, 2011）。

尊重的氛围。带领者应该提供一种氛围，让每个团体成员都能感受到自己是重要的、被尊重的、有价值的，并且是团体的贡献者（Coco, Gullo, Fratello, Giordano, & Kivlighan, 2016；Gladding, 2011）。通过这种方式，团体带领者帮助塑造和发展个人和团体的自尊和完整性（Corey, 2016）。带领者可以通过对关系议题设定明确的边界实现这一点。

积极的交流。团体带领者必须准备好面对任何攻击他人或者对他人恶语相加的成员，包括在必要时终止违规成员的行为（Coco et al., 2016；Jacobs et al., 2016）。带领者的胜任力是对抗成员间恶语相向和人际剥削的最佳防御。这是一项重要的责任，带领者必须能够有效地处理这个问题，以确保团体过程的可行性（Wright, 2014）。作为这种责任的一部分，带领者必须能够辨别成员何时对团体进程具有破坏性，何时具有抵触、不合作或防御性，这些是需要进行心理治疗干预的信号，而不意味着需要将成员开除出团体（Jacobs et al., 2016）。

带领团体的心理治疗师必须超越对冲突的干预，以促进团体成员之间的积极交流（Gladding, 2011）。一个有效的带领者知道成员的步调各不相同。同样，带领者应该示范行为和互动技巧，鼓励团体成员以非敌意、非胁迫的方式相互交流（Kottler & Shepard, 2014）。

技术知识和理论的整合。个人特征和积极的治疗环境是有效团体的两个必要条件（Hoffman, 2013；Kivlighan & Kivlighan, 2016）。另外一个领导力变量与团体带领者如何整合培训中学到的技术知识和理论有关（Watson & Bedard, 2006）。

知识的使用。重要的不仅仅是心理治疗团体带领者知道知识是什么，而是他如何运用这些知识（Jacobs et al., 2016）。只知道哪些理论适用于团体是不够的。带领者必须了解哪些理论对哪些人群和哪些治疗问题最有效，同样重要的是要知道在这些理论框架下，哪些人群或问题是禁忌症（Jacobs et al., 2016）。

理论的应用。心理治疗团体的有效带领者要将理论和模式应用于团体，反之亦然（Vasquez, 2007）。同样重要的是，无论团体带领者使用什么理论，都要融入自己的个人风格（Cohen，2011）。直接套用教科书的理论是不太可能有效的，并且很可能会让人感觉矫揉造作。

信息栏 8.6　选择心理治疗团体的成员

想象一下，你是一名心理治疗帅，在一家住院治疗中心为患有进食障碍的男女青年提供治疗。治疗中心在任何给定时间的来访者都包括：必须立即接受支持性护理以增加体重的新入院病人，处于康复初期接受个体认知行为疗法的病人，以及在出院前参加心理治疗团体的康复病人。考虑到过早地将饮食失调的来访者纳入团体心理治疗会导致成员在减肥方面竞争和团体动力不佳，你将如何确定心理治疗团体的成员资格，以便鼓励你的来访者获得全面、成功的团体体验？

成功的心理治疗团体带领者是灵活的，并且认为每个团体都是独一无二的。这种类型的带领者会根据团体的需要塑造自己的角色（Billow，2017）。

为了获得最佳的团体成员构成，带领者必须了解团体动力。每个成员的人际关系品质和带领者的人际关系品质是团体发展程度的决定因素（Billow，2017）。带领者必须仔细确定和权衡每个成员的局限性和成长潜力，以便为治疗收获提供最佳的团体构成（Coco et al.，2016）。例如，有研究者发现，团体成员之间的相似性有利于人际吸引和相互支持，而团体成员之间的差异则有利于面质和改变。因此，在选择团体成员时，带领者应该对自己想要达成的目标具备实用的知识。

干预措施。带领者必须透彻了解团体发展的每个阶段会发生什么，以及在哪个阶段运用哪些干预措施是审慎的。干预措施应该在特定的阶段背景下在特定的时间进行（Jacobs et al.，2016）。举例来说，在团体凝聚力阶段使用诱发焦虑的练习将不利于团体过程。有效的带领者会进一步了解他们的干预措施可能产生什么结果，并且知道哪些干预措施会促进团体目标的实现（Gladding，2011；Jacobs et al.，2016）。

带领（促进）的风格。另外一个必须考虑的领导力变量是带领者的风格（Nielsen，2013）。带领者的风格会影响一个团体的组成方式、进展方式，以及团体将其带领者视为技术专家还是榜样式参与者。这两种方法截然不同，团体带领者应该了解每种方法的应用。

技术专家风格。在技术专家角色中，带领者传授心理过程的知识，询问探究性的问题，并且使用特定的治疗技术，如引导想象、催眠疗法、轮转技术、心理剧、雕塑技术和文献疗法（Conyne，2014；Jacobs et al.，2016）。这种方法是指导性的。它让人脑海中浮现出一种形象：带领者是一个乐团的指挥者，团体成员演奏乐器、构成声部。团体演奏音乐，带领者按乐谱指挥。

榜样式参与者风格。在榜样式参与者的角色中，带领者是团体的一部分，但他的作用是帮助团体处理信息，并且对成员做出反应。这种风格的指导性较弱，更多取决于团体的需求。榜样式参与者协助团体成员解决其面临的问题，并且帮助成员以诚实、真实和尊重的态度对待彼此。这种类型的团体带领者还能帮助成员充分发挥其成长潜力（Rutan et al.，2014；Wright，2014）。带领者作为成员的榜样的能力在很大程度上有助于提高成员的洞察力，促进其人际学习。

总结

在本章中，我们概述了不同类型的心理咨询团体的相似性、差异性和实践，这些团体类型包括：任务／工作团体、心理教育团体、心理咨询团体和心理治疗团体。每种类型的团体都有自己的特点和目标。今天，社会上有许多人都在任务和工作团体中采用团体导向。共识、协作和团队合作的概念正在进入商业、政治和社会领域（Benchmark Institute，2010；Tziner & Chernyak-Hai，2012）。带领者和成员只有付出很大的努力，任务／工作团体才会成功。任务／工作团体的有效性牢牢地建立在团体动力的基础上，通过成员和带领者之间的关系来促进与所涉及任务的复杂性相关的互动（Gladding，2011，p.24-25）。

任务／工作团体的成员就有意义的任务和目标进行合作，参与新的学习，并且获得完成任务所需的技术和人力资源（Boyle et al.，2012；Cohen，2011）。任务／工作团体的成员和带领者必须为完成他们商定的目标而投入。一个成功的任务／工作团体的结果要比它所产生的产品或绩效更大。这也是人们为共同目标而努力的结果。

心理教育团体是强调学习或发展预防、成长或补救技能的结构化团体（Burnes & Hovanesian，2017）。心理教育团体作为一种主要的和辅助的干预手段在各种环境中越来越受欢迎（Brouzos et al.，2015）。有效的心理教育团体具有高度的组织性和时间有限性，将学习原则与传统的团体干预策略相结合（Brown，2011）。与心理咨询团体和其他类型的团体工作相比，心理教育团体具有高度的认知性，涉及的环节更少，包含的成员更多，不强调宣泄或深层次的个人暴露，为成员预先确定目标，按预期结果纳入特定活动，并且将团体内容限制在预先确定的主题上（Brouzos et al.，2015）。

心理教育团体的带领者必须具备团体带领和教学策略方面的知识和技能（Brouzos et al.，2015；Burnes & Hovanesian，2017）。在其最有效的情况下，这些团体整合了心理咨询和教学的最佳元素，并且为许多临床和适应问题提供了有效和强大的干预措施（Burnes & Hovanesian，2017）。研究者们已经提供了大量的实证证据，证明这些团体能够有效治疗包括进食障碍、物质滥用和抑郁障碍在内的各种问题（Brouzos et al.，2015；Burnes & Hovanesian，2017）。从心理教育团体中获益的来访者发现，无论是作为帮助的主要方式，还是作为个人或其他心理咨询干预的辅助方法，他们对知识和技能建设的强调都使自己的能力增强（Brown，2011）。这些团体在小学、中学和中学后教育环境中很受欢迎，在这些环境中，它们往往是综合指导计划的重要组成部分（Brouzos et al.，2015）。

心理健康专业人士历来交替使用团体治疗、团体心理咨询和团体心理治疗等术语。这导致大家对团体心理咨询和团体心理治疗到底包含什么产生混淆。心理咨询团体和心理治疗团体之间唯一的区别是，心理治疗团体需要诊断基础，而心理咨询团体不需要（APA，2017b；Corey，M. S. et al.，2014；Malat & Leszcz，2015）。在心理咨询团体和心理治疗团体中，团体带领者会遇到移情和对实际改变的要求，而这不太可能出现在其他如心理辅导/心理教育或任务/工作团体中。

一个心理治疗团体的过程在很大程度上会受到团体带领者的影响。有效的团体带领者的个人特征包括自我觉察、自我面质的意愿、真诚、自我关怀和对团体进程的信心。一个有效的团体带领的角色还包括创造一种合适的环境，以促进成员的成长和改变。有效的团体环境是安全的，包括适当的规则和规范，营造尊重的氛围，并且允许面质（Coco et al.，2016；Cohen，2011；Gladding，2011）。

第二部分

有效方法和最佳实践

第九章

团体工作的创造性方法

▎西尔玛·达菲（Thelma Duffey）和谢恩·哈伯斯特罗（Shane Haberstroh）▎

　　人们加入团体有很多原因。有些人寻求团体经验以解决明确的问题，或者与面临类似困难的人接触（Gladding，2008；Yalom & Leszcz，2005）。有些人被转介或加入团体可能是作为治疗或教育项目的一部分（Celinska，2015）。来访者可以参加各种不同目的、形式、时长和强度的团体（Corey，Corey，& Corey，2014）。当心理咨询师计划带领不同类型的团体时，他们要考虑如何平衡团体内容和团体内在的系统过程。例如，心理教育团体以教育活动为主，提供促进成长的信息（DeLucia-Waack，2006；Hall，2006；Lefley，2009），它们可能包括体验式学习和过程评论。然而，它们的目的不同于心理咨询和心理治疗团体，后者倾向于较少关注内容而更多关注人际过程（Aasheim & Niemann，2006）。虽然团体的形式和焦点各不相同，但某些因素往往有助于团体的运作（Yalom & Leszcz，2005）。

　　如果促进者（带领者）以尊重的态度行使权力，谨慎地规划团体体验，清晰地沟通，同理他人，且运用对团体理论和过程的理解带领团体，那团体往往能很好地运转（Corey et al.，2014）。关于特定的疗效因子（Yalom & Leszcz，2005）、一般的团体阶段、系统理论（Agazarian，2012）、人际关系和人类发展学的知识都可以帮助团体带领者制定干预策略和采取干预措施。创造是人类发展的一个核心过程，团体带领者可以利用其提升希望，活跃学习过程，并且给团体带来更大的亲密感。创造性的互动和创造性的过程可以联结小团体，团结社区，并且为成员提供一个发展社交技能的论坛（Averett，Crowe，& Hall，2015）。虽然来访者可能不会为开发创造力而有意加入一个团体，但团体确实为来访者提供了一个最佳的舞台，让他们以新颖的方式思考自身的体验，寻找新的资源，并且体验与他人的联结。

创造性、团体阶段和疗效因子

大多数团体从业者和学者认为，团体会经历可预测的阶段（Corey，2012b；Tuckman & Jensen，2010）。在每个团体阶段，带领者会预期共同的动力，并且根据动力计划其创造性干预。通常，有效的团体的结构和方向会从依赖带领者发展到更加平等且有更多互动（Jacobs，Masson，Harvill，& Schimmel，2012；Kottler，1994）。因此，当一个团体在其生命周期中进展时，带领者会有意地注入他们的创造力和创造性干预。当带领者关注团体的发展时，他们也会关注培养富有成效的团体工作需要的疗效因子（McLaughlin，2013）。

团体形成、凝聚力和普遍性

心理咨询团体的创造性可以深化疗效因子，增强团体凝聚力（Whitten & Burt，2015；Yalom & Leszcz，2005）。在团体形成阶段，带领者聚焦于对形成团体凝聚力有益的干预，鼓励成员在表达中找到共同点（Tuckman & Jensen，2010）。许多破冰游戏会以幽默、个人分享和自发性的方式将成员联系起来（Jacobs et al.，2012）。在一个团体的开始阶段，重要的是让成员感到安全，并且开始学习指导团体交流的规范。富有创造力的破冰游戏会邀请来访者转变观点，以新的视角看待自己，同时也越来越真诚地对待他人。例如，带领者与其让成员讨论加入团体的冗长理由，不如让其分享最能代表他们当前情况的歌曲、电影或诗歌（Duffey，2005）。介绍环节中的这个小小的变化可以让来访者以一种意想不到的方式透露、描述他们的经历（Haberstroh，2005）。

以分享艺术、音乐、文学或运动的方式创建一个关注创造性的团体，可以使成员参与并分享他们的创造力。德鲁西亚·瓦克（2006）指出，在团体开场中使用音乐有助于减少成员的焦虑，并且能让成员因歌曲所表达的共同主题而产生联结。这类活动可以促进普遍性这一疗效因子的产生（Gladding，2012），激发希望，并且可以帮助团体培养凝聚力（Tuckman & Jensen，2010；Yalom & Leszcz，2005）。这些要素为有效的团体过程搭建了舞台，也为团体以后面临的挑战奠定了基础。

暴风骤雨、开放沟通、重新连接

当团体进入暴风骤雨阶段时，与权力、个体差异、团体结构和方向相关的问题就会出现（Johnson，2013）。显然，要想驾驭这个阶段，心理咨询师必须创新、快速且以慈悲和诚实的态度进行思考（Tuckman & Jensen，2010）。暴风骤雨阶段的目标是促进对话氛围的形成，以便团体成员在这种氛围中可以真诚地倾听对方，表达同理心，以及迈向重新连接的叙事（Duffey，Haberstroh，& Trepal，2016）。

为了成功地度过暴风骤雨阶段，带领者会让团体成员进行真诚和富有同情心的对话，并且寻求以新的方式理解自己的困境。例如，伯恩斯（Burns，2008）描述了虚构的故事在心理咨询中的运用。这是心理咨询师在暴风骤雨阶段可以使用的一种方法。诗歌、短篇故事和歌词蕴含的主题可以帮成员表达可能感受到（Duffey，2005）但难以表达的情感。文学可以为进入困难话题的讨论提供有效的途径，因为有意义的歌词或短语可以为开启困难的对话提供话题。

规范与工作阶段：加深联系与学习

当一个团体成功地渡过了暴风骤雨阶段时，成员可能会开始发展一种更加现实的团体感。他们知道团体能够应对艰难的会话（McLaughlin，2013）。当成员感到与团体的联系更加紧密且更愿意彼此承担风险时，创造性的干预就可以作为有力的工具促进个体和团体的成长。在团体的工作阶段，团队成员了解自己，也了解自己对他人的影响，并且找到新的方法将这种认识应用到自己的生活中（McLaughlin，2013）。许多创造性的干预可以挖掘成员未表达的情感，提供沟通复杂情况和反应的媒介，并且在成员共同经历自我觉察的提升和情绪宣泄的时刻后加深成员之间的联系。

根据团体的理论焦点，在工作阶段的创造性干预可以促进情绪的宣泄，提升洞察力，提供有影响力的学习体验，并且拉近成员之间的距离。我们将在下文提供工作阶段的活动示例。在工作阶段，创造性可以产生持久的影响，并且使人们准备好将自己的团体体验应用到生活中。这一点尤为重要，因为团体在此时开始终止过程。

终止、意义和断开连接

一旦团队成员开始结束在一起的时光，团体的焦点便集中在怀旧、告别、探索存在议题，以及为团体体验外的未来做准备（Duffey，Haberstroh，& Trepal，2009）。这是一个很适合投入创造力的时机，因为成员无论是在团体中还是在生活里都面临这些问题（Headley，Kautzman-East，Pusateri，& Kress，2015）。怀旧的时刻会激发创造力。范·蒂尔伯格（Van Tilburg）、塞迪基德斯（Sedikides）和威尔德舒特（Wildschut，2015）发现，当成员与往昔记忆联系在一起时，他们在创造性思维的测试中的得分更高。当团体成员反思自己的团体经验并将在团体中学到的经验应用到他们的生活中时，创造性思维技能可以帮助他们以有意义的方式整合他们的学习。一个团体的结束会让人感到苦乐参半，当一个团体合作得很好时，团队成员通常会获益良多。这些益处包括减少孤立感，提升自我认知，学习新技能，以及探索在这个世界上行动的新方法。来访者创造性能力的发展可以迁移到其生活的其他领域中，并且为其未来的改变提供切实的好处。创造力可以成为人们生活中的一股强大的力量，团体带领者在运用创造力时应以理论为基础，在团体关系中得以发展，并以其取代单纯使用团体活动。

团体中的创造性：关系文化理论

关系文化理论（Relational Cultural Theory，RCT）是一种先进的理论，它在人类如何成长和发展的问题上，将连接和关系置于自主和独立之上（Jordan，2010）。根据关系文化理论，成长的机会发生在与他人的关系中，而构建促进成长的关系是所有心理咨询的首要目标。建立真正有效的关系——促进所有相关各方的福祉——是一个重要且具有挑战性的过程。关系文化理论详细描述了连接、断开连接和重新连接的过程，并且阐明真实性和彼此共情有助于关系的发展。尽管关系文化理论承认所有的关系都会经历断开连接的时期，但它确认了重新连接的愈合力量和它在关系复原中的作用。换言之，当经历了断开连接和一段时间的孤立后，人们在与他人的关系中变得更有弹性。然而，关系文化理论也提醒我们，当人们无法完成重新连接的过程，甚至为了保持连接而将自己的重要方面隐藏起来时，他们可能会经历关系文化理论所称的"受诅咒的疏离"。根据关系文化理论的研究，"受诅咒的疏离"是一个人可能遭遇的更为痛苦的经历之一。

渴望在生活中建立连接的团体成员可以使用关系文化理论框架学习重要的人际关系技巧。考虑到团体是在连接和创造性表达中茁壮成长的，可以将确定团体成员相互连接的方式以及获得他们的创造力作为团体过程的重要目标。在本章中，我们提供了一些创造性的团体实践应用，并且建议团体促进者考虑和应用结构。例如，创建一种团队氛围，让团队成为可以让成员真正产生相互联系之所；促进双向同理心，它与单向同理心不同，也是一种美德；识别断开连接的策略或那些干扰关系发展的行为；为团体成员创造机会，通过合作的方式提高他们的人际关系能力。关系文化理论是解释心理咨询中创造性的关系成分的基础，是一种新的理论方法。

心理咨询的创造性：一个理论模型

心理咨询的创造性（Creativity in counseling，CIC）是一个理论模型，它将对创造性的使用整合进关系框架（Duffey et al.，2016）。"心理咨询的创造性被定义为一个共享的心理咨询过程，涉及促进成长的转变，这种转变的发生有赖于有意识地关注治疗关系和人类固有的能产生改变的创造力"（Duffey et al.，2016，p. 448）。所有团体心理咨询都有一个或明确或隐含的目标，即促进成员的改变、成长和疗愈。此外，团体心理咨询体验为团体成员提供了许多机会，让他们发展人际关系技能、增强与自己和他人的连接，同时与他们的创造性资源建立联系。接下来，我们提供几项以心理咨询的创造性为基础，以关系文化理论为框架的团体活动。

我们为下列团体活动提供指导方针。

1. 促进者（带领者）需处理任何场所、设施问题，诸如卫生间的位置及其他重要信息。

2. 像大多数团体过程一样，参与创造性活动的团体促进者（带领者）会告知成员对保密的期望，提供与他们所促进（带领）的团体相关的各种指导方针。

3. 促进者（带领者）介绍自己，并且邀请每位参与者分享他们的名字和他们希望团体了解的一些有质量的信息。

4. 在团体结束时，团体成员会被邀请反思体验和共同经历的过程。

信息栏 9.1　自我觉察：心理咨询的创造性

你正在考虑在你即将带领的团体中加入创造性的干预。当你计划第一次团体会面时，你将纳入哪些活动？鉴于心理咨询的创造性被定义为"一个共享的心理咨询过程，涉及促进成长的转变，这种转变的发生有赖于有意地关注治疗关系和人类固有的能产生改变的创造力"，你将如何强调团体工作和创造性的关系？

创造性在咨询团体中的应用

有人对《心理健康创造性杂志》（*Journal of creativity in Mental Health*）（JCMH；Gladding，2008）中关于团体心理咨询和心理咨询创造性的文章进行了综述，发现有80多篇文章强调了这一领域的研究和实践。《心理健康创造性杂志》中的主题涵盖了心理咨询师遇到的各种各样的团体和人群（Burns，2008；Desmond，Kindsvatter，Stahl，& Smith，2015；Duffey & Haberstroh，2012；Ziff，Pierce，Johanson，& King，2012）。当带领者实施创造性的干预时，他们会概念化在团体会面中起作用的许多因素。成员进入团体时具有不同水平的人际能力、沟通技巧、生活经验和成长动力。对心理咨询师来说，实施基于操作框架的创造性团体干预是很重要的，该框架解释了人与人之间的相互关系、个人成长的方向和评估问题的方法。在我们的团体工作中，我们理解人际关系的动力，帮助人们获得创造力，提供反馈框架，并且使用发展性关系心理咨询（developmental relational counseling）对成长进行概念化（Duffey & Haberstroh，2012，2014，2016）。

团体发展性关系心理咨询

发展性关系心理咨询是基于关系文化理论原则的整合理论模型，它整合了认知疗法、叙事疗法和九型人格类型学的原则（Duffey & Haberstroh，2012）。发展性关系心理咨询（见图 9.1）提供了一个路线图，通过聚焦于对个人和关系的觉察、成员对权力的使用及独特的关系风格，描述个体在团体情境中断开连接（关系）的特性（Duffey & Haberstroh，2012；Jordan，2010）。发展性关系心理咨询的方法认为，人们生活在不同的社会环境中，在不同人群中发挥着不同的功能，终其一生要面临苦难和问题。在发展性关系心理咨询原则的基础上带领团体的心理咨询师关注来访者如何在与他人的关系中理解自己。

信息栏 9.2　自我觉察：基于理论和创造性的干预

根据你使用的心理咨询理论，为帮助来访者成长和改变，你如何使用创造性的干预措施？在心理咨询中使用多媒体方法有什么伦理意义？

自我贬低、自我夸大及清晰和平衡的视角。在发展性关系心理咨询的框架下，团体带领者倾听成员表达中体现的自我贬低或自我夸大的倾向。根据叙事传统，我们将这些倾向命名为视角，即人们用于理解自己和他人的镜头。带领者根据人们对自己和他人的看法对他们进行概念化。根据议题、环境或情况，团体成员可能以一种夸大或贬低的方式看待自己，或者以一种清晰、平衡的视角看待自己。这些观点是与关系相关的，因为当一个人以自我贬低的方式看待自己时，就可能会夸大他人，而那些以自我夸大的视角与他人互动的人则可能认为他人是没有价值的。团体带领者评估成员是否在以控制、轻视或剥削的方式使用自己的权力（Duffey，Haberstroh，& Trepal，2009）。

关系风格和连接。基于九型人格类型学，团体成员的关系风格（见表 9.1）与他们所采用的视角一致，进一步定义了他们的关系连接和断开连接。例如，如果一个成员用自我夸大的观点接近团体，同时倾向于以自己的关系风格关注信息，那么他可能会挑战带领者，试图削弱带领者的知识和权威，并且将经验过度理智化。

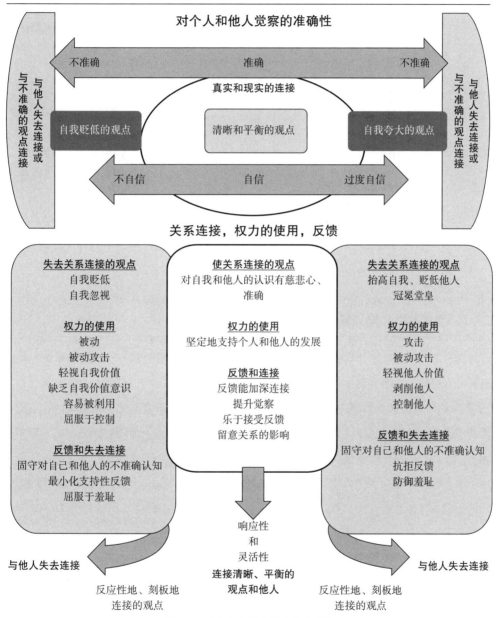

图 9.1 对个人和他人觉察的准确性

表 9.1 关系风格、连接和视角

关系焦点	与自我贬低的视角连接	与清晰、平衡和同情的视角连接	与自我夸大的视角连接
规则	因感知到错误、暴露错误或犯了错误而感到尴尬	事实、客观和人道的	惩罚性、防御性和批判性的
服务	感觉受到伤害	给予和感激的	苛求、有权和居高临下的
地位	与地位相关的羞耻和无价值感	有效能的和成功的	投机取巧和膨胀的自我意识
个性	对自己感知到的缺点感到羞愧和难为情	创造性的和可取的	批评的和优越的
知识	毫无价值的能力	开朗、机智和有洞察力的	冷酷无情、愤世嫉俗和智力上的傲慢
策略	偏执和恐惧	合作和信任的	责备、挑衅和拒绝的
义务	短暂的羞愧和绝望	感激和周到的	贪婪、自以为是、不体谅他人的
权力	隐藏的脆弱和受伤	勇敢、自信和慷慨的	暴虐、专横、报复心强的
协议	缺乏自我觉察和自我信任	满足、连接和接纳的	蔑视、自我陶醉和漠不关心的

信息栏 9.3 自我觉察：你在团体中的关系风格

花点时间思考一下你在团体环境中的关系。你是否会诉诸理智、喜欢帮助他人，或者想办法获得控制和权力？你通常寻求忠诚，还是调解困难？或许是想在团体中体验更多乐趣？你认为自己是一个浪漫的人吗？你在任何环境下都会为成功而努力吗？这些是你作为一名成员参加团体会面和开始带领团体时要问自己的一些问题。九型人格类型学可以帮助你理解自己的关系风格和动机。

带领者的目标是从一个清晰而平衡的视角与成员接触，倾听其担忧，提供反馈以减少其夸大，了解其对他人的影响，并且期望其在自己的脆弱中体验到连接。团体带领者将发展性关系心理咨询和心理咨询的创造性予以整合，注重成员之间如何相互联系，并且利用创造力提升成员的觉察力，加深关系。

团体中的艺术、音乐和文学作品

许多心理咨询师在团体中使用创意艺术（Whitten & Burt，2015；Ziff，Ivers，& Shaw，2016）。与此相关的是，表达性艺术治疗师根据各自的理论基础、伦理标准和认证实践（如艺术治疗、音乐治疗、诗歌治疗等）开展工作。心理咨询师在其受训的理论取向和伦理标准的指导下，在团体工作中使用创造性的干预措施，以实现心理咨询目标。齐夫等人（Ziff et al.，2012）概述了以艺术为基础的方法、特定的干预措施和材料，以关注来访者带进心理咨询的感觉、情感和象征主题。例如，他们列出了黏土、水彩、手指颜料和蜡笔等材料，作为鼓励成员放松和帮助其表达情感的材料（Ziff et al.，2012）。音乐干预、使用诗歌和其他文学作品的心理咨询，以及基于动作的方法都能以超越文字的方式讲述故事。音乐大事记和新兴生命之歌（A Musical Chronology and the Emerging Life Song）（Duffey，2005）就是一种使用音乐作为媒介讲故事和设定目标的方法。

音乐大事记和新兴生命之歌

音乐大事记和新兴生命之歌（Duffey，2005）是一种用于个人、伴侣、家庭和团体的心理咨询干预方法。这种干预方法基于综合的理论基础，包括叙事疗法、关系文化理论和认知理论。当带领者在团体过程中使用这一方法时，参与者可以使用反映他们生活经历的音乐。鉴于团体工作的过程导向，团体成员可以利用音乐和音乐大事记做到以下几点：（1）分享各自的故事；（2）在过程中相互交流；（3）探索生活中有意义的方面；（4）发现恢复和成长的新机会。作为这一过程的一部分，团体成员将很好地加深自我同理心和自我慈悲心，这两种品质通常能支持个人成长和建立富有成效的关系。他们也有机会加深对团体成员和更大世界中的其他人的慈悲。

音乐大事记可以帮助团体成员找到词语，以表达在一些情况下复杂的情感和状况，并且将他们带到团体体验中。通常，人们参加团体是为了从具有挑战性的经历中恢复，或者寻求他人的支持，同时也给予他人支持。有时，人们参加团体是为了学习与所爱之人和周围人建立连接的新方式。通过像音乐这样强大的资源连接自己的记忆和情感，团体成员有机会安全而勇敢地重新体验曾经独自经历时可能显得难以承受或令人沮丧的生活经历。此外，当音乐是一个人故事的一部分时，它会让人感到非常个人化，而且它带来的熟悉感具有仅靠词汇和他人分享时所不具备的潜力。鉴于音乐可以刺激大脑中与同理心相关的部分（Duffey & Haberstroh，2013），所以音乐可以促进对自己和他人的理解，这是许多过程团体经常追求的目标。

团体促进者可以使用音乐大事记与以下类型的成员一同工作：（1）参加回忆团体的老年人（Duffey, Somody, & Clifford, 2006/2007；Somody, 2010）；（2）正从药物使用障碍中恢复的成员；（3）参与过程团体的青少年；（4）经历悲伤和失落的团体成员；（5）将活动推向顶点的教育团体成员。在团体过程中使用音乐特别有利于对音乐感兴趣的成员，因为它可以提供一种表达大家集体想法的通用语言（Duffey，2015，2016，2017）。最后，因为听音乐可以唤起记忆，促进人们对意义的创建，所以音乐被认为是一种有价值的治疗工具（Cady，Harris，& Knappenberger，2008）。

大事记的过程。 当分配给团体体验的总时间有限时，音乐大事记团体可以由 4 ~ 6 位成员组成。这使每位团体成员都能在深思熟虑的情况下分享音乐，并且使自己的团体分享过程富有意义。然而，团体的规模常常会有所不同。在音乐大事记团体的开始阶段，团体促进者（带领者）详细阐述音乐大事记团体过程的重点和基本原理，然后邀请成员分享与过程相关的问题或关注点，促进者（带领者）会尽可能清晰地给予回应。然后，成员被要求简要地讨论音乐在其生活经历中的作用。以下步骤就音乐大事记团体过程给出了具体的建议。

第一步：引导意象（guided imagery process）。促进者邀请团体成员闭上眼睛，深呼吸，然后一起回忆各自的人生旅程，这就开始了引导意象的过程。意象引导可以用类似以下的引导语开始。

想象你正沿着一条美丽的公路开车，沿途是你见过的最美丽的风景。行驶时，你打开收音机，收音机里正播放精选歌曲，这些歌曲是从你人生的每十年里选出一些组合而成。从今天你听到的第一首歌开始，你的脑海中出现了哪首难忘的音乐？让自己与和记忆相关的体验产生连接。随后来到前一个十年，温柔地接纳浮现在脑海里的想法、感受和记忆。例如，收音机正在播放 2010 年到 2020 年的音乐……

引导者继续进行引导意象，直到团体的所有成员都有机会回忆起与他们相关的几十年的歌曲。对那些无法连接前几十年记忆的年轻成员，引导者可以要求他们保持与个人经历的联系，直到在过程中得到进一步指导。当所有成员都完成了这一过程，引导者可以用如下语句轻轻地结束意象引导环节。

当你准备好了，就轻轻地睁开你的眼睛。你知道，这个团体对你来说是一个温暖和安全的地方。在这里，你可以与自己的体验同在。现在，请你独立写下所有歌曲的名称，就是你听引导语时在意象体验中回忆起的歌曲。这只是你的大事记过程的开始。在我们在一起的这六周时间里，你将有机会对自己的大事记继续补充完善。

第二步：分享故事并赋予意义。 引导者将音乐大事记作为整体进行说明："你在整个团体过程中想起的那些歌曲会帮助你分享自己的故事，并且让那些最相关的领域具有意义。"

第三步：当下之歌。 参与者将选择一首歌曲开启他们的故事，并与大家分享；这是他们的当下之歌（Duffey，2005）。团体成员会聆听每位成员的歌曲节选，同时每位成员也会分享自己的故事。在接下来的团体活动中，每位成员将选择 3 ~ 4 首歌曲继续讲述自己的故事，并且在这些歌曲的帮助下进一步领悟自己的经历。

第四步：未来之歌。在最后一次活动中，团体成员将共同分享和处理他们的未来之歌（Duffey，2005）。这些歌曲往往能反映团体成员最初的心理咨询目标。

团体课程体验的音乐大事记

在一个面向心理咨询硕士毕业生的硕士治疗师系列节目中，我（达菲）作为主持人将音乐大事记和新浮现的生命之歌用作团体成员的活动，从而使成员达成以下几点：（1）互相连接；（2）作为一个团体来反思他们共同的经历；（3）在一起的时间变得有意义；（4）通过集体参与团体音乐大事记纪念他们在一起度过的时间。作为活动的一部分，参与者得到了以下指示。

像你们这样的同辈群体，以及各种各样的社群和团体，可以在危机或庆祝时刻聚在一起使用诸如音乐这样的创造性干预手段。今天，我们将用你们的音乐来庆祝你们的成就，纪念你们在一起的日子。请你们花几分钟时间回忆一下你们在这个项目中的经历。写下三首能让你回忆起研究生时代经历的歌曲。歌词不需要与感情相匹配。重要的是，歌曲要与你的记忆相联系。现在，大家要明白，你们每个人选择的歌曲都与更大的团体体验有关，让我们分享你们觉得舒服的歌曲，创建一个集体的大事记。在你选择的音乐中，哪些与你们在一起的时间特别相关？这个大事记讲述了你的群体的故事。接下来，每个大事记都会以一首或几首表达对未来希望的歌曲结束。那么现在，你认为哪些歌曲能反映出你对个人未来和团体未来的共同希望呢？

信息栏 9.4　案例分析：初期团体的创造性

你以一个创造性的破冰活动开启你带领的第一个团体，你的要求是让人们找出一首代表他们当前处境的歌曲。贾森和大家分享，音乐对他来说就像数学一样，他发现自己的分析能力比他认识的大多数人都好。当大家在开场白中分享时，贾森坐在椅子上，开始对每个人的歌曲进行分析性评论。团体成员看起来很不舒服，对贾森的行为感到厌烦。这是你带领的第一个团体，你正努力在欢迎和邀请的气氛与反馈之间达成平衡。你对于需要这么早就进行干预感到沮丧。你会如何回应贾森？你如何使用发展性关系心理咨询对贾森的互动进行概念化？

参与这一过程的朋辈团体成员热情地挑选了一些歌曲，如《朋友的点滴帮助》（*With a Little Help from My Friends*）（Lennon & McCartney，1967）和《压力》（*Stressed Out*）（Joseph，2015）作为他们共度的朋辈经历的隐喻。作为一个团体，成员们回忆了他们快

乐和痛苦的培训经历。他们分享了欢笑、回忆和对自己成就的赞赏。最后，他们各自献歌，表达对未来的共同希望和期待。"乐队"决定将《我们是一家人》（We Are Family）（Edwards & Rodgers，1979）和《庆祝》（Celebration）（Bell et al.1980）作为他们的未来之歌。其中一名成员选择了《想念你》（Miss You）（Jagger & Richards，1978），这首歌似乎准确地反映了他们对毕业后的感受的预期。音乐大事记和新浮现的生命之歌可以应用在或小或大的团体中，并且可用于团体的结束仪式。这一方式也可用于涉及各个年龄阶段和不同心理咨询目标的过程团体。

康复愿景板。处于物质使用障碍恢复期的人经常参加团体活动。事实上，团体往往是许多物质使用障碍治疗的基石。物质滥用和心理健康服务管理局（Substance Abuse and Mental Health Services Administration，SAMHSA）（SAMHSA，2016b）表示，人们在寻求康复的过程中可以参加团体心理咨询体验，以获得社会支持。展望未来是灌注希望的一个重要方面。人们可以通过多种方式确定自己对未来的梦想，如创作康复愿景板。当作为一项团体活动时，康复愿景板让人们有机会捕捉所有的希望和愿望，并且激励那些将可能性拒之门外的人。当在安全、包容和肯定的环境中创建康复愿景板时，它可以为康复中的人们提供新的选择和未来的梦想。以下是康复愿景板干预的指导原则和说明。

1. 团体促进者（带领者）将几张大大的厚纸贴在墙上，并且为参与者提供杂志、记号笔等艺术创作用品。

2. 团体促进者（带领者）让参与者以合作和彼此尊重的态度进行交流，讨论他们对康复的展望和目标。时间分配根据整个团体的需要和结构而变化。

3. 团体促进者（带领者）请参与者运用杂志图片或创造艺术图片描述他们康复后的样子。

4. 参与者一起决定材料在厚纸上的放置位置。

5. 团体成员集体讨论治愈和康复带来的巨大机会和可能性。那些不能找到治愈图片的参与者将被邀请加入共享大团体的希望。引导者持续指导讨论过程朝着希望和可能性前进，同时以尊重的态度引导有疑虑的成员。

从物质使用障碍和其他生活挑战中恢复的重点之一是对自己和他人的慈悲。专注于培养慈悲心的团体可以帮助团体成员培养慈悲心。人们常说，一个人不能轻易地给他人自己没有的东西。有时候，表达慈悲也是如此。自我慈悲与自怜不同，培养这项技能是重要的治疗目标。

自我慈悲。根据内夫（Neff，2012）的观点，自我慈悲包括"自我友善、共同的人道主义精神和正念"（p.856）。更具体地说，自我慈悲是对自我同理心的实践，是对判断和批评的释放，是对人性的尊重。对有些人来说，给予自己慈悲的能力往往比努力安慰他人更困难。另一些人则更难从自我关注的角度看待他人的痛苦，缺乏慈悲心。尽管如此，许多人的治愈体验的核心是真正的自我慈悲和对他人的慈悲。团体体验可以成为成员提高这种能力的理想场所。

慈悲心和同理心一样，需要一个人理解另一个人的体验。然而，慈悲心会使情况更向前一步。它激励人们超越同理心，采取行动。这种行动通常来说是由一个人想要帮助他人的愿望激发的。慈悲心的优点显而易见，缺乏慈悲心的后果尤其惊人。缺乏对他人的慈悲心会导致有害的行为，最小的伤害是忽视他人或者无视自己对他人的影响。被觉察不到对他人影响者或漠视对他人影响者伤害并不是一种独特或孤立的经历。不幸的是，正是这种经历往往会导致一些团体成员寻求治愈性、康复性心理咨询和团体服务。

旨在提升对自己和他人的慈悲心的团体活动尤其有力量。考虑到缺乏自我慈悲可能是一个人对他人的疏忽或伤害行为的一部分原因，而且人际关系问题和担忧有时会在团体中得到处理，因此促进自我慈悲的活动在团体体验中尤为突出。一项有时被称为慈心冥想的活动（Metta Institute，2011）可以被引导者用来开启团体关于慈悲的讨论。许多专注于建立慈悲心的团体可以从集体的慈心冥想开始这个过程。

以下是慈心冥想的推荐要点：邀请团体成员想一个让其在世界上感到安全的人。如果有成员无法找出这样的人，可以想象让其感到安全的地方。请大家想象自己与给自己带来舒适感的人的共同经历，或想象自己在让自己感到舒适的地方的经历。然后，请他们回忆自己想到的那个人的为人，并且思考他们自己对那个人拥有舒适和安全的渴望。最后，想象那个人被爱、安全和舒适围绕。让他们享受所爱的人的宁静以及在那一刻自己所感受到的宁静。现在，想象自己也被和平与安宁围绕。请他们接受生活带来的恩典和慷慨，珍惜今天的机会和明天的希望（Duffey，2015，2016，2017）。

慈悲心是一种能给我们的记忆带来尊严且为我们的经历带来感激之情的品质。我们的记忆是我们记载的故事和分享的历史的燃料。团体成员有机会创建一个记忆盒，用以连接他们的记忆、故事和历史。当记忆盒在一个团体背景下被创造出来时，团体成员就有了一个额外的机会，能够创造连接，并且将他们的故事与团体这一神圣空间中共享的普遍故事联系起来。

记忆盒。记忆盒是一组记忆的实物表现形式，让人们能够反思和庆祝重要的生活事件或人际关系（Young & Garrard，2015）。在创造记忆盒的过程中，人们将物品放入盒内，以激发特定物品背后的记忆、感觉和意义（Young & Garrard，2015）。这通常能让创造记忆盒的人更深刻地欣赏并进一步体会这个经历。记忆盒可用于帮助失去爱人者进行哀悼（Young & Garrard，2016），也应用于患阿尔茨海默病患者（Wegerer，2014）。此外，构建记忆盒可作为整个社区中接受长期护理的老年人的记忆来源（Royal College of Nursing，2010）。记忆盒可以在团体环境中创作，以允许单个成员记忆一个特殊的事件或处理团体的体验。在任何情况下，团体成员都可以遵循类似以下的形式。

1. 在最初的团体会面之前，引导者（带领者）确认成员是否对参与活动感兴趣，活动将要求他们收集与重要的生活经历或人际关系相关的物品。

2. 之后，引导者（带领者）解释记忆盒的基本使用原理，以及他们需要带到下次团体的必要物品，包括以下内容：

   （1）将被装饰的盒子或容器；

   （2）放置在盒子里的一件或多件怀旧的或有意义的物品（包括照片、工艺品、电子邮件、唱片等）；

   （3）用于装饰自己的盒子的艺术用品或其他材料。

3. 在团体成员创建记忆盒的那次会面的开始，引导者（带领者）会要求团体成员记下他们在这个过程中的任何重要感受或想法。

4. 在团体会面结束时，带领者将提醒有兴趣分享体验的成员可以在安全、尊重的环境中进行分享。

体验、心理剧和格式塔疗法的创造性改编

雅各布斯和舒密尔（2013）在向来访者展示心理咨询理论的应用时整合了大量的道具和材料。心理咨询师可以使用日常材料作为反映生活状况、个人觉察和心理咨询目标的隐喻。体验式工作的时机很重要，在工作阶段，心理咨询师做出的干预计划包括鼓励增加脆弱性和冒险分享的行为。体验式工作是很有力量的，来访者在团体中有连接感和安全感也很重要。在培训和心理咨询团体中，我（哈伯斯特罗）加入了一些代表与团体主题相关的生活主题的道具（Haberstroh，2005）。以下是带领者在团体中使用道具的步骤。

1. 团体带领者将一串钥匙放在团体中央。

2. 带领者告知成员，钥匙代表一个适用的团体主题（如希望、旧病复发、快乐、自信及和平等）。

3. 带领者请成员靠近钥匙或者远离钥匙，以此表示他们与确定主题的远近。例如，如果钥匙代表旧病复发，而成员觉得自己可能接近复发，就站得离钥匙更近一些。

4. 然后，带领者可以请成员考虑他们在健康方面将采取的步骤，然后走到房间里的新位置。

5. 成员和带领者花时间讨论成员对自己情况的评估、移动的过程，以及他们如何在这个活动中展现这些变化。

根据活动所选的主题，成员需要相应的时间来汇报和分享他们的体验。与所有创造性的团体干预一样，带领者会为干预后的处理过程留出充分的团体时间。带领者可以从心理动力学、格式塔和其他经验模型中吸取和整合更强化的干预。例如，我（哈伯斯特罗）带领成瘾过程团体多年。在这些团体中，我将心理剧（Karatas，2014）、格式塔疗法（Frew，2016）和叙事疗法（White & Epston，1990）概念进行整合，构建出干预措施。请考虑以下场景。

亚妮内戒酒 90 多天了，在过去的 60 天里，她一直在参加一个强化门诊项目。每周二晚上她都会和团体成员会面，时间是一个半小时，她和其他成员的关系也越来越亲密。她所在团体的成员具有相同的困境、超乎想象的连接和相似性、重要的进步，以及丧失。这个团体将在 5 周内结束，这让亚妮内感到不安。上周，她与团体成员分享了自己所经历的持续的、令人不安的想法和复发冲动。每天下班回家的路上，她都会经过自己最喜欢的酒吧，在那里，她可以让自己度过每晚快乐的时光，然后通宵达旦地狂欢。她感到沮丧和羞愧。这些想法既令人恐惧又使人兴奋。它们似乎是陌生的，因为它们会颠覆她目前的生活和康复进展。它们又太让人感到熟悉，因为她非常熟悉自己最喜欢的酒吧的味道。她还记得烟味和其他顾客的低语是如何缓解了自己的烦恼。她感到非常矛盾。她知道什么是危险的。每天晚上，亚妮内都会回到有两间空卧室的家。在她因酒后驾车被捕后，她的孩子们被从家中带走。家里有一种令人空虚的感觉，一种永恒的悲伤和丧失感似乎在她的家里回荡。她只能每周在有关人员的监督下在麦当劳探视两个女儿，这让她很伤心，当她看着两个女儿离开的时候尤其如此。尽管有这些感觉，过去生活对她的呼唤仍然诱人而持久。

考虑到亚妮内与团体的连接，以及她对觉察和表达的渴望，体验式工作可以帮助她分享感受，让其矛盾感变得清晰，并量身定制预防复发的策略。

团体环境是运用心理剧工作的最佳形式。这是一种可以帮助团体成员了解其生活和动机的方法。心理剧由雅各布·莫雷诺（Schermer，2015）创立，方法是将通常未得以表达的对话、紧张关系和动力表演出来。心理剧是一种结构性干预，它重点关注主角（通常是受害者）和对角之间的剧情。除了这些角色，心理剧还包括辅角和观众。辅角代表个体经历的不同方面。在团体中，其他成员可以自愿扮演各种角色。在前面描述的场景中，亚妮内想探索自己的感受和矛盾心理，并从团体的反馈中获得洞察力。在解释了心理剧的基本原理之后，我们计划在接下来的一周进行干预。在成瘾治疗中，我们通过心理剧的创造性改编实施了以下步骤（Haberstroh，2005）。

1. 从团体签到开始，总结上周的会面和心理剧干预。
2. 让亚妮内找出两个团体成员扮演她的辅角。这些人会在她的心理剧的体验中提供康复相关的支持和信息。
3. 邀请一个成员扮演让人成瘾的声音。这个成员应积极、活跃且非常了解亚妮内的情况，此外也有强劲的恢复劲头。这一角色扮演者需要花时间进行汇报。
4. 带领者承担导演的角色。
5. 带领者请团体重新排位，从圆圈形式调整到让亚妮内能面对成瘾的声音且让辅角在她两侧的位置。
6. 导演让亚妮内和让她成瘾的声音开始一段如下的对话，就好像他们在下班回家的车里一样。

成瘾的声音：512 出口。前方两千米……

亚妮内：我累了。我只想回家。

成瘾的声音：你想干什么？真的吗？

亚妮内：回家。令人感到无聊、孤独的家。

成瘾的声音：来吧。如果我们顺道过去，没有人会知道的。进去打个招呼就好。你每天都能看到里克和米克的车在那里。你知道这用不了多少时间。下一个出口……

亚妮内：这太难了。

辅角：你有爱你的朋友。

导演：[对亚妮内耳语]看看你成瘾的东西，告诉它："你夺走了我的一切。你是一个骗子。"

亚妮内：你带走了我的女儿！[她开始哭泣]。我现在什么也没有了！你还想把我所有的东西都拿走！天啊，我恨你！我恨我自己！[亚妮内继续啜泣。她感到深深的悲伤、恐惧，并意识到成瘾的力量和持久性。]

成瘾的声音：我可以带走所有的痛苦……你知道，你知道的。

就在这时，导演停止了谈话，开始和成员们一起处理心理剧。亚妮内意识到，再次沉溺于酒瘾带给她的只能是再熟悉不过的痛苦、醉酒后的傲慢和充满羞愧的清醒时刻。成瘾后果的严重程度给了她严峻的提醒，同时她也体验了朋辈的关爱、认同和支持。带领者还花了一些时间询问成瘾声音的扮演者的情况。为了让这个成员回到同伴的角色，带领者问亚妮内，她想把那个成瘾的声音所坐的椅子放在哪里。她说："放在我身后的角落里，但我可以看到它，这样我就不会忘记。"为了聚焦在康复策略上，团体带领者邀请亚妮内想象自己5年内处于清醒的状态。当她看到自己对未来的清晰憧憬时，她在团体里换了一把椅子，面对着她刚刚坐过的那把空椅子坐下。带领者问："从未来的角度来看，当你在开车回家的路上挣扎时，你会对自己说些什么？"她想了一会儿，说："在你心里，你知道喝酒会导致什么，会带来什么。当你喝酒的时候，你会失去一切。所有的一切。当你忙于工作时，你又活过来了。我在这里要告诉你，两个女儿在的地方就是你的家，那里没有监督探视的工作人员。这确实不完美，也确实不容易。但是，我终于感受到了自由。一切都会好起来的。"

团体中的创造性和体验性活动可以使成员获得新的觉察，并为自我表达和与他人建立连接创造新的途径。带领者谨慎地挑选干预时机，运用植根于理论之中的创造性干预，这样就能使成员自愿参与这一过程。

信息栏 9.5　案例研究：暴风骤雨阶段的创造性

你带领的团体似乎在暴风骤雨阶段停滞不前。人们在谈话时犹豫不决，话题仍停留在表面，两位成员似乎主导了大多数对话。你决定让团体活跃起来，并要求塔米写一部与她在工作中的自信有关的心理剧。她看起来犹豫不决，但你告诉她，你还是希望她有所进展。你设定了下周的活动。在你和督导师的督导中，你和你的督导师分享了这个计划，她看起来既惊讶又重视。你不知道原因。她给你的反馈是，不要强迫尚未做好准备的成员进入试验性工作，也不要在一个团体处于暴风骤雨阶段时开展工作阶段的活动。你对此次活动的时机安排和督导给予的反馈有何看法？

信息栏 9.6　案例研究：终止阶段的创造性

你带领了一个团体过程体验，过程中成员对团体结束表达了鼓舞、连接和悲伤的感受。你知道"再见"和"你好"一样重要，希望这个团体的"再见"是有意义、有价值的。有哪些创造性的方法可以让团体成员运用结束仪式纪念他们在一起的时光，如果以这些活动结束团体成员一起度过的时光，你会考虑哪些疗效因子，以便真正能帮助他们？

总结

团体心理咨询体验具备以深刻的方式影响其个体成员的成长和康复的潜力。当促进者（带领者）和团体成员与他们的创造力连接时，这种影响收效显著。作为一种应用于团体过程的模型，心理咨询中的创造性可以激发复原力、心理弹性和连接性。在这一设置下，希望是具有感染性的。孤立会由连接代替。自我批判会转化为自我慈悲。此外，怨恨与伤害将让位于和平与宽恕。的确，共享创造力可以打开心灵，理清思路，并带来成员所需的视角。当团体带领者的创造力创造了一个灵活、奇妙和充满可能性的环境，并且团体成员在一个安全而富有成效的环境中同其与生俱来的创造力相连接时，团体心理咨询体验就能真正为其带来改变。

第十章

如何促进出现挑战性成员行为的团体

▍乔纳森·J. 奥尔（Jonathan J. Orr）▍

有一种成员常被称为难以应对的（或"困难"）成员，团体促进者（带领者）由于这种成员的行为而寻求督导或咨询的情况屡见不鲜。但在实践中，被某带领者感知为难以应对的行为，对其他带领者可能并非如此。在探讨成员通常通过怎样的方式被带领者感知为难以应对的成员之后，我们将通过重构，将难以应对的行为描述为挑战性行为，从而使带领者能够建设性地处理破坏性行为。本章将介绍以下可供思考的内容：重构的过程，定义挑战性团体成员，诊断挑战性团体成员的三个步骤，以及应对挑战性团体成员的三个步骤。本章以信息栏 10.5 中的练习结尾，以便读者可以复习和应用本章介绍的概念和建议，从而将其更轻松地整合到团体带领者的各种技能中。

定义难以应对的团体成员

如何定义难以应对的成员，这本身就是一项艰难的挑战。团体成员行为的影响因素千变万化，它们既可能独立发生作用，也可能联合发生作用。不管团体设置和类型如何，分离这些因素并对其进行有效回应都是带领者的首要任务。就本章而言，我们将把难以应对的成员定义为那些在团体中发挥作用（或者参与团体）后对团体预期过程产生负面影响的成员。难以应对的成员的消极行为可能直接针对带领者、其他团体成员或整个团体，并且具有破坏团体目标、扰乱团体动力过程的整体影响。对难以应对的成员给出一个概括的定义有助于描述团体中正在发生的事情，而清晰定义难以应对的成员会带来额外的挑战。团体心理咨询中的难以应对是一个相对的概念，它既依赖于感知者，也依赖于直接行为者。简而言之，基于对团体目标、团体带领者特质和团体过程等的不同解释，被某些团体带领者认为难以应对的成员可能在其他带领者那里则并非如此。这些个人观点之间的潜在差异可能使针对团体成员行为的讨论变得复杂，尤其在考虑到团体成员的不同身份认同特征时。因此，我们遇到的第一个困难是描述如何应对这些成员及其在团体中的行为，而这需要讨论第一个干预措施：重构。

对难以应对的团体成员加以重构

对难以应对的团体成员进行初步定义有助于开启本章的内容。但是，就像在团体心理咨询中经常发生的那样，讨论的动力已经发展并完善到了某种程度，需要更灵活的特征描述才能充分捕捉破坏团体过程的成员的本质。同样，对团体具有破坏性的成员对团体的影响也不是单一维度的。大多数情况下，他们对团体的破坏并非限于一种原因或特征；相反，破坏是持续的，并依各种条件而变化（Gans，2010）。

重构（reframing）是重新定义或者以不同的方式描述行为、信念、体验或情感的过程，这一过程能产生更积极的选择。重构技术广泛应用于认知疗法中，并且是大多数初学者都要掌握的基本技能（Beck，2011；Ivey，Ivey & Zalaquett，2013）。对于出现破坏性团体成员的情况，与对成员进行教育这种技术相比，重构对团体带领者而言是最有效的干预方法。重构使带领者有能力在团体中行动并处理成员造成的破坏。例如，将破坏性团体成员重构为挑战性成员而非难以应对的成员，会为应对成员提出的挑战提供许多选择。此外，将成员重构为挑战性成员也鼓励带领者反思自己受到挑战的方式。简单地将成员标签化为难以应对的成员，某种程度上暗示了成员的行为与其性格有关，而非与他们在团体中所处的阶段性状态有关。在本章中，我们把重构应用于讨论对团体具有破坏性的成员，用挑战性代替难以应对。同样，在定义什么对团体带领者具有挑战性时也会遇到主观解释；但是，总体而言，本章提到的挑战指对团体动力的整体形式和 / 或功能可能产生破坏性。

识别挑战性团体成员

挑战性团体成员通常会引发团体动力中最坏的状况，需要带领者立即进行果断的干预。那些极其难以应对的团体成员往往是新手带领者在焦虑中预期第一次团体会面时想象出来的。想象中的成员通常是激烈对抗的、高度抵抗的、暴力的，且总是破坏性的，以至于使带领者目瞪口呆、难以行动。投入无限精力带领这样的团体做出改变可能是令人兴奋的，但事实是，这样的成员非常罕见，尤其是在经过预筛选的团体中（Gladding，2015；Jacobs，Masson & Harvill，2016）。团体可能需要带领者立即做出响应的更典型的情况是，某成员不了解或不遵守团体规范。直接忽视规范的情况会对团体安全构成独特的威胁，破坏团体动力，乃至使成员完全止步。对这种情况的直接反应是加强团体规范，并且对不遵守规范的成员制定其需要承担的后果。这些后果最好是在成员完善规范时就确定下来，且应包括如果成员继续无视团体规范，则会将其排除在团体之外。

带领者可能需要面对许多种来自团体成员的挑战方式。其中一些挑战可以根据团体成员的特质来预判。本书第三章介绍了许多可能给带领者带来困难的成员行为，我们鼓励读者参考该讨论部分进行回顾。本章将扩展讨论范围，为团体带领者提供指导，以便其能够以持续且有回应的方式识别和应对挑战性团体成员。接下来是诊断这一术语，它指的是识别团体正在发生什么这一过程，适当有效的干预措施将由此过程得出。在本章中，诊断一词还将用于对特定团体过程或一组行为的评估结果进行描述，但它与《精神障碍诊断与统计手册》（*Diagnostic and Statistical Manual of Mental Disorders*）涉及的临床诊断过程无关。

诊断挑战性团体成员

诊断挑战性团体成员可能对团体的整体动力产生直接、长期的影响。同样，团体成员的挑战性行为和 / 或性格在团体的整个生命周期中会以不同的方式体现出来（Berg，Landreth & Fall，2013；Gans，2010）。关于诊断挑战性团体成员的讨论将集中于成员逐渐呈现的行为和 / 或性格，而不是那些需要更直接干预的行为和 / 或性格。将讨论聚焦于此，反映了在团体动力中挑战出现的频率；团体中逐渐出现的挑战比立即或自发出现的挑战更常见。

大多数挑战性团体成员是在团体过程中被创造出来的，所以团体过程动力会为诊断挑战性团体成员提供主要的信息。在此，我们将团体过程动力定义为以下几点：

- 个体成员之间如何互动；
- 个体成员与带领者之间如何互动；
- 团体作为整体如何与个体成员互动；
- 团体作为整体如何与带领者互动；
- 团体工作如何完成。

在定义团队过程动力时，还必须考虑该团体所处的生态环境。团体地点、机构支持和社会政治问题只是少部分对团体过程产生影响的生态因素。总之，诊断由团体过程导致的挑战性成员是一个多步骤的过程，涉及对以下每个问题的评估。

- 正在发生什么？
- 谁参与其中？
- 团体处于哪个阶段？

在以下小节中，我们将详细介绍诊断挑战性团体成员的每个步骤。

步骤 1：正在发生什么

评估此问题的第一步是清晰地识别任何团体运作中的关键事件（critical incident）。关键事件可以简单地定义为团体能量或过程的转移。能量的转移可以进一步明确为促进性的（如成员开始互相支持和鼓励）、破坏性的（如成员回避面对彼此）、倒退性的（例如，成员在一段时期感到安全并敢于冒险后又回到不信任和自我保护状态），或三者的任何组合。关键事件的特征是团体过程发生变化，并且最容易在事后通过有指导的批判性反思识别（Donigian & Hulse-Killacky，1999）。同样需要重视的是，关键事件可能发生在个体层面、成员间层面、团体整体层面或环境团体层面。情境内的团体（group-in-context）层面指生态因素如何影响团体过程动力。本章稍后将对此进一步描述。

信息栏 10.1　有指导的批判性反思

1. 本次团体的重点是以下问题或主题……

2. 成员自身在本次团体中的目标是……

3. 在以下方面，团体按预期进行……

4. 在以下方面，团体出乎我的意料……

5. 我最成功的干预 / 带领技巧是……

　我之所以选择它是因为……

　干预结果是……

6. 如果我可以重新带领本次团体，我

不会……

7. 总体而言，该团体目前处于形成阶段，因为……

8. 我注意到团体动力在这个点上出现变化：

　a. 我对变化的反应是……

　b. 团体成员对变化的反应是……

一旦某关键事件得以确定，下一步就是评估事件的性质。最重要的考虑因素是事件对整个团体的影响，因为挑战性团体成员总是会影响整个团体的动力。读者可以参考本书第三章关于挑战性成员行为的讨论，但是，对挑战性团体成员要特别注意以下三个方

面，即成员的潜在恐惧、团体过程的类型、非参与行为。在许多情况下，恐惧既可以是强烈的动机因素，也可以是强烈的抑制因素，而在团体工作中，恐惧可能会因公开暴露而加剧。成员的典型恐惧包括对自我暴露的恐惧、对拒绝的恐惧、对脆弱的恐惧，以及对被评判或被误解的恐惧（Corey，Corey，& Corey，2014）。所有这些恐惧的共同点是感知到或者实际上失去控制。直言不讳地讲，无论带领者和／或成员如何保证，成员都无法控制自己在团体中共享信息后会发生什么。缺乏控制感会导致成员采取许多挑战性行为，包括见诸行动地控制他人、自我封闭和抵制与他人建立连接等。

在团体中，成员的恐惧只是潜在关键事件的起因之一。多尼吉安和马尔纳提（Malnati，1997）确定了不同类型的团体过程，这些过程也可能导致关键事件。感染性、冲突、焦虑、一致性确认、普遍性、家庭经验重现、希望灌注，这些过程都可以是关键事件的原因或促发因素。与成员的恐惧不同，这些团体过程动力涉及一个以上团体成员，并且通常将整个团体都卷入其中。从团体促进的角度来看，一致性确认、希望灌注和普遍性等过程可以被视为团体整体凝聚力和成员之间关系的指标。从破坏的角度来看，这些过程会减慢并阻止团体动力。

以感染性为例，它通常被认为是团体中积极的过程动力。感染性可以促进团体动力，因为它可以向带领者提供反馈，使带领者知道成员正在团体中建立连接，其深度达到能够共享彼此的经验和情感。作为团体中的破坏过程，感染性也可以向带领者提供反馈，让其知晓团体陷入了某种程度的困境，即在以共享经验或情感为主导的团体中，很难甚至无法出现意见不同的个性化。相同的二元观点也适用于那些常被视为具有破坏性的过程动力，如冲突。对抗性冲突可以向带领者提供反馈，使其知道团体和／或成员正在断开连接并过于恐惧。或者，创造性冲突可以为带领者提供的反馈是，团体和个体身份认同之间达到了具有支持性的平衡，团队已准备好进入工作／行动阶段。

回到在个体成员体验层面评估团体中正在发生什么，科里（2017）提出了几种成员非参与行为的类型。这些行为及其出现时如何进行干预的简单示例已在第三章中分别介绍，此处重点介绍这些行为，因为它们在促成具有独特促进性、破坏性或倒退性的关键事件中发挥了作用。举例来说，为对抗压迫而产生的保护性的非参与性行为。在评估具有促进性的关键事件的本质时，这种行为表明成员愿意承认系统性和结构性的压迫，并且表明他们有能力采取保护措施让自己免受压迫。对于具有边缘性和压抑特性的团体成员，这可能是其在团体发展中的关键一步。如果团体让成员感觉安全并承担了风险，随后又让其在承担风险后感到被拒绝，则成员可能会退缩以保护自己免于感受到压迫。这次倒退性的关键事件可能需要团体再次加强安全感和信任感。如果成员习惯于在生活中扮演牺牲者或受害者，以满足自己的需要，那么就可能由于免受压迫导致破坏性的关键事件。这样的成员在生活中通过让他人扮演压迫者的角色获得安慰和掌控感，并且随时易被团体中发生的事冒犯。

最后一个例子可以用一个成员进行说明。该成员积极让自己成为团体中持少数派意见／经验的人，并且尽管先前认可了其他观点或经验，但仍在团体中持不同意见。例如，萨沙发现，她希望每个人都在团体中分享担心的事情，而大多数人都希望保留跳过话题的权力。她抱怨团体正试图欺负她，使她服从他们的思维方式，而且她威胁道，如果每个人都不认可她偏爱的规则，她就要离开该团体。为了表示对萨沙的支持，该团体选择建立关于不跳过话题的规则，除非在偶然和极端情况下。在团体发展的后期，萨沙经常在谈话中跳过话题，而非按照自己的规则进行分享。当团体在此问题上面质她时，她再次抱怨，称自己是团体中的少数派，团体正试图欺负她，不支持她跳过话题的决定。

信息栏 10.2　检查团体过程

参考多尼吉安和马尔纳提描述的以下过程类型，并识别出它们推动或破坏团体动力的方式：

感染性

冲突

焦虑

一致性确认

普遍性

家庭经验重现

希望灌注

步骤 2：谁参与其中

确定关键事件并基于个体、成员和团体层面对其进行评估后，下一步是确定谁参与了关键事件。前一步骤涉及对某些成员的行为进行评估，而此步骤则将视角扩展到关键事件参与者的特质和特性。在任何评估中，检查谁在进行评估都是至关重要的第一步。对于团体会面中的关键事件，首席评估者是带领者，因此从检查带领者的特质开始是非常重要的（Brown，2006）。你可以再次参考第三章对带领者特质的讨论，以便为该检查提供深度。

带领者的特质界定了对团体目标、成员参与度以及团体成果的期望。简而言之，带领者是非常重要的棱镜，团体透过他得以聚焦。例如，将自己描述为不透明的带领者更喜欢高度结构化的团体，且与团体过程保持更加疏远的关系，这样的带领者可能将直接向其寻求意见或人际反馈的成员解释为破坏性成员。相反，将自己的风格确定在另一极（即更透明、自由）的带领者及其所带领团体的参与者可能会认为，前述成员的行为有利于促进团体过程。这个例子强调了带领者的看法在团体中的重要作用，并强调了带领者必须花时间培养自己的自我觉察，了解自己的带领风格偏好。

进行定期、持续的批判性反思对于培养团体带领者的自我觉察至关重要，并有助于开展下一个维度的评估，即参与关键事件的成员扮演了怎样的角色。这次的反思针对的是成员在团体中的一般角色。如前几章所述，成员倾向于在团体动力中扮演可预测的角色，格拉丁（2015）将角色分为总体上促进性/建设性、维持性和/或阻断性的。成员以多种方式表达与这些角色的从属关系。促进性成员与促进过程和推动团体动力联系最紧密。他们倾向于引导对话，承担人际关系风险，并通常会积极参与团体过程。极端情况下，担任促进性角色的成员具有以下特征：他们使团体过快走过各个阶段，或者将团体强度推到一定程度乃至其他人到了要退缩的边缘；他们似乎有一个日程表，以不同于带领者预期的方式推动着团体的工作。

与促进性/建设性的成员相比，扮演维持性角色的成员往往会减缓团体进程。如果说促进性/建设性成员对团体过程似乎有一个不断向前的日程表，而维持性成员更喜欢维持团体现状。对在团体中冒险他们可能表现出谨慎或犹豫的态度，而宁愿慢慢加入团体过程。他们是维护团体凝聚力和成员人际连接的可靠管家。维持性成员还倾向于保护其他团体成员，并努力确保所有成员在团体前进之前都感到舒适。最后这种倾向会直接挑战正在试图推动团体过程的带领者。维护性成员似乎对团体的新进展既固执又担忧。

阻断性角色以主动对抗团体带领者并颠覆团体过程为特征。他们倾向于破坏团体中的连接并抵制团体过程。像担任促进性/建设性角色的成员一样，承担阻断性角色的成员似乎也有自己的日程表；但阻断性成员的日程与带领者和整个团体的利益完全背道而驰。他们与维持性成员也不同，阻断性成员对团体过程的破坏更主动（且通常具有侵犯性）。有时，形象化描述对于将团体中的这些成员角色进行概念化很有用。因此，请你想象在炎热的夏天站在游泳池旁的三个孩子。泳池是团体过程的比喻。促进性成员全力以赴，像炮弹一样冲进游泳池，并且立即开始戏水和玩耍。维持性成员先用脚趾沾沾水，再把脚慢慢伸进水里，随后身体一点点浸入水中，高举着双臂注意不要太快弄湿自己。阻断性成员坐在泳池外面，双臂紧紧交叉，看上去对没有人离开游泳池去别处玩耍感到沮丧。从关键事件的角度描述成员特质能使事件发生原因被纳入考量背景中，并且有可能提供相关的应对视角。

为确定谁参与了关键事件，最后的评估领域涉及与权力、特权和压迫有关的因素，这一领域可能是最不言而喻的，也可能是最关键的（DeLucia-Waack & Donigian，2004）。这也是最直接涉及团体成员个人特质的领域。这些因素基于个体成员身份认同状态，也基于多个身份认同的交集。具体而言，身份认同与性别、性取向、种族、情感取向、年龄、能力、教育程度、社会经济地位及文化相关，成员如何定义自己的身份认同，会在个体或集体层面上影响其在团体中的参与度。此外，团体成员在任一认同维度上的发展阶段也对成员参与团体过程有重要影响。全面描述各种相互作用的认同可能对团体过程动力产生的影响超出了本章的范围；然而，很明显，权力和赋权是任何团体必不可少的组成部分（Bemak & Chung，2004b）。在团体内，谁有权（谁无权），如何获得或被赋予权力，以及可被接受的权力的用途，这些是所有团体带领者的重要考虑因素。诊断关键事件时，根据成员的认同回答这些关于权力、特权和压迫的问题有助于带领者洞悉成员各种行为的动机。

信息栏 10.3　谁拥有权力

在大多数团体中，带领者对团体过程、结构、内容和互动拥有大部分权力。如果在团体之外，带领者通常拥有的是被压迫的身份认同，那对其而言，拥有和行使这些权力可能会变得复杂。请花点时间考虑一下右侧列出的身份认同特征，并在你带领的团体之外你可能拥有的任何特权旁打钩。完成标记后，请考虑未列出但对你而言很重要的其他身份认同，并从中找出你在所带领团体外可能拥有的特权。你在团体外的特权状态将如何影响你与比你拥有更多特权的成员展开工作？你的特权状态将如何影响你与比你拥有更少特权的成员展开工作？

性别认同

性取向

情感取向

种族

种族认同

文化认同

社会经济地位

教育程度

年龄

能力地位

公民身份地位

宗教 / 精神信仰

就业状况

步骤 3：团体处于哪个阶段

诊断挑战性团体成员时要考虑的最后一个问题涉及评估团体阶段，以及评估与团体相互作用的生态变量。明确团体阶段可以为团体中的许多行为找到原因。在团队发展的早期阶段，成员自然会经历并表达与团体有关的焦虑。在团体发展的形成或热身阶段，管理风险和安全感对团体成员至关重要。通常，成员会尝试掌控团体出现的情况，以应对初期的脆弱感。这种掌控既可能是主动的，也可能是被动的。缺乏觉察或经验不足的团体带领者可能将初始阶段成员的主张误诊为挑战，并将其视为对带领者的威胁而做出的回应。然后，他们可能对成员施加更多控制或者让团体更结构化，这便进一步将冲突根植于团体中。正因为如此，不擅长识别团体阶段的带领者就有可能给自己和成员带来更多的挑战。

更有效的团体带领者可以准确地识别团体发展阶段，并知道在这些阶段中典型的团体行为有哪些。在团体阶段背景下准确地描述成员行为特征这一技能非常有助于识别挑战性团体成员。例如，对于一个已经发展到执行阶段或工作阶段的团体，其中的成员正自在地平衡着自己的风险和安全感。尽管团体阶段有所发展，但一位成员对在团体中分享个人反馈仍表现出强烈的焦虑。这种行为将提示带领者，那位焦虑的成员需要额外的干预。根据团体发展阶段准确识别意外的或非常规的成员行为是诊断挑战性团体成员的一项关键技能。

评估团体处于哪个阶段的问题还涉及对与团体工作有关的生态变量（ecological variables）的考量。生态变量可以包括系统对个体成员、对成员与成员之间的连接及对整个团体的影响。这些考量事项与上一节中讨论的认同变量类似，但是陈述角度不同，所以侧重点不同。在步骤 2 中，带领者需考虑成员如何体验自己的身份认同，以及他们在这些身份认同中是否受到压迫或拥有特权。在这一步中，带领者需将评估重点转移到了解系统如何体验（即压迫或赋权）那些相同的成员身份认同。以边缘性身份认同（如跨性别身份认同）为例。在上一步中，带领者试图从个体角度理解跨性别身份认同，以及它如何影响成员参与团体的动力。在这一步中，带领者应更全面地了解跨性别身份认同状态如何给成员赋予特权或者压迫成员。从这个意义上讲，重点转移到了理解系统如何体验（以及压迫）一个跨性别身份认同的成员。感知上的变化也许很小，但影响可能是巨大的，并可能给成员带来挑战。

下面我们考虑一个在社区机构进行的主要为经济困难的来访者提供服务的团体。假设到达机构的最快捷的方式是乘坐汽车。一些成员可以通过共享交通工具准时到达，有一个成员却因为不可靠的公共交通而总是迟到。该成员的每次迟到都会导致团体过程中断。如果带领者忽略了他的交通问题，则可能给迟到成员武断地贴上难以应对的标签。团体带领者若忽视团体成员的生态因素会导致成员被误诊为具有挑战性的或难以应对的。

生态因素也可能对整个团体产生影响（Conyne & Mazza，2006；McMahon，Mason，Daluga-Guenther，& Ruiz，2014）。团体的会面地点、频率、主题内容、推广等都可能对整个团体产生直接影响。以在学校开展的性别不符者（gender-non conforming）支持团体为例。好心的团体带领者在学校和社区推广这一团体，意在向身份认同为性别不符者的学生表示支持。但这样做造成的实际情况是，成员不得不"出柜"才能参加团体，这导致成员的低参与度和沉默。从生态学角度回答团体处于哪个阶段这一问题，团体带领者可以隔离那些可能导致小组成员以挑战和难以应对的方式行事的因素。

信息栏 10.4　整合团体诊断

既然已针对挑战性团体成员探讨了诊断关键事件的各个步骤，现在是时候将这些步骤整合到一个过程中了。对此，你需要选择一个团体进行观察。你可以选择视频案例或现场团体，且任何团体类型均可。首先选择一个你不是带领者的团体是有帮助的，这样你可以参与此过程而无须承担团体带领者的额外责任。一旦你对这个过程有了一定的了解和 / 或适应，就可将其应用在你带领的所有团体中。

在观察团体的同时注意关键事件，然后使用以下反思指导记录你的观察结果。与同事一起参加此活动可能会有所帮助，这样就有人可以与你一起比较和讨论自己的个人反思。

正在发生什么

描述关键事件，并包括前因后果的详细信息。

关键事件对团体有何影响？

描述你观察到的以下任何现象：团体过程的类型，成员的恐惧，非参与行为。

谁参与其中

此关键事件发生在团体层面、成员 – 成员层面、成员 – 带领者层面，还是个体层面？

识别引发关键事件的成员 / 带领者，包括事件发起者和可能受事件影响的人。

从以下方面描述参与者：在团体中的角色；带领者特质（如果涉及带领者）；身份认同特征（包括带领者的特征）。

思考身份认同特征，标记其中那些可能在团体中被赋予特权的特征，标记那些可能在团体中被边缘化的特征。

团体处于哪个阶段

这个团体的目标是什么？如何向团体成员传递这一目标并对之予以强化？

描述团体阶段，使用团体发展模型提供该阶段的典型特征，因为它与你正在观察的团体有关。

列出团体的生态特征，并描述它们如何影响团体动力。以下是一些示例：

房间物理情况（照明、空间、家具等）

时间

设置

持续时长

地点

团体规则

团体规范

成员数量

成员 – 带领者比例

进入 / 离开团体的过程

定位（座位如何布置以及谁坐在哪里）

应对挑战性成员

既然我们已经讨论了识别挑战性团体成员的过程，是时候将重点转移到针对这些成员制订相应的应对计划了。在这里需要重申的是，一些挑战性成员需要团体带领者给予直接关注，在这种情况下，带领者能给予的最好回应是坚持该团体的既定准则。如前所述，在团体中建立有效的规范还应包括制定有关违规的处理方针。维持团体成员资格的条件或特征是团体建立的重要准则，准则也包括不遵守条件的成员要承担的后果。这意味着，应对挑战性成员的最佳方法是创造防止极端行为的团体动力。预先筛选、建立共识和制定准则只是带领者可以用来培养支持性的团体成员以及使极端行为出现可能性最小化的少部分方式。为应对破坏性团体成员，团体中针对冲突的预先计划可为带领者提供更大的灵活性。

除了需要带领者立即做出反应的情况之外，针对挑战性成员的大多数干预措施都基于对这类成员的诊断。就像诊断挑战性成员的过程一样，团体带领者制定应对办法要遵循一个过程。在进入该过程之前，重要的是首先设定一些关键的指导性问题，从而为改变做准备。带领者在确定挑战性团体成员时需要问自己的主要问题包括：（1）我希望在这里发生什么？（2）在这种情况下，我认为什么是成功的结果？

在回答了这些指导性问题之后，该过程遵循三个步骤，并着重于以下方面：（1）干预的预期层面（或目标）；（2）风险水平；（3）强度水平。起初，对于新手团体带领者而言，制定应对方法的过程似乎有些烦琐。但是，该过程非常直观，并且在实践中几乎可以自动完成。学习如何制定应对办法的另一个好处是，它实际上消除了对他人制定应对或干预方式的依赖。用做衣服来比喻就是，学习对挑战性团体成员做出回应的过程就像学习设计和缝制衣服一样。一旦学会，就可以针对任何情况量身做出一个很棒的选择。

在下文中，我们将详细制定应对挑战性团体成员的每个步骤。

步骤 1：干预层面

应对挑战性团体成员的首要考虑因素是干预的实施层面。多尼吉安和马尔纳提（1997）确定了几种涉及成员和带领者的干预类型，我们对其修订后创建了三个主要层面：团体层面、人际层面和个体层面。团体层面的干预是将团体动力作为整体进行的干预。该层面将团体视为表达共同情感或观点的单个有机体。同样，该团体可能会受到诸如系统性压迫或边缘化等生态因素的影响。团体层面的干预旨在影响团体动力的整体功能，并改变任何组成团体动力的成员所分享的经验、价值观或观点。

人际层面的干预是处理两名及两名以上团体成员间的动力，重点是两者之间的关系。这可能包括成员与成员之间、带领者与成员之间，甚至（在有多个带领者的团体中）带领者与带领者之间的动力。人际干预也可以解决各种亚团体互动情况，即成员与某些成员的联系比其他成员更紧密的情况。最后，个体层面干预针对的是特定成员，目的是处理其在团体中的特定行为、影响或观点。

在决定选择哪种干预措施时，首先要重点考虑针对挑战性团体成员的初步诊断，同时要特别注意身份认同特征的交叉性。如果不首先仔细考虑这些因素，带领者就有压迫和/或边缘化其成员的风险，并可能进一步加剧团体中的挑战性行为。类似的注意事项也适用于考虑正在发挥作用的生态因素，这类因素可能会受特定干预层面的负面影响。考量的第三个领域是团体阶段，因为不同团体阶段有不同的团体动力。例如，在团体开始阶段形成的亚团体可能是在尝试建立安全感和连接，因此可以将其视为早期团体凝聚力的表达。在团体工作阶段表现出这种亚团体行为则可能代表了完全不同的情况，如意味着成员之间的分裂或连接断开，并且可能需要带领者做出不同的回应。

一旦带领者完成了对挑战性成员的诊断，就鼓励他们期待可能的结果。带领者需考虑的重要问题可能包括：我期待这种干预有什么样的结果？如果该干预成功，会发生什么？如果该干预不成功，会发生什么？每个层面的潜在干预措施也会产生需要考虑的问题。例如，如果带领者选择个体层面干预，那么对目击干预的其他成员会产生什么影响？最终，选择干预层面将涉及代价与收益之间的平衡，同时将把不断发展的团体动力带到新的方向。

步骤 2：风险等级

接下来的两个步骤紧密相连，因为它们涉及团体中风险和安全之间的此消彼长。平衡团体成员的风险和安全是所有团体带领者的主要任务之一。团体中若有太多风险可能会把人们拒之门外，并且形成抵抗性的团体动力。另外，过多的安全也会减缓团体过程，造成自满和抵抗。风险和安全都是变化过程中不可或缺的部分，风险是变化的先兆，安全则为实现变化而采取行动创造了机会。

选择风险等级涉及对团体成员的觉察及自我觉察。同样，第一步是回顾所有关于挑战性成员的诊断信息。考虑团体发展是很重要的，因为风险和安全在各个阶段往往会发生变化，且风险在团体过渡时期通常会增加。这意味着带领者可以预期成员在热身/形成阶段，冲突/暴风骤雨阶段以及结束/终止阶段时面临更高的风险（Berg et al.，2013）。相比之下，尽管风险可能会增加，但团体的工作阶段往往具有更高的整体安全感；从把握安全感来说，风险似乎是一个可行的选择。继续对诊断信息进行回顾时，要特别注意团体成员的交互身份认同，潜在风险可能根据那些身份认同特征不同而有很大的变化。无论干预是直接的还是间接的，考虑干预措施所涉及的其他成员的风险也需注意给予类似的关注。当下和过去的权力、特权和压迫动力的情况都值得考虑，因为它们可以直接塑造团体及其成员对风险和安全的感知。

该步骤的另一维度是从对他人的觉察转向对自我的觉察。带领者共情团体成员的能力对于调和风险和安全至关重要。培养这种共情力的一种简单方法是团体带领者以成员的身份参加团体。带领者能够体验到作为团体成员的冒险体验，就可以洞察自己的团体成员可能如何应对安全感的挑战。团体带领者把觉察自我如何应对团体挑战当作一个总体衡量标准可能并不完全准确，但至少可以估量出可能发生的情况。

步骤 3：强度等级

最后一步与成员的安全感相关，因为它处理的是团体中的权力问题。这种权力可能是现实层面的（如在带领者充当权威或看门人角色的团体中），也可能是感受层面的。无论是感受层面还是现实层面，在团体中拥有最大权力的人通常都是带领者。行使权力会对团体产生影响，而这种影响会通过团体动力产生后效。

应对挑战性团体成员最常涉及某种形式的面质，面质又涉及权力的表达。这些权力的表达不一定是公开的，但总是会改变团体的动力。在选择强度等级时，团体带领者可以利用自己的权力直接面质挑战性成员。直接面质通常被认为是高强度的干预，涉及直接处理挑战性行为和直面正在见诸行动的成员。在强度稍低的干预下，带领者会选择将权力转移给成员，并赋予他们发言权以应对挑战性成员。强度等级最低的干预是带领者将观察到的挑战行为在团体层面进行反馈。在此情况下，带领者是在授权包括挑战性成员在内的整个团体做出改变。

不言而喻，干预的强度等级越高，风险等级就越高。这一说法通常很准确；但并不总能说反之亦然，因为试图在整个团体中赋予权力的干预措施可能会导致成员缺乏安全感。当带领者诊断一个团体中的挑战性成员时，他们可以确信团体成员也意识到了挑战并期待一些回应。在结构上更具指导性及以带领者为中心的团体中，成员可能期望带领者采取直接行动来应对挑战性成员。小于期待程度的干预措施可能会突显成员的不确定感，并可能导致成员随后的焦虑感和较低的安全感。

信息栏 10.5 在信息栏 10.1 至信息栏 10.4 练习的基础上，使本节所述概念和建议能够适用于从业人员。

信息栏 10.5　对挑战性成员做出回应

既然你已回顾了对挑战性团体成员做出回应的步骤，现在是时候将此过程以简洁的方式运用到实际团体案例中了。返回你在信息栏 10.4 中整理的团体诊断，并用以下步骤做出回应。

引导问题

我希望这里发生什么？

在这种情况下，我认为什么是成功的结果？

干预层面

挑战发生在什么层面：团体、人际还是个体？

我希望团体动力在什么层面发生变化：团体、人际还是个体？

这一干预可能会对团体、人际关系和个体产生什么潜在影响？

风险等级

在团体的现阶段，风险和安全之间的平衡情况如何？

这一干预会对团体、人际和个体层面的风险和 / 或安全产生怎样的影响？

强度等级

带领者如何在这个团体中表达权力？

成员如何在这个团体中表达权力？

如果我表达权力，在团体、人际和个体层面上有什么潜在影响？

总结

本章着重于重构一些促进者（带领者）可能认为是难以应对的成员行为，如此一来，这些行为便与成员经常所处的暂时状态有关，而非与其性格有关。

本章还提到了如何识别挑战性成员，诊断挑战性行为的步骤，以及应对挑战性团体成员的步骤。

第十一章

儿童团体工作：
应用于学校或其他情景①

▍ 塔玛拉·E. 戴维斯（Tamara E. Davis）▍

据美国疾病控制与预防中心的数据显示，美国每年有 13%～20% 的儿童患精神障碍［Centers for Disease Control and Prevention（CDC），2013］。根据（美国）儿童心理研究所（Child Mind Institute）（CMI，2015）的研究，其中半数精神疾病的起病在 15 岁之前。此外，儿童焦虑障碍起病的中位年龄是 6 岁，注意缺陷 / 多动障碍（attention-deficit/hyperactivity disorder，ADHD）和行为障碍起病的中位年龄是 11 岁（CMI，2017）。在寻找帮助解决这些问题前，许多父母可能会等待一段时间。（美国）儿童心理研究所（2017）的（美国）国家中心心理健康报告卡（National Center's Mental Health Report Card）指出，"43% 的父母称，他们在孩子出现症状后等了一年以上才寻求帮助，近 1/4（22%）的父母等待了两年以上"（p. 1）。奥卡西奥、范·阿尔斯特、科伊武宁、黄和艾利格拉（Ocasio，Van Alst，Koivunen，Huang & Allegra，2015）建议采取早期干预以解决包括内化和外化行为在内的心理健康问题。儿童对心理咨询干预的需求是显著的，早期干预可能包括小型团体心理咨询。在本章中，我们提及儿童时指的是从学龄前到 12 岁的青少年。

与其他年龄的团体工作不同，由于儿童独特的认知、社会和情感水平，儿童团体工

---

① 戴维斯博士感谢马利蒙特大学学校心理咨询专业研究生香农·卡蒙尼克（Shannon Kamenick）对本章修订所做出的贡献。

作需要特殊计划与准备。为帮助孩子们组织思维，儿童的小型团体心理咨询应该提供简单、具体的信息，但因为幼儿倾向于从他们自己的视角看待世界（Piaget & Inhelder，1969），所以需要对信息进行强化，且团队工作常常需要考虑他人视角。同时，儿童正在发展社会 / 情感兴趣，正在经历埃里克森（1950）所称的社会心理阶段。正是在儿童时期，个体对自我的关注开始转变为对朋辈的兴趣；个体的活动从自由玩耍或独自玩耍变得更加结构化，且可能包含团队合作这种自然的能力发展 [北达科他州儿童发展研究所（Child Development Institute，n.d.）]。虽然这些重要领域的发展是在儿童身上发生的，但身体、社会或情感状况，以及生活环境和家庭状况均对儿童如何与这个世界关联有影响。团体心理咨询提供了一个场所，儿童可以在其中探索这些议题，为顺利成长和发展寻找支持，并在早年学会应对与合作的策略，这对他们的一生都有助益。

信息栏 11.1　自我觉察：他们有不同吗

试想儿童在不同设置（学校、医院、外部的临床心理健康机构）下接受心理咨询：在每种设置下，你认为与儿童工作的独特之处是什么？儿童的内在特征是什么，以及不同环境的哪些外部因素可能会对该设置下的儿童团体心理咨询产生影响？如果你成为团体工作心理咨询师，哪种环境对你最有吸引力？

根据美国学校心理咨询师协会（ASCA，2014b）的立场声明，"团体心理咨询是达成学生的学业、职业、社会 / 情感发展和情境需求的一种高效、实用的途径"（p. 1，para. 2）。归属并成为团体的一分子符合儿童的常规发展过程，因此，团体心理咨询可能是解决儿童的情境或情感问题的有效心理咨询方法。"一些孩子在一对一的心理咨询环境中可能会感受到压力和孤独，但在团体设置中能迅速成长，在团体中他们可以一直处在幕后，直到他们建立起充分参与的信心"（Head，2006，p. 43）。

在本章中，团体心理咨询将会讨论学校内儿童的团体工作和其他设置下儿童的团体工作。根据肖特曼（Shechtman，2002）的研究，多达 80% 的儿童团体工作在学校设置下发生。然而，美国学校心理咨询师协会（ASCA，2014）指出，学校心理咨询师"不在学校内提供治疗或长期团体心理咨询以解决心理问题……当学生需要长期心理咨询或治疗时，学校心理咨询师会将其转介给合适的社区资源"（p. 1，para. 5）。通常，由于学生问题的性质和强度使其无法在校园有限的时间和结构下得以解决，学校心理咨询师会将学生转介给校外心理健康心理咨询师或心理咨询机构。尽管设置不同，但除环境外，儿童团体工作的许多考量和应用是相似的。本章将对具体的儿童团体工作进行跨设置情境的信息区分和整合。

儿童团体心理咨询：学校与其他机构的比较

团体心理咨询是由学校心理咨询师提供的直接心理咨询服务。佩斯利和米尔森（Paisley and Milsom，2007）认为：“如果专业学校心理咨询师意图促进所有学生的学业、职业和个人 / 社会发展，那么承认团体工作的潜在益处，并识别实施团体的机会是很关键的”（p.16）。美国学校心理咨询师协会（ASCA，2012）建议学校心理咨询师将15%～45%的时间用于直接向学生提供服务，这其中就包括团体心理咨询。

研究已表明，大多数学校心理咨询师在学校内开展小型团体心理咨询。伯纳姆和杰克逊（Burnham and Jackson，2000）在调查了80位学校心理咨询师后发现，90%的心理咨询师开展过小型团体心理咨询，且这些心理咨询师花费了全部心理咨询时间的10%～23%开展小型团体。斯廷、鲍曼和史密斯（Steen，Bauman，and Smith，2007）发现，在受访的802名心理咨询师中，有87%表示他们在自己所在的学校开展了团体活动；然而，参与者也指出，由于学校固有的时间和日程安排的限制，校内团体心理咨询可能无法得到支持。学校对教学结构和学生任务时间方面的重视对开展学校团体心理咨询构成挑战。

尽管帮助团体成员达成健康心理功能的总体目标仍然是首要的，但学校设置要求团体工作聚焦于帮助学生成为有效的学习者，而不关注让学生参与团体心理咨询的议题本身。例如，当学生为一位亲密家庭成员的过世哀悼时，可以理解他难以集中精力完成家庭作业。这个孩子参加悲伤 / 丧失小型团体心理咨询的目的是双重的：（1）帮助学生以健康的方式度过哀伤过程，（2）在学校设置内提供支持，以便孩子能够将精力集中于学业表现上。参与者的双重义务——首先作为一个人，同时作为一个学生——将校内团体心理咨询与其他设置下的团体心理咨询区分开来。

另外，如果一个哀伤的孩子参加了心理健康机构或临床心理咨询设置的小型团体，团体的焦点可能仅聚焦于与丧失相关的情感，而不考虑对学业的影响，除非这种情况是一个或多个团体成员呈现出的议题。在大多数情况下，与儿童参与校内团体的时间（通常是30～45分钟，有时在学生的午餐时间）相比，儿童在校外设置中参与一次心理咨询的时间（通常是50分钟）更长，所以校外心理咨询师看起来拥有更大的自由度与灵活度，以探索更深入的社会 / 情绪议题。此外，学校心理咨询师应该认识到一个事实：即使已经讨论了情绪问题，他也要把团体成员送回课堂以及固定的教学日程中。在校外设置下参加小型团体的儿童可以有更大的灵活性、更多的机会与团体成员一起回顾团体过程，并过渡到（check in）确保团体成员已准备好结束团体活动。

在学校内开展团体工作的一个优势是，学校的强制出勤规定保证了团体成员的参与：只要学生去上学，就能出席团体会面。在其他心理咨询设置下，因为儿童依赖于家长或其他人的交通工具，让团体成员出席预定的团体会面可能是一个挑战。

信息栏 11.2　案例研究：团体成员的出席

你在你们当地的心理健康咨询机构为酗酒者的孩子组织了一个小型团体。你有五名团体成员，年龄为 6 ~ 9 岁不等，在最初的三周里，成员的出席率是 100%。在接下来的两周里，每周至少两位成员缺席会面，一位成员连续两次缺席。你如何解决出席问题？目前有什么策略可以提高团体的出席率？

除了学生参加小型团体的便利性，学校心理咨询师还可以获得来自教师、家长或学生自己的团体转介资源。这不同于心理咨询师在其他设置下进行儿童团体。转介来源可能各有不同，也许来自于家庭治疗，也许是心理咨询师已经同孩子进行过个体心理咨询后决定为几位孩子开启一个小型团体。设置方面的另一个不同是，虽然学校里有一定数量的学生可以参加团体，但学校的参与不是强制性的；其他设置下的团体心理咨询可能是强制性的，或者是要求参与者参加的，如法庭强制的团体或家庭心理咨询。

学校内与其他设置下的团体工作的最后一个差别是，学校高度关注基于成绩的、以数据为导向的规划，以支持学业指导。由于学校的性质和测试的高风险性，学校对学业关注会影响团体心理咨询服务的提供。奥格（Auger，2004）建议学校团体带领者在评估校内心理咨询团体时使用多种方法：前测与后测调查、自我报告问卷、父母和 / 或教师评级、单项研究设计，以及观察员（带领者）评级。能提供团体工作有效的证据就能获得学校对团体心理咨询的支持，另外，以缩小学生成绩差异为焦点的团体在学校内会得到积极的关注（Campbell & Brigman，2005）。尽管出于保险起见，或者为了使团体心理咨询服务持续获得内部的支持，团体过程可能需要被记录下来，但成功的证据数量不是其他设置下与儿童进行团体工作的重点。

儿童团体工作的益处

儿童团体心理咨询之所以能成为提供心理咨询服务的有效途径，有以下几个原因：（1）儿童能够在安全的和结构化的环境中相互连接并讨论他们的感受，且在这种环境中不允许不适当的互动（Sweeney，2011）；（2）他们有机会意识到他们拥有共同的感受与议题，而不是某个孩子独有的；（3）可借助朋辈互动与团体反思讨论不那么容易与成年人讨论的感受和议题。巴拉特和克尔曼（Barratt and Kerman，2001）指出，在他们的经验中，因为个体治疗的心理咨询进程可能更慢，儿童的议题在团体心理咨询中可以更快地得以"鲜活呈现"（p. 316）。儿童团体工作的一个明显好处是，团体心理咨询可能比个体心理咨询让更多孩子参与；因为担心错过教学时间，单独见到学生的时间通常是有限的，所以在学校里，团体心理咨询是会见更多学生的有效方式。在其他设置（如私人执业、机构、医院等）下，团体心理咨询可能对拥有相似困扰的家庭，或者对无意让孩子进行个体心理咨询的人更有帮助。

与儿童工作的一个独特因素是，团体心理咨询可能涉及与儿童成长环境中重要的成年人的心理咨询或合作。在学校中，他们可能是教师或父母。在临床或心理健康设置下，心理咨询可能涉及父母或家人。在学校里，学生参与团体心理咨询必须告知父母（ASCA，2016）。学校设置的性质可能无法允许就成员在团体中工作的行为给父母提供及时的反馈或者与父母及时协商。在其他设置下，因为父母 / 监护人经常需要送孩子前来接受心理咨询，所以父母和家人可能会更直接地参与其中。

研究表明，与父母 / 监护人或家人同时工作是有效的。如巴拉特和克尔曼（2001）就以团体形式与儿童进行戏剧及艺术治疗，并且同时与家长会面。通过让父母参与心理咨询会面，团体带领者感觉孩子与父母之间会产生更多共同的心理咨询体验。此外，在儿童小型团体会面中，一旦出现严重违反团体规则的情况，带领者就能立即将孩子从团体中移出，并与父母进行沟通（Barratt & Kerman，2001）。在学校设置下情况则并非如此，即孩子参加团体工作时，父母通常不在场；如果要与父母 / 监护人沟通，通常在团体之后的某个时间通过电话或邮件进行。不论哪种设置，为确定结果的有效性，以及强化需要在团体心理咨询环境以外进行实践的核心概念和行为，对家长 / 监护人进行随访是很重要的。如果孩子在两次团体会面之间出现任何困难或消极感受，让家长参与也可以帮助他们更好地支持孩子（Head，2006）。

儿童团体的类型

儿童团体工作可能围绕几个主题和议题发生。学校团体通常是为了解决学校设置下的特定需求或议题。第八章讨论了团体类型和对不同设置的适用性。在四种类型的团体（任务 / 工作、心理教育、心理咨询与心理治疗团体）中，任务 / 工作团体和心理教育团体更适合学校环境（Gerrity & Delucia-Waack，2007；Paisley & Milsom，2007）。沙克曼（Schechtman，2002）指出，如果在校外设置下与儿童开展合适的团体工作，则形式更有可能是心理咨询团体或心理治疗团体，前者关注学校设置下不能解决的发展性困难，后者通常规模较小，由专家根据具体治疗情况进行。

一般而言，学校里的团体更多是任务或心理教育团体，以特定发展阶段的共同议题为基础，而校外的团体心理咨询则更多是心理咨询或心理治疗团体。然而，因为孩子不是生存在真空里，所以我们可以合理地假设，一些话题可能会在不同的设置下被提及，只要在这个设置下能够进行团体心理咨询。因此，鉴于一些家庭变动可能会影响学业表现，学校心理咨询师在学校设置下带领"家庭变动"的心理咨询团体并不罕见。此外，其他设置下的心理咨询师为家庭正在经历离婚的儿童提供团体心理咨询，以解决此事件对孩子和家庭的影响，这种情况同样并不罕见。在允许分享信息的前提下，不同设置下的团体带领者可以互相交换意见，这么做既可行，又有益。表 11.1 列举了适用于学校、其他设置或两者的团体类型的例子。

表 11.1　学校或其他设置中儿童团体的可能主题

任务 / 心理教育	心理咨询 / 治疗
学习技能	家庭变动
社交技能 / 友谊	哀伤 / 丧失
自信技能	特定性别问题
新生 / 转学	家庭关系
欺凌（受害者 / 旁观者）	身体形象 / 自我概念
注意力问题	
注意缺陷 / 多动障碍（ADHD）	多元性 / 多元文化议题
应试技巧	压力管理
愤怒管理	物质使用或滥用
大学 / 职业主题	父母被监禁的儿童
行为管理	需要特殊照顾的儿童的兄弟姐妹
家庭作业团体	收养或寄养儿童

尽管表 11.1 中所列的团体心理咨询主题没有穷尽，但它代表了一系列适用于学校与其他设置下的儿童团体的工作议题。

儿童团体工作的独特考量因素

本书已讨论了团体工作和团体心理咨询固有的复杂与独特的考量因素。这一节将探索与儿童开展团体工作时需要考虑的特定方面。

发展水平

以团体心理咨询的方式与儿童工作的最大挑战与机会是团体参与者可能表现出的不

同发展阶段。因为儿童所处的认知和发展水平，他们通常会迅速地适应团体环境，并能很快进入团体发展的工作阶段（Schechtman，2002）。此外，由于学生的开放性和与他人联结的自然倾向，团体中的儿童更容易从一开始就进行自我暴露。这一点可能因团体的组成或团体的主题而不同，但儿童可能并不像其他团体成员那样需要必要的团体凝聚力才能准备好与他人分享和互动。这一点在下述情况下尤其如此，即当带领者已经建立了一个小型团体心理咨询环境，让参与者在其中感到安全和受重视，并且团体规则和期待已得到成员理解时。

团体的带领

心理咨询与相关教育项目认证委员会要求将团体工作和团体心理咨询课程作为研究生心理咨询项目中心理咨询师准备工作的一部分（CACREP，2015）。拥有觉察、知识和技能有助于团体心理咨询师促进儿童团体工作的成功开展。团体带领者的任务之一是在管理团体体验时熟练使用鼓励每个孩子进行个人自我表达的方法（Schechtman，2002）。监测儿童团体，尤其是监测年幼儿童团体，可能比监测其他群体的团体工作更需要具有结构性。团体成员的参与、互动和对过程加以理解应该保持平衡，团体带领者是保证团体实现进步的催化剂。这一点包括带领者需要应对团体成员的破坏性行为，因为年幼的孩子通常容易因其他孩子的言行而分心，或者为获取注意力而付诸行动。出于这一原因，为团体安排协同带领者或者协同促进者将有益于团体的开展。

研究者建议在与儿童工作中纳入协同带领者，且强调协同带领者或协同促进者需要有适当的资质才能引导团体过程（Head，2006）。坎汉和伊曼纽尔（Canham and Emanuel，2000）为 4 ~ 8 岁的孩子组织了一个为期一年的精神分析团体，发现协同带领者可有效监测作为个体的团体成员，有效发展团体凝聚力；但是，他们也提出警示，有两个成年人担任带领者可能会使孩子们不堪重负，而且个体参与者可能会试图分裂团体带领者。另外，巴拉特和克尔曼（2001）指出，小型团体心理咨询的孩子可能会出现竞争，尤其当团体中有兄弟姐妹时。孩子想赢或者想成为注意力中心的自然倾向可能在团体中引发冲突；拥有协同带领者可以降低团体成员间消极互动的可能性。团体协同带领者需要对团体心理咨询活动具有清晰的期望和边界，能对过程与结果进行开放的交流与反馈。试想信息栏 11.3 中出现的情况。

成员筛选和家长同意

不论设置如何，与每一位被认为是团体潜在成员的孩子见面都是重要且合乎伦理的。团体心理咨询参与者的筛选是美国心理咨询协会（Standard A.9）和美国学校心理咨询师协会（ASCA，Standard A.7.c）的伦理要求。当团体话题（如哀伤或离婚）充满情绪张力时，这一点尤其重要。尽管需要寻求父母的同意才能让孩子参加团体，但征得学生／来访者的同意也同样重要。

信息栏 11.3　案例研究：一个失控的团体

你是由 7 个 6 ~ 8 岁男孩组成的团体的带领者。这些男孩由于在学校和其他情境下引发不良行为的冲动控制问题而参加团体心理咨询。这个团体每周见面一次，时长为 45 分钟。你尝试让学生投入有意义的活动中，并对恰当的行为给予奖励。第二次会面后，

你意识到你已经失去了对团体的控制：成员的注意力持续被分散，团体几乎没有完成多少建设性的工作。增加一个团体促进者可能有什么好处？为了让团体取得进展，你会采取其他步骤以获得控制权吗？

因为孩子未满 18 周岁，所以符合伦理的做法是确保取得监护人对孩子参加小型团体心理咨询的许可（ASCA，2016，Standard A.7.b）。图 11.1 是一个家长／监护人知情同意书示例，用于学生申请参与小型团体心理咨询。

亲爱的家长／监护人：

　　作为学校综合心理咨询项目的一部分，学生经常受邀请参加小型团体心理咨询会面。您的孩子已经获邀加入本月开始的学习技能团体。团体能为您的孩子提供一个机会，帮他认识自身的学习风格、设定个人目标、改善学习习惯、掌握时间管理技巧。团体的目标是在下个评分阶段提升孩子的学习习惯和成绩。

　　团体为期八周，每周进行一次，每次半小时。学习技能团体会面的时间将与任课教师进行协调，因此您的孩子不会错过宝贵的课堂时间。团体结束后，我将对您进行随访。

　　如果您同意，请在下方表格中签字，并尽快将表格交回心理咨询办公室。您的孩子必须取得您的签字许可才能参加团体。如果您有任何疑问，请拨打＿＿＿＿＿＿与我联系。期待与您和您的孩子一同工作。

真诚的，［姓名］

团体带领者

学生＿＿＿＿＿＿＿＿＿＿＿　　　　　　　　教师＿＿＿＿＿＿＿＿＿＿＿

＿＿＿＿＿＿＿＿＿＿＿＿＿＿＿＿＿＿＿＿＿＿＿＿＿＿＿＿＿＿＿＿＿＿＿＿＿＿＿

＿＿＿＿＿＿是的，我允许我的孩子，（孩子的姓名）＿＿＿＿＿＿＿＿，参加团体。

＿＿＿＿＿＿不，我不允许我的孩子，（孩子的姓名）＿＿＿＿＿＿＿＿，参加团体。

＿＿＿＿＿＿＿＿＿＿＿＿＿

（家长／监护人签名和日期）

图 11.1　学校团体心理咨询家长／监护人知情同意书示例

在学校之外的心理咨询设置下，未成年的团体参与者和他们的父母通常会完成一份录入表格，其中包含家长 / 监护人是否允许孩子参与小型团体心理咨询。同样，不论在任何设置下，让孩子参与决策过程都有助于向孩子表明其想法与决定的重要性，也有助于孩子更快地投入团体心理咨询过程。

团体的构成

计划和实施儿童团体涉及许多因素。影响团体成员和团体成员数量的一个因素是团体主题。表 11.1 列出了小型团体心理咨询可能覆盖的各种主题。主题的性质可能会指明团体应该更小（4 ~ 6 人）还是更大（7 ~ 10 人）。通常，根据儿童的年龄和团体的主题，儿童小型心理咨询团体的理想状态是 6 ~ 8 位成员。例如，有注意力问题的一年级学生团体可能与五年级女生自我形象团体呈现出不同的心理咨询需要，因此团体成员的数量也相应地有所不同。

另一个决策依据是团体的同质性或异质性。分组标准可以基于性别、年龄、主题、发展水平或处理问题的水平等维度。一些团体可能因为成员年龄相近而更加成功，拥有更强的凝聚力；另一些团体则无所谓年龄差异，团队因成员分享特定议题或体验而更加有效。另外，根据主题的不同，一些团体在只包含单一性别的成员时更有凝聚力，而另一些团体可能会因同时拥有男孩与女孩成员而获益。选择团体前应考虑许多因素，这也是为什么预筛选是团体过程中的关键，也是符合伦理的一步（ACA，2014；ASCA，2016）。

团体结构与过程

基于儿童的发展水平以及团体中更特定的活动所需的认知能力的考虑，最适合这一年龄阶段的是结构化团体。根据我的经验，成功的团体结合了足够的结构和活动以保证团体成员的参与，但同时预留了时间进行评估，以了解团体对于学生而言是否已经成功。团体心理咨询过程有几种阶段模型，但由于团体参与者的发展水平不同，儿童团体的运行并不像其他团体一样按照特定阶段的顺序发生。对于团体带领者而言，无论参与者处于什么团体阶段，都要保持灵活变通并持续与他们见面。

罗文斯坦和斯普龙克（Lowenstein and Sprunk，2010）对一种团体过程进行了概念化，该过程已被证明对学生小型团体心理咨询是有效的。第一步，评估，确保团体可以满足个人风格的需求，并且获得父母 / 监护人对过程的承诺。第二步，罗文斯坦和斯普龙克建议提供能够让团体成员参与的、创造性的、以游戏为基础的活动，以建立融洽的关系，这样，孩子们就可以在团体中感到舒适。另一个建议是不要用太多话语和太多活动，以免使孩子们产生压力。在与儿童开展团体工作时，控制会面的节奏并保持活动与讨论的平衡是建立默契和强化团体带领者灵活性的自然途径。

团体结束与随访

循证实践表明，应对团体进行概念性（formative）与总结性（summative）的评估，用评估结果判断该团体是否应该继续进行，或者团体是否达到了团体目标，可以终止了。团体带领者应有适当的评估，以便能够评估团体的成果。学校内儿童团体与其他设置下儿童团体的最大不同在于结束/跟进的必然不同。一个学校的小型团体心理咨询带领者可能在某一天结束小型团体，但在同一天又会在走廊上、自助餐厅或课间休息的时候看到这些孩子，在接下来的日子里也是如此，这在学校里是很自然的部分。正因为有机会接触学生，所以在学校里带领者对团体成员进行随访是一个自然而然的过程。

对于在校外机构的设置下进行的儿童团体工作，团体结束与随访更像是医疗随访，即预约会面后在特定时间检查孩子们的进展。无论如何，随访参加过团体的孩子们以及与孩子们互动的成年人是一种伦理责任（ASCA，2016），也是儿童团体促进者（带领者）的最佳做法。

儿童团体工作的伦理考量

美国学校心理咨询师协会（ASCA，2016）的伦理标准（Standard A.7.c）强调了在团体工作开始前筛选团体参与者以及保护团体参与者免受伤害的必要性。标准提出的另一个重要领域是学生参加团体心理咨询的知情同意。获取知情同意所用的协议可能因学校而异，但大多数人都认为，有必要在未成年子女参加心理咨询服务前取得家长的知情同意。因为儿童会被带出课堂，因此对于在校团体，家长的支持是必要的。在学校设置之外为孩子们提供心理咨询，或者心理咨询涉及未成年人时，家长的知情同意也是必要的。

虽然美国心理咨询协会（ACA，2014）所制定与团体工作有关的伦理标准并未特定将儿童确定为团体参与者，但这些标准已具有足够的普遍性，所以适用于小型团体心理咨询中的儿童，包括那些与成员筛选和保密性相关的部分。

保密性

在学校与儿童进行团体工作的一个伦理议题是保密性。因为团体成员包括儿童和青少年，很难确保保密性。与在其他心理咨询设置下开展心理咨询相比，违反保密性在学校设置下似乎更具有威胁性。美国学校心理咨询师协会（ASCA，2016）的伦理标准要求，作为团体带领者，学校心理咨询师应当"把保密目标作为团体规范进行传达，同时认识到在学校情境下对未成年人的保密性是无法得到保证的，应从保护性的立场出发开展工作"（Standard A.7.e，p. 4）。应遵守保护团体参与者保密性的所有预防性和保护性措施，但不存在保密性的确定性。学校的日程安排给学生提供了在空闲时间进行互动的机会，如午餐、课间休息、课程间隙及公交车站等。学校心理咨询的开放性质可能导致意外泄密，参考信息栏 11.4。

信息栏 11.4 案例研究：违反团体保密性

一名小学心理咨询师正在带领一个由五年级学生组成的社交技巧小型团体。现在，该咨询师得知，一位团体成员与一位非团体成员分享了另一位成员在团体中自我暴露的信息。他"忘记"了有关保密性的规则。作为一名团体带领者，你该如何应对这种违反保密性的行为？如果你发现团体过程被这个破坏行为中断了，你会采取什么步骤来恢复团体的凝聚力？

从更一般意义和更适用于学校设置外的团体工作的角度来讲，韦尔和泰勒（Ware and Taylor，2014）建议带领者采取更主动的方式解决潜在议题，特别当议题与保密性相关时，可将儿童和家长都纳入解决方法中。与孩子们讨论保密性问题始于筛选过程。在筛选过程中，心理咨询师的重点在于建立信任，了解将要参加团体的儿童及其发展水平；这种讨论有助于深入了解他们的理解能力和保密能力（Ware & Taylor，2014）。在学校，一种应对破坏保密性的方法是与潜在团体成员一起解决这个问题，而且，鉴于团体成员是儿童，可以将保密的局限性告知家长，如在家长同意书中包含免责说明等。韦尔和泰勒也同样强调在首次团体会面前就与父母确立保密方针。需要与父母讨论的问题包括，法律和伦理保密性之间的差异，父母与自己的子女讨论有关议题的能力，以及关于暴露团体内其他孩子信息的顾虑（Ware & Taylor，2014）。

学校心理咨询师和其他团体工作带领者必须强调保密的重要性，并且提供具体的示例，说明可能何时、以何种方式发生违反保密性的行为。在团体内部，带领者应该介绍团体中如何应对违反保密性的行为及该类行为的后果。如果不管采取了怎样的主动方法，伦理问题还是出现了，西摩尔和鲁宾（Seymour and Rubin，2006）建议采用原则、校长和过程（principles，principals，and process，P³）模型管理伦理决策进程；该模型涵盖了问题所涉及的伦理和法律规则（principle）、关键人物（校长，principal），以及在做伦理决策时强调批判式思维和磋商的过程（process）。美国学校心理咨询师协会

（ASCA，2016）伦理标准的 F 部分还提供了伦理决策步骤，以便在学校内发生伦理问题时提供帮助。

儿童团体工作的其他伦理议题

一些伦理问题总会出现在团体工组中，儿童团体工作还可能呈现出其他伦理困境。克雷斯皮（Crespi，2009）探索在所有设置下与儿童开展团体心理咨询工作时应考虑的一些议题：保密性的破坏、团体成员的选择、主题的选择、出现自伤或伤害他人问题时的应对方法、向父母进行暴露的程度，以及伦理与法律工作。如果心理咨询师遵守自己所加入的心理咨询协会的伦理准则，遵循伦理决策模型并就伦理困境向同事与专业组织进行会商，那么似乎各种设置下的心理咨询师在与儿童开展小型团体工作时都会对他们的伦理实践能力拥有自信。

儿童团体工作的文化考量

正如不断变化的（美国）人口统计数据所显示的，多种族群体大量存在于各个社区之中，所以，包括小型团体心理咨询在内的心理咨询服务必须满足不同群体儿童的文化需要。第六章探索了跨文化团体心理咨询的注意事项，但对来自不同文化背景的儿童开展小型团体工作需要做出特别的考虑。

对文化同质性或异质性团体工作的研究是混合的。斯特罗和辛克（Stroh and Sink，2002）支持学生混合组成团体心理咨询，以促进对文化差异的理解。对于团体心理咨询过程而言，多样性是不可或缺的：异质性团体成员不仅更准确地反映出学校、社区和整个社会人们的多样性，还能通过不同的人际互动扩大学习机会（Stroh & Sink，2002）。另一方面，尽管有人担心同质性团体不能培养发散性与创造性思维，但佩罗内和塞德莱克（Perrone and Sedlacek，2000）提倡为来自相似文化背景的儿童开展同质性团体。与具有共同关切和文化体验的儿童开展团体工作是在学习设置内识别支持资源的催化剂，团体带领者必须在文化上响应所有学生的需求。尽管在其他心理咨询设置中的团体工作也是如此，但学校是一个鼓励不同文化群体互动的场所，不同文化的独特性应该被庆祝。

团体游戏治疗（group play therapy，GPT）是一种团体心理咨询方法，似乎适用于各种文化需求下的儿童。具有文化胜任力的团体游戏治疗使用各种各样的项目来满足各种各样的需求，简单的诸如提供物品和材料，复杂的涉及文化信仰等（Bratton et al.，2013；Misurell & Springer，2013；Shen，2016）。在材料方面，应当把不同肤色的玩偶和不同种族的游戏道具类的食品与餐具纳入团体游戏治疗，提供给不同种族背景的团体成员，另外，与玩偶配套的感官工具包、拐杖或轮椅可能有利于有特殊需要的孩子（Shen，2016）。

从更广泛的角度看，米苏瑞尔和斯普林格（Misurell and Springer，2013）强调了团体游戏治疗固有的几个特征，这些特征能良好适用于他们所研究团体中的儿童，其中大部分是非裔美国儿童或拉丁裔儿童。这些特征包括：对集体主义的强调、基于优势的方法、对当下的关注、活跃的风格，以及温暖与真诚的感觉。甚至在对高度情绪化素材加以过程理解的团体心理咨询中，游戏治疗也能帮助儿童应对有关死亡的想法与感受，帮助其缓解或消除症状、发展弹性，帮助成员回归典型的发展过程（Gil，2006）。

巴格利和阿卜吉岱里（Baggerly and Abugideiri，2010）描述了一个哀伤团体心理咨询项目，这个项目针对的是那些在学龄前阶段失去同学的学龄前儿童和小学儿童。除了儿童在失去同学后进行的宗教仪式外，心理咨询师通过老师和家长之间的协商、哀伤团体心理咨询、游戏治疗，以及社区推广和宣传，向有宗教信仰的儿童提供具有宗教尊重性的干预（Baggerly & Abugideiri，2010）。他们建议心理咨询师应当向学校工作人员或任何与儿童开展工作的心理咨询师告知儿童及其家长以下内容："（1）独特的宗教与文化信仰和习俗；（2）典型与非典型的儿童症状；（3）现有心理咨询干预和资源的范围（包括学校内外）；（4）对于情绪不安的孩子的基本稳定干预措施"（Baggerly & Abugideiri，2010，p. 117）。

信息栏 11.5　自我觉察：文化觉察

考虑一下可能在小型团体中存在的儿童种族多样性。你会做些什么来提高团体成员对文化差异的接受度和宽容度？你如何确保你自己的文化世界观是符合伦理的？

除了与种族多样性相关的文化之外，还有为具有特殊需要的儿童提供的有效团体工作。针对具有特殊需要的学生开展的小型团体心理咨询在学校设置下并不罕见；通常，异质性团体成员包括有特殊需要的学生和被评估无特殊需要的学生。儿童的自然融合有助于促进其对他人特殊情况的容忍与理解。在校外与具有特殊诊断的学生开展团体心理咨询也显示取得了成功。埃普（2008）发现，社交技能可以在治疗团体设置下通过艺术治疗进行教授。这样的团体设置充分地满足了自闭症谱系儿童的需求："团体治疗和艺术治疗对此类干预非常适合"（p. 34）。艺术治疗还被用于与听力丧失儿童的兄弟姐妹开展团体工作（Raghuraman，2002）。上述团体在夏季的学期开展，听力丧失儿童的兄弟姐妹（年龄在 5 ~ 11 岁）有机会探索其作为个体和作为家庭成员的身份认同。兄弟姐

妹之间的亲密体验，再加上用来吸引成员开放交流和分享情感的艺术技巧，这些为所有参与者带来了积极的体验（Raghuraman，2002）。

在对儿童开展团体心理咨询时，如果要考虑什么样的方法既符合文化胜任力，又最有效，就有必要考虑儿童的认知和社会／情感水平，以及什么样的活动或技术有助于团体取得积极的成果。团体带领者必须保持多元文化视角，以便帮助而不是阻碍符合文化需求的团体过程。在下一节中，我们将讨论各种适合儿童团体工作的方法。

儿童团体工作的理论／技术

尽管有研究表明，有几种心理咨询方法对参加小型团体心理咨询的儿童有效，但是在有关儿童团体积极成果的实证文献中，团体游戏治疗出现得最多。作为对儿童的主要干预手段，游戏治疗能够使儿童通过玩具和游戏的方式以自然、自发和隐喻的状态进行探索和自我表达（Allen & Barber，2015；Winburn，Gilstrap，& Perryman，2017）。根据布拉顿、雷、莱茵和琼斯（Bratton，Ray，Rhine，and Jones，2005）的说法，"游戏帮孩子们在经验和理解的鸿沟之间架起桥梁，从而为提升洞察力、学习、问题解决、应对和掌控能力提供了方法"（pp. 376–377）。游戏治疗协会（Association for Play Therapy，2016）指出了儿童游戏治疗的目标和益处："3 ~ 12 岁的儿童应该参加游戏治疗，以缓和与行为和情绪问题有关的症状，并促进其整体健康情况及其健康发展"（p. 2）。团体游戏治疗允许儿童进行探索、试验，允许他们从自己和他人身上学习，最终将团体经验与现实连接起来（Cheung & Ray，2016）。

儿童团体游戏治疗在各种需求、年龄、模式和设置下均适用；更重要的是，团体游戏治疗能够形成一种强大的、变革性的体验。斯通和史塔克（Stone and Stark，2013）对开展团体游戏治疗的心理咨询师角色的诸多二分方法进行了许多思考。团体带领者可以是指导性的和／或非指导性的，结构化的或自由形式的，挑战性的或支持性的，限制性的或宽容的；此外，心理咨询师"既鼓励对团体规则的遵守，也鼓励自我表达的自由"（Stone & Stark，2013，p. 26）。同时，游戏和艺术治疗活动可以用来消除儿童谈论想法和感受时的焦虑，这为自我表达提供了一种重要的媒介（Gil，2006）。

尽管团体带领者在团体游戏治疗中扮演的角色各不相同，但是有些特征是一致的。加尔萨、金斯沃西和班尼特（Garza，Kinsworthy，and Bennett，2014）编写了一份具备团体游戏治疗胜任力的心理咨询师应该具备的技能清单。首要的是建立和营造一个安全、合作、信任和接纳的环境，让儿童在其中互动（Allen & Barber，2015；Cheung & Ray，2016；Misurell & Springer，2013；Perryman，Moss，& Cochran，2015；Swank &

Cheung，2017；Webb，2011；Winburn et al.，2017）。团体游戏治疗心理咨询师的终极责任是理解团体中发生的事件和经历的相互作用、细微差别、复杂性及过程（Garza et al.，2014），并在这些背景下做出回应（Webb，2011）。由于游戏涉及的活动，以及孩子探索与寻求参与的自然倾向，团体带领者必须临在于此时此地。这同样强化了儿童团体协同带领者的观点，以便通过有意义的方式抓取观察与互动（Canham & Emanuel，2000；Head，2006）。

应用团体游戏治疗解决问题的范围是广泛的，且其在本质上可以是预防性或补救性的。研究人员已经认识到社会和情感发展与学业成就之间的显著相关性，他们实施多种团体游戏治疗项目的目的都在于让学龄儿童的社会与情感胜任力得以产生或加强（Allen & Barber，2015；Blanco & Ray，2011；Cheung & Ray，2016；Stone & Stark，2013）。其他基于教育的研究也支持对有发育迟缓和特定学习障碍的儿童使用团体游戏治疗（Reddy，2016）。儿童的行为问题（如多动、攻击、注意力问题、冲动和品行问题等）和破坏性行为同样经常使用团体游戏治疗来解决（Bratton et al.，2013；Reddy，2016；Swank & Cheung，2017；Winburn et al.，2017）。团体游戏治疗对解决诸如哀伤、创伤和虐待一类的情境性问题同样有效（Misurell & Springer，2013；Webb，2011）。显然，在团体心理咨询中，作为与儿童一起工作的一种媒介，游戏似乎得到了研究的良好支持，对于与儿童开展工作的心理咨询人员来说，游戏是一种可行的选择。

团体游戏治疗与其他理论／技术

团体游戏治疗通常与广泛的心理咨询理论相结合。一种常用于团体游戏治疗的方法是以儿童为中心的团体游戏治疗（child-centered group play therapy，CCGPT），它基于卡尔·罗杰斯的以人为中心理论（Blanco & Ray，2011；Bratton et al.，2013；Perryman et al.，2015；Swank & Cheung，2017）。阿德勒派的理论也被应用于团体游戏治疗中，其重点是赋予儿童权力（Garza et al.，2014；Kottman & Meany-Walen，2016）。此外，米苏瑞尔和施普林格（Misurell and Springer，2013）使用基于游戏的认知行为疗法（game-based cognitive behavioral therapy，GB-CBT）与遭受性虐待的儿童开展团体工作，该疗法结合了创伤聚焦认知行为疗法（trauma-focused CBT，TF-CBT）与团体游戏治疗，以减轻内化与外显的行为问题，并提升社交技能，改进情绪调节与应对技巧。此外，雷迪（Reddy，2016）使用认知行为团体游戏对一组患有注意缺陷／多动障碍的儿童进行干预，目标在于获得相似的技能。显然，团体游戏治疗与其他疗法和理论能有效地结合。

基于冒险的疗法（adventure-based therapy）看似是游戏疗法的自然延伸，因为它们均能够作为口头表达的替代方案。斯旺克和张（Swank and Cheung，2017）通过把团体游戏治疗应用于户外，与基于自然的以儿童为中心的团体游戏治疗（nature-based child-centered group play therapy，NBCCGPT）相结合，以探索整合的新可能性。这种干预通过使用自然游戏材料的方法帮助有行为困难的儿童提升社交技能和朋辈互动，其中自然材料包括诸如"泥土、沙子、水、树叶和棍棒，以及少量如水桶和铁锹等被用于促进与自然互动的材料"（2017，p. 48）。幸运的是，团体游戏治疗提供了一种灵活性，能够让团体活动自主运行，同时适应创新。

团体游戏治疗：设置下的实证结果

除了在理论方法上具有多面性外，团体游戏治疗还应用于各种不同设置。温伯恩等人（Winburn et al.，2017）指出，游戏治疗与美国学校心理咨询师协会国家模式非常一致（ASCA，2012），因为团体游戏治疗是为在校儿童提供团体工作时使用的一种直接心理咨询服务。已有研究支持使用团体游戏治疗促进儿童的社交和情感发展，从而消除其学习障碍，让其取得学业的成功（Allen & Barber，2015；Blanco & Ray，2011）。此外，使用团体游戏治疗能增强学生的问题解决能力，促进其社会互动与合作，提高其自信心（从而提升学习技能与参与度），并减少内化与外显的行为问题（Blanco & Ray，2011；Ocasio et al.，2015）。

虽然有关学龄前儿童团体心理咨询的研究有限，但一些研究已经提出可以将团体游戏治疗作为有效干预方法，即使对学龄前孩子同样如此。学龄前儿童的学业和社会 / 情感需求因儿童自身的发展、经历、接触到的信息与人际关系不同而各不相同。为满足预防或弥补幼儿某方面能力发展的需求，可以在幼儿园或机构开展早期干预，如启蒙计划（Bratton et al.，2013；Cheung & Ray，2016；Ocasio et al.，2015）。心理健康服务提供者经常与服务组织和社区组织合作，例如，美国红十字会和（美国）救助儿童会（Save the Children）进行合作，以帮助孩子们应对危机情况，这些危机情况包括类似卡特里娜飓风那样的自然灾害，类似桑迪胡克小学（Sandy Hook Elementary School）发生的学校枪击事件（Webb，2011）。在这些独特的情境中，团体游戏治疗所需的材料必须进行修改，以充当"心理急救"工具包，除了玩偶、木偶和积木这样的标准物品，还要包含救援车、医疗工具包这样的物品（Webb，2011，pp. 136–138）。看起来，团体游戏治疗可以在很多情境下用于儿童团体工作，包括在创伤情境下。

信息栏 11.6 是心理咨询还是游戏

游戏治疗有时被认为更像游戏，而非真正的心理咨询。你认为你可以如何利用这里提到的团体游戏治疗技术进行心理咨询呢？

在儿童小型团体中，描述一下你将如何使用游戏治疗技术推进心理咨询对话，或者强调一个概念。

艺术治疗

尽管艺术治疗经常被认为是游戏治疗的一种，但有证据表明，在小型团体心理咨询中与儿童工作时，艺术、绘画、涂色和其他艺术手法是有效的方法。对于没有口头表达力的儿童来说，绘画或创作艺术可能是一种生动的表达方式（Barratt & Kerman，2001）。埃普（Epp，2008）在自闭症谱系学龄儿童的小型团体心理咨询中有效地使用艺术治疗提升其社会技能。当团体参与者特别消极或自我贬低时，将艺术疗法与认知行为疗法相结合可以鼓励成员进行积极的自我对话。有一种特定技术是连环漫画技术（comic strip technique）（Epp，2008），使用这种技术时，团体带领者先画一个漫画，然后孩子们继续绘制漫画，讨论和分析所描绘的内容。埃普发现，使用绘画解决冲突或应对问题似乎比其他技术（如角色扮演）面临的威胁性更少。戏剧治疗同样在儿童与家庭心理咨询中心的儿童团体中得到了成功的应用，它使儿童有机会通过口头交流之外的媒介表达自己（Barratt & Kerman，2001，p. 318）。显然，由于这些疗法的技术具有积极性和互动性，且适合儿童参与者的发展水平，所以在小型团体中与儿童工作时，这些不同的方法是有效的。

儿童团体心理咨询：是否有效

除了本章已引用的支持团体游戏治疗和其他理论方法的研究，作为儿童团体工作的有效心理咨询实践者，其他研究人员也提供了证据，证明儿童团体心理咨询是解决儿童面临的各种问题的有效方法。韦布和迈里克（Webb and Myrick，2003）为患注意缺乏 / 多动障碍的小学生开展了为期 6 周的团体干预项目。来自学生和老师的调查结果支持了该项目的必要性和有用性，更长程的干预（12 周）则显著提升了学生和老师对团体成员成功程度的评价。

相似地，团体心理咨询干预已被用于有行为适应问题的学生。尼尔森和戴克曼（Nelson and Dykeman，1996）使用了焦点解决团体心理咨询，帮助小学生团体识别社交问题，启动目标设定，形成解决方案，分析解决方案的结果，以及评估解决方案成功与否。学生参与者的老师注意到，学生参与者的行为有显著改善。最近，德罗西耶（DeRosier，2004）发现，一项对 187 名三年级学生开展的社交技能团体心理咨询干预提升了他们对朋辈的喜爱程度，增强了其自尊和自我效能感，减少了其与欺凌有关的社会焦虑。

儿童小型团体心理咨询也可能是一个机会，让孩子学会应对诸如担忧和焦虑等常规情绪。焦虑是儿童早在 6 岁时就会面临的问题（CMI，2005），而且儿童似乎无法不接触可能导致其极端焦虑的环境或情境。罗斯、米勒和马丁内斯（Rose，Miller，and

Martinez，2009）对在学校中表现出焦虑迹象的学生开展了小型团体心理咨询。这次小型团体课程的目标是"为孩子们提供机会，以便塑造积极行为，使自己的恐惧和担忧正常化，并且积极强化期待中的行为"（Rose et al.，2009）。前测和后测结果都表明，参与者的焦虑评分明显降低，86% 的参与者喜欢这个项目，并且能够在感到焦虑的时候区分有用和无用的想法，使自己冷静下来（Rose et al.，2009）。大部分人认为，心理咨询只对危机情况或消极环境有用，但有证据显示，儿童能够从应对情绪或体验的团体工作中受益，并且因此用健康和有效的方式应对生活事件。

孩子们在生活环境和家庭情况中产生的问题可能通过学校与其他设置下的小型团体得以有效解决。惠斯顿和塞克斯顿（Whiston and Sexton，1998）对有效的儿童团体心理咨询活动进行了元分析后发现，团体能够为发展社交技能和积极解决诸如父母离异这样的家庭问题提供支持（Delucia-Waack & Gerrity，2001；Richardson & Rosen 1999）。里德尔、伯金和多兹尼斯（Riddle，Bergin，and Douzenis，1997）发现，团体心理咨询干预在提升酗酒者的孩子的自我概念方面有效：团体参与者在他们的学业与个人生活的自我感知（self-perception）上表现出明显的提升。对于经历诸如父母被监禁（Lopez & Bhat，2007）和父母工作调动（Rush & Akos，2007）等生活境遇的学生，有几个团体心理咨询研究报告了成功的团体干预。这些团体大部分是在学校中开展的，也有一些是在教育环境之外开展的。跨设置团体心理咨询的共同目标是成功干预那些正承受压力和经历困难的儿童。研究显示，通过营造能够让人表达和分享情感的安全的团体氛围，在训练有素的心理咨询师的带领下，我们能为儿童解决这些问题提供有效的方法。

总结

儿童团体工作要求在学校设置和其他心理咨询设置下的独特的觉察和技能知识。本章探索了儿童团体工作的益处，以及学龄前到 12 岁儿童团体心理咨询固有的特殊机遇与挑战。本章还对学校和其他设置下的团体类型进行了比较，找出了相似与不同之处。考虑到儿童的发展水平与他们生活中可能出现的问题类型，特别考量了儿童团体工作的独特方面。本章还针对不同儿童团体的心理咨询讨论了伦理和文化方面的议题，强调了团体带领者满足不同学生需求的有效的文化胜任力。

本章呈现了已被证明在儿童团体工作中有效的理论方法和技术，特别是团体游戏治疗，此外还介绍了循证研究，证明在学校和其他设置下儿童团体工作的有效性。为解决不断增加且早期出现的儿童心理健康需求，以及儿童可能出现的常规发展问题和生活环境问题，我们建议尽早通过儿童团体工作开展心理咨询干预。以儿童团体的方式开展心理咨询是得到研究支持的，应该鼓励在所有心理咨询环境中加以运用。

第十二章

青少年团体

▍ 珍妮斯·德鲁西亚（Janice DeLucia） ▍

"青少年面临着巨大的发展性挑战。在美国的历史上，年轻人从来没有同时面对过如此广泛的积极和消极的影响与机会"（Laser & Nicotera，2011，p.xiii）。17% ~ 22%的儿童和青少年存在着严重的发展、情感或社交问题（Shechtman，2014）。马利科夫（Malekoff，2004）描述了青春期的四个发展任务：（1）与家庭分离；（2）形成健康的性别身份认同；（3）为未来做准备；（4）建立道德价值体系。鉴于儿童和青少年在同龄人群体交往中度过大量的时间，所以团体形式对其而言是一种合理的选择，因为团体提供了一种环境，使儿童和青少年能获得发挥预防作用的干预，并在"现实生活"中练习和运用（Kulic，Horne，&Dagley，2004，p. 139）。除了节省时间和成本的好处，团体还提供性质不同的体验，以推动参与者做出改变。青少年最常遇到的常规性发展问题（如自我觉察、朋辈关系和恋爱关系）都是人际交往方面的，而在团体中解决人际交往问题是最佳选择（Davies，2011）。

心理教育团体和心理咨询团体是青少年的首选治疗方法（Falco & Bauman，2014；Shechtman，2014），它们也是学校中最常见的团体（Gerrity & DeLucia-Waack，2007）。"团体是青少年相互联系的自然方式；团体强调生活技能的学习，注重将团体中的实践行为纳入现实生活中；团体还提供多元反馈，并且使成员通过帮助他人提高自己的自尊水平"（Shechtman，Bar-El，&Hadar，1997，p. 203-204）。有关团体工作的四种类型详见第八章。

我们所了解的大部分内容都基于对成年人团体的研究。因此，团体的设计、带领和干预应满足青少年的独特需求，这一点至关重要。美国团体工作专业人员协会修订后的《最佳实践指南》（ASGW；Thomas & Pender，2008）遵循并扩展了美国心理咨询协会的《伦理准则》（Berg，Landreth，& Fall，2013），它提出了三个重点：规划、开展和过程。本章将围绕团体工作专业人员协会的这三个重点进行阐述。

青少年团体的基本原理

团体中固有的疗效因子可提供个体心理咨询中不容易获得的经验和成长机会。团体的关系性对青少年应对压力或者处理问题是有益的，这些压力或问题会导致被拒绝、愤怒、疏离和孤立的感觉。归属感作为一种保护因素对青少年尤其重要（Laser & Nicotera，2011）。随着自我觉察和同理心的发展，朋辈的支持和接纳是不可或缺的。对于一些青少年来说，在团体中帮助他人和为他人做出贡献可能是他们获得肯定和成就感的唯一方式。团体提供了一个场所，使成员能公开分享个人困扰和问题，给予和接受反馈，和其他成员互动以了解自己和他人，学习和实践新的人际交往技能。

在规划青少年团体时，重要的是要考虑有效的心理教育团体的疗效因子不同于有效的心理咨询团体的疗效因子（Kivlighan & Holmes，2004）。基夫利根和福尔摩斯的聚类分析报告了基于重要性排序的四种疗效因子。认知支持（替代学习、引导和自我理解）和认知洞察力（人际学习、自我理解和替代学习）与心理教育团体中的因子相似。相比之下，情感支持（接纳、宣泄、人际学习和自我理解）和情感洞察力（接纳、希望灌注和普遍性）与心理咨询团体中的因子相似。

由于同龄人关系的重要性和青少年困扰的人际性质，因此团体非常适合青少年的发展过渡。从发展的角度来看，这种同龄人之间的思想和感情交流（比与成年人的交流要多得多）可以提高人际关系意识、观点采纳和推理能力。卡雷尔（Carrell，2000）提出的一些强有力的观点让我每次带领青少年团体时都会产生共鸣。

1. 团体通过强调共同的情感和经历挑战关于独特性的谬见。许多青少年认为，没有人拥有和他们一样的感受或经历。在团体中，他们经常会惊讶于他们的感觉是如此相似、如此具有普遍性，惊讶于其他人是如何从更糟糕的事情中幸存下来的（希望灌注）。

2. 团体为青少年提供其想要的成年人的带领，但也为其保留了行使权力和保持独立的途径。青少年想学习如何与成年人互动，最好的方法是替代性学习、指导和实践。

3. 团体减少了个体心理咨询中出现的成年人－儿童动力的不适，特别是对于那些在与成年人交往中有过不良经历的青少年。

4. 因为成员需要轮流交谈、互相帮助，因此团体将面质青少年的自我中心。我开玩笑说，因为处于发展阶段，所有青少年都只顾自己。团体会帮助青少年发展同理心，并且注意到世界不是围着他们转的，他们可以从别人那里得到帮助，最重要的是，他们可以帮助别人，并因帮助他人而感觉良好（利他主义）。

5. 团体可能是青少年真正体验到朋辈接纳的第一个地方。对于那些社交技能有限者或看起来与众不同者来说更是如此。

此外，朋辈的反馈比心理咨询师的反馈更有意义，更容易被接受。团体成员还可以通过替代性学习团体带领者来学习同理心、沟通和带领技能，然后在他们对团体拥有更多自主权时进行实践。另外，团体还提供了多种视角。了解团体成员对相同情况有不同看法是很有帮助的。此外，成员将学到，即使他们的观点不同，也对团体其他成员是有益和有帮助的；事实上，不同的观点有助于团体成员用新的思维、感觉及行为方式解决问题。

团体带领者对于团体的规划

团体工作专业人员协会《最佳实践指南》（Thomas & Pender，2008）建议，规划应聚焦于团体前的决策制定以及成员和带领者的选择和心理准备。良好的规划可以确保团体成员经过谨慎的筛选并为参加团体做好心理准备，使团体目标与团体干预措施和个体目标相匹配，让协同带领者之间拥有良好的工作关系，为团体制订一致的计划。

团体种类

心理教育团体聚焦于问题解决、决策制定、沟通技巧和角色扮演，最常用于学校预防工作和对处于危机中的学生的首次干预（Gerrity & DeLucia-Waack，2007）。心理咨询团体聚焦于矫正工作，它可为青少年提供一种独特而安全的结构，使其能给予和接受来自同龄人的反馈，能在安全的场所练习新技能，为解决人际问题、促进积极行为和情感发展而识别和表达自己的感受（Falco & Bauman，2014）。

德鲁西亚－瓦克和卡罗德纳（Kalodner，2005）提出了以下的指导性问题。

- 谁将成为团体成员？
- 组建团体的原因是什么？
- 症状是否会得到治疗？如果会，这些症状是什么？严重程度如何？

- 团体是预防性的，还是治疗性的？
- 团体的预期结果是什么？
- 团体干预的时长如何？
- 相对于团体时长而言，目标是否切合实际？

团体目标

团体允许成员讨论感受，与他人产生联结，并且为自己关心的问题识别潜在的解决方案，团体固有的目标是教授成员如何识别和表达情感，解决问题，制定决策，有效沟通，提升同理心、自信心、自我觉察及对他人的觉察。心理教育团体的目标是行为取向的、具体的，重点放在积极的技能、认知方式和应对策略上。

团体规格

有效的团体规划包括关于团体规模、性别组合、会面时长、结构、活动的选择及使用的决策。

团体规模。对于心理咨询团体来说，为使团体动力最大化，理想的团体规模是8人；心理教育团体的成员不应超过12人（Falco & Bauman，2014）。若出现高缺席率，可能意味着要增加2～4名成员，以确保达到团体起效的最低成员数量。

混合性别。在男女性别混合的团体中，情绪和反应的多样性为成员提供了学习与所有同龄人进行公开和诚实交流的机会（Falco & Bauman，2014）。卡雷尔（2000）建议年龄较大的青少年参加混合性别团体，因为他们的注意力和关注点都集中在人际关系上。中学同性别团体可能会导致自我意识的降低和自我暴露的减少，而男生和女生在一个组里，则会促进他们产生自我暴露。

会面时长和次数。在校团体通常持续6～10周，每次40～75分钟。机构团体可能时间更长，理想情况下为12～16次（每次1～1.5小时），以便有时间处理更复杂的问题，并使行为发生变化（需要10周才能养成新的习惯或行为）。心理教育团体的持续时间往往较短［通常为6～20次会面，而不是3个月以上（Kulic et al.，2004）］，每次会面的时间也较短（通常为30～45分钟，而非90分钟，在校团体尤其如此）

结构

团体的结构（形式、内容和阶段）以及单次会面的结构都需要重点考虑。

团体阶段结构。初期阶段的会面致力于建立基本规则和目标、成员相互介绍及团体如何开展工作。这对青少年来说尤其重要，因为他们可能没有选择加入团体；即使选择了加入，也可能不熟悉团体的工作方式，积极的社交互动不在他们的团体规范或技能范围之内（Shechtman，2014）。马利科夫（2004）指出，这两种团体^①的规则（不需要举手，允许窃窃私语）不同于其他团体，并且建议团体带领者可以允许团体成员以某种不那么恰当的方式行事，让他们觉得自己是被接受的，从而开始思考如何以真实和有益的方式与他人互动。青少年需要在第一次会面上就喜欢上团体，有时这很难做到，因为与未来的团体会面相比，在第一次会面中，许多事情的发生都没有那么多互动性。团体带领者必须让团体成员参与制定团体规则，阐明团体的工作方式，并相互了解。马利科夫（2004）还指出团体以自己的名字命名的效果，即从污名认同转变为价值认同：多么真实！这些任务帮助青少年掌握主动权，开始表达他们的想法和感受，进行谈判，做出决策并达成共识。对于团体带领者来说，引导青少年进行互动是很重要的：包括提供形成关系的结构，发展情感语言，减少焦虑，增加支持性语言（Shechtman，2014）。在初始阶段，心理教育团体和心理咨询团体都应开展相互介绍的活动，教授团体的工作方式，

信息栏 12.1 用游泳池规则比喻团体基本规则

［说明］正如为创造安全的游泳环境张贴规则，告知游泳者此处可被接受和不可被接受的行为，团体也需要有自己的规则，告知参与者他们要承担的责任，并且为分享提供一个安全和舒适的环境。让我们花点时间为我们的团体制定规则，这样我们就能开始适应冒险、尝试新的行为和技能，以及给予和接受反馈。让我们从命名典型的游泳池规则开始，然后决定如何将它们转换为我们的团体准则。有人能在黑板上写下以下两栏吗？

（1）游泳池规则

（2）游泳池规则对我们的团体意味着什么

可能的规则和转换

- 跳水板上一次只能站一人：讲话时一次一个人讲。
- 待在游泳池区域（围栏里）：保密。
- 不要去太深的区域：选择现有时间内能完成的工作。
- 走出浅水区：敞开心扉，承担风险，尝试新的行为。
- 救生员：团体带领者负责教学和指导。
- 在进入游泳池前洗个澡：准备好参加团体讨论的内容。
- 禁止在游泳池小便：禁止在团体中制造混乱。
- 不要在泳池边奔跑：说话要慢，要慎重，尤其是在给出反馈时。

---

① 这两种团体指前面提到的心理教育团体和心理咨询团体。——译者注

信息栏 12.2　团体为什么能发挥作用？凝聚力活动之网

讨论团体是如何工作的以及为什么团体是青少年学习、改变和成长的好地方，这些都很重要。我们还要互相提醒自己的名字。第一轮，我们分别说出自己的名字，说出团体有帮助的一个原因。然后，把一团线球（仍然抓住线的一端）扔给下一个你挑选的人。如此继续下去，我们将创造出一张网。在下一轮中，团体成员说出团体发挥作用的另一个原因，然后说出自己要把球投给谁。在第三轮中，成员说出自己如何独特地帮助这个团体，并且叫出自己要投球的人的名字。

团体发挥作用的可能原因

- 我们可以相互学习。
- 有人支持的感觉很好。
- 我们不必一直处于尴尬境地。
- 我们可以帮助他人。
- 我们可以在这里练习，然后在"现实生活"中实践。
- 我们能得到很多反馈。
- 我不觉得自己是唯一有这个问题的人。
- 这是我们的团体，不是班级。
- 我们可以感觉到被接纳。

在所有人都轮流发言之后，就会在所有团体成员之间形成一张网。讨论我们如何选择和行事不仅影响我们自己，也影响整个团体。描述每个学生如何做出积极和消极的选择。

接下来，就团体凝聚力展开讨论，讨论每个成员如何能够以积极的方式影响他人，以及当我们都尊重他人时，我们可以组成一个紧密团结的团体。

最后，让几位成员放下他们的线球末端，形成一个松散的网。协助团体成员识别哪些类型的行为、评论、态度和假设可能会削弱团体凝聚力。

并开始自我暴露和调整暴露的程度。

在工作阶段，心理教育团体的活动重点在于教授有效的认知、行为和情感技能。在心理咨询团体中，团体成员会经历认知和情感探索、自我表达、宣泄以及洞察力的提升，从而发生变化。

结束阶段会面的重点在于帮助团体成员总结所学的知识，表达他们对团体和团体成员的感受，并且讨论如何将在团体中所学的内容应用到团体之外。对于心理教育团体来说，一般的指导方针是用一到两次会面介绍团体工作，用一到两次会面结束团体过程，一到两次会面讨论每个目标。对于开放的、持续的心理咨询团体，每次新成员加入时，会面的重点必须聚焦于介绍上；每次团体成员离开时，会面的重点必须聚焦于结束上。

团体活动结构。团体活动的结构对于提供安全性和连续性、有效地管理时间和关注相关问题至关重要。心理教育团体更注重活动，而心理咨询团体的主题则由团体成员在

信息栏 12.3 结束时的写作活动

团体中的成员可以在最后一次会面之前完成这封信，以帮助他们确定什么因素对团体有帮助，他们学到了什么，以及他们将继续练习什么。

尊敬的未来的团体成员：

我写这封信是想告诉你如何最大限度地发挥团体的作用。以下是在我们的团体讨论和团体完成的活动中对我最有帮助的事情。

话题 / 活动 我从中学到了什么

_____

_____

_____

_____

我的感觉发生了变化。例如，我_____。

我的想法发生了变化。例如，我_____。

我的行为发生了变化。例如，我_____。

关于我自己，我学到了_____。

关于他人，我学到了_____。

关于团体，我学到了_____。

从团体中获得收获的最好方式是_____。

我希望我能在团体中多做一些_____，少做一些_____。

真诚地祝大家好运！

一位团体成员

每一次临时活动中的需要来决定。我们建议心理教育团体活动包括四个常见部分。表12.1 是心理教育团体活动的形式。在会面中，团体在开场时回顾上一节的素材、讨论家庭作业和 / 或介绍主题。团体工作的重点放在团体目标上，以学习和 / 或练习技能。团体过程聚焦于使团体活动对成员具有意义，并将在团体中的所学应用到团体以外的生活中。团体结束活动有助于团体成员做好离开团体的准备，并为以后的会面做好规划。

表 12.1　心理教育团体活动的形式

> **团体会面开场**。开启团体可以用类似以下的问题。
>
> - 本周，你利用上次会面学到的东西做了些什么？
> - 可以和我们说一下家庭作业情况吗？
> - 这周你想练习上周学到的哪些内容？
>
> **团体过程和结束**。团体过程阶段的问题有助于成员对活动、讨论或团体会面进行反思；了解自己和他人；将在团体中的所学迁移到现实生活中。引导问题和句子主干可以用类似以下的示例。
>
> - 我今天从团体中学到了……
> - 你在这次会面上有一些不同的感受。关于你自己，你从这件事中学到了什么？
> - 如果让你总结我们今天讨论的关键主题，你会总结出什么？
> - 你今天在这里是什么感觉？
> - 我今天要从团体中学到的是……
> - 我需要在团体之外练习的是……
> - 我这周要尝试的一项新技能是……
> - 为了实现你的目标，本周你愿意在团体之外做些什么？
> - 你愿意如何处理你感受到的紧张（或任何其他感觉）？
> - 怎样才能帮助你记住你想要做的不一样的事情？
> - 从现在到下一次活动，你可以做些什么来练习你刚刚所学的内容？
> - 我想让你们关注的一项家庭作业是……
>
> 重点是帮助成员形成有凝聚力的团体，并帮他们看到参与团体和向其他成员学习的价值。为了强化希望灌注、利他主义、替代学习和人际学习，提出类似以下问题是有帮助的。
>
> - 你听到自己或其他人说了什么对你来说特别重要的话？
> - 你今天与谁联系最密切？为什么？
> - 今天谁对你帮助最大？为什么？
> - 你今天从谁身上学到的最多？学到了什么？
> - 我们能让每个人说出他现在的感受吗？
> - 当你……的时候，我觉得挺好的。
>
> 有助于强调团体影响力并确定其如何帮助团体中其他人的问题如下。
>
> - 我们今天是如何作为一个团体一起工作的？
> - 今天有人说或做了什么是对你最有帮助的？你从中学到了什么？
> - 作为一个团体，我们做了什么，让新的想法产生、新的行为得到尝试或者让成员从团体中学习？
> - 今天你做的什么可以帮助你学习新事物？
> - 你今天在团体中做了哪些不同的事情？
> - 你今天做的什么可以帮助别人学习？
> - 有人想给其他人一些反馈吗？
> - 你想在团体中做出什么改变吗？
> - 你们对彼此的工作有何看法？
> - 到目前为止，对你来说，团体进展如何？

　　青少年心理咨询团体拥有类似的结构：团体会面的开场反映的是上一次会面的有益

之处、两次会面之间尝试做出的改变以及团体成员希望关注的内容；团体工作聚焦于为实现目标而做出努力的团体成员；团体结束则聚焦于什么是有帮助的以及成员如何实现自己的目标。早期会面中的一些结构是很有帮助的，例如，一个简短的活动可以让你对个人问题产生一些见解，或者引入处理个人问题的框架。完成一个简短的优势清单或者阅读一首与团体主题相关的诗歌有助于团体成员集中注意力。青少年可以通过把一首诗、一支歌、一次活动或一句鼓舞人心的名言带进团体，以产生主人翁精神。

创造性干预。丁格尔（Dingle），格莱德希尔（Gleadhill）和巴克（Baker，2008）认为，音乐有助于青少年表达情感。还有学者强烈鼓励对青少年运用阅读疗法，尤其是故事、诗歌、电影以及照片疗法，分享个人和家庭照片（Shechtman，2014）。流行的电影和电视节目也能起到帮助的作用。我经常在团体中运用电影《早餐俱乐部》（*The Breakfast Club*），我们会谈论每个角色如何表现出不同的自卑感，以及他们在周六的拘留所里对自己和他人产生了怎样的了解。通常来讲，我们的讨论常集中在每个角色是如何感受孤独的，不论他们处在什么样的家庭环境、朋友群体中；我们还会讨论每个角色如何在不同领域经历困难：有时是个人领域，有时是学术领域。关于团体艺术创作的详细讨论，请见第九章。

团体带领者的准备

团体带领者必须为他们所带领的每个团体做好个人和专业的准备。

专业带领者的准备。团体工作专业人员协会提供了三个基础文件供带领者在带领团体之前审阅。《团体工作者培训专业标准》（Wilson，Rapin & Haley Banez，2000b）定义了四类团体并建议对它们进行培训。《最佳实践指南》（Thomas & Pender，2008）概括了最佳实践指南。《团体工作者多元文化与社会公平胜任力准则》（Singh，Merchant，Skuryzk & Ingene，2012）建议团体带领者"了解一般团体带领技能和功能在多元文化

信息栏 12.4　文化自我觉察练习

1. 从年龄、种族、身体残疾、性取向、民族、文化、家庭模式、性别、社会经济地位和智力（教育背景）等方面描述你自己。

2. 基于你的民族、文化和家庭背景，你如何看待自己这一独特的个体？

3. 你的文化等背景如何影响你对团体工作方式的看法？

4. 基于你的文化背景和信仰，你给这个团体带来了哪些优势，哪些限制？

5. 在本练习开始时所描述的你，与你所在团体的成员之间有什么不同？这些差异会如何影响团体的流程、信任、暴露和分享？

6. 你对问题3的回答与团体中成员的回答有何不同？你将如何调和这些分歧？

团体成员中的适用性或不适宜性"（p.4）以及"在团体的规划、开展和过程阶段中，可示范与多元文化成员建立关系以及使成员之间建立关系的人际技巧"（p. 5）。黑格和罗马诺（2013）也为预防性团体提供了最佳做法。

一旦确定了团体类型、目标和人群，可用文献回顾确定有效的理论方法、干预措施、活动和特殊考虑因素。许多资源可供青少年团体使用（见表 12.2）。文献检索将确定关于有效性、团体协议、单次团体会面和具体活动的最新研究。

表 12.2　可供青少年团体使用的资源

青少年团体规划和带领资源				
Bauman and Steen DVDs (2011, 2012)	Bieling, McCabe, & Antony (2006)	Brigman & Goodman (2008)		
Carrell (2000)	Conyne (2014)	Davis (2007)	DeLucia-Waack (2006)	
DeLucia-Waack, Bridbord, Kleiner, & Nitza (2006)	DeLucia-Waack, Kalodner, & Riva (2014)	DeLucia-Waack, Segrist, & Horne, (2006)	DeMarco (2001)	Erford (2010)
Falco & Bauman (2014)	Fineran, Houltberg, Nitza, McCoy, & Roberts (2014)	Fitch & Marshall (2011)	Foss, Green, Wolfe-Stiltner, & DeLucia-Waack (2008)	
Guerra (2009)	Minardi (2008)	Salazar (2009)	Shechtman (2014)	Smead (1995)
Spargo & Blasko DVD (2017)	Springer & Moss (2017)			
特定类型团体资源				
焦虑				
Bieling et al. (2006)	Fitch & Marshall (2011)			
欺凌预防				
Committee for Children (2014)	Davis (2007)	Guerra (2009)	Horne, Nitza, Dobias, Joliff, & Raczynski (2012)	
Limber (2000)	Newman, Horne, & Bartolomucc (2000)	Raczynski & Horne (2014)	Swearer, Espelage, & Napolitano (2009)	
职业探索 / 决策制定				
Bailey & Bradbury-Bailey (2010)	Burger & Sandy (2000)	DeLucia-Waack, Kalodner, et al. (2014)		
Fitch & Marshall (2011)	Malott & Magnusom (2004)	Rowan-Kenyone, Swan, & Creager (2012)		

（续表）

沟通、社交和人际关系技能			
Bieling et al. (2006)	Brigman & Goodman (2008)	Committee for Children (2014)	
Delucia-Waack, Korta et al. (2014)	Guerra (2009)	Nestler & Goldbeck (2011)	
Spoth et al. (2007)	Steen (2009)	Vernon (2012, 2013)	
认知应对技能			
Bieling et al. (2006)	Committee for Children (2014)	Guerra (2009)	
DeLucia-Waack, Athalye, Floyd, Howard & Kuszczak (2011)	Smead (1990, 2000)	Vernon (2012, 2013)	
抑郁 / 自杀			
Bieling et al. (2006)	Fitch & Marshall (2011)	Young, Mufson & Schueler (2016)	
多样性			
Committee for Children (2014)	Fitch & Marshall (2011)	Salazar (2009)	Smead (2000)
进食障碍			
Bieling et al. (2006)	Fitch & Marshall (2011)	Johnston, O'Gara, Koman, Baker & Anderson (2015)	Kalodner et al. (2014)
家庭变化 / 过渡			
Brigman & Campbell (2008)	DeLucia-Waack (2011)	Fitch & Marshall (2011)	Smead (1990)
哀伤			
Brigman & Campbell (2008)	Smead (1990)		
情绪管理			
Brigman & Campbell (2008)	Committee for Children (2014)	Fitch & Marshall (2011)	
Guerra (2009)	Smead (2000)	Spoth et al. (2007)	Vernon (2012, 2013)
学业成功			
Brigman & Campbell (2008)	DeLucia-Waack et al. (2014)	Fitch & Marshall (2011)	

（续表）

Steen (2009)	Smead (1990, 2000)	
性取向 / 性别认同		
Fitch & Marshall (2011)	Horne et al. (2014)	
压力管理		
Brigman & Campbell (2008)	Committee for Children (2014)	Guerra (2009)
Fitch & Marshall (2011)	Smead (1990)	Vernon (2012, 2013)
物质滥用的预防 / 治疗		
Bieling et al. (2006)	Bhat, Pillay, & Selvaraj (2015)	Committee for Children (2014)
Fitch & Marshall (2011)	Spoth et al. (2007)	
暴力预防		
Center for the Study and Prevention of Violence (2012)	Committee for Children (2014)	Smead (1990)

从第一次团体会面开始，每一次讨论都应围绕团体目标和规范展开。如果将讨论时间花在与团体无关的话题上，或者团体成员甚至不明白所讨论的议题与团体目标的关系，那这就为团体可以脱离正规开创了先例；这样一来，让团体成员继续讨论与团体目标和规范相关的话题就更难了。一个常见的错误是，团体选择一项活动的原因是其趣味性或者团体成员会喜欢它（我们并不否认趣味性和幽默在青少年团体中是创造凝聚力和团结的关键因素）。相反，有趣味性的活动应该与手头的任务有清晰的关系。例如，格拉斯（2008）的"团体杂耍"（Group Juggling）鼓励轻松、幽默和欢笑，然后要求团体成员识别他们是如何有效地合作的。克罗韦尔（2008）的"与垃圾一起走出去"（Out with the Trash）的活动使用幽默的方法帮助团体成员表达他们的议题 / 问题。

某项活动的选择基础应该基于活动的强度（Jones & Robinson，2000）。活动的强度即"团体主题、结构化练习和团体技术在以下方面的体现程度：（1）唤起团体参与者的焦虑；（2）促使团体参与者自我表露；（3）提高觉察；（4）关注感受；（5）专注此时此地；（6）关注具有威胁性的问题"（p.358）。对青少年来说，重要的是让他们与讨论内容有情感联系，了解如何将讨论应用于他们的"现实"生活中。

团体带领者的个人准备工作。团体带领者必须评估带领技能，识别优势和可改进之处，以便为每个团体做好准备。此外，团体带领者必须思考团体的类型以及自己的各种假设，包括团体参与者的个人特征、与团体成员或问题领域相关的潜在偏见、预期行为、问题或情况如何发生和 / 或对团体成员产生影响，以及团体如何使团体成员受益等。

协同带领

协同带领的好处是为成员提供恰当互动的角色示范，示范领域包括解决分歧、合作、一起工作、决策制定、妥协以及提供和接收反馈等。同时，两位带领者可以共同观察团体互动的内容和过程。对青少年团体来说，男－女协同带领模式更有利于示范成年两性之间的合作、互动、互相支持和关心。马利科夫（2004）强调，在青少年团体中，协同带领者具有稳固的合作关系且能够在团体中有效地交流是十分重要的；否则，他们就有可能带来重现失调家庭动力的风险，并且在团体成员中引发困惑、恐惧和愤怒。

团体成员的筛选和选择

如第三章所述，有效地筛选和选择团体成员对于团体的延续和成功至关重要。对于青少年团体而言，如果没有经过仔细的挑选和准备，他们可能会退出和 / 或破坏团体（DeLucia-Waack，2006）。筛选访谈可以帮助团体成员和带领者决定这个团体对成员是否合适。自愿参与对青少年来说至关重要（Geroski & Kraus，2010），因此直接询问他们是否愿意参与、分享和尝试新的行为是有益的。有两种措施已被证明可有效突显潜在的误解，而这些误解可以在进入团体之前解决。这两种措施为：团体心理咨询调查（Sodano，Guyker，Amos & DeLucia-Waack，2017）和团体准备问卷（Burlingame et al.，2012）

为创造凝聚力和促进互动，建议选择具有相似问题和焦点领域的青少年（Conyne，2014）。通常在一个年级内，最多两个年级中，选择认知风格和情感发展相似的团体成员（Falco & Bauman，2014）。当符合条件的学生（如正在经历哀伤的学生或者患有 I 型糖尿病的学生）较少时，可能需要将团体成员选择面适当放宽。为了避免团体成员因与众不同而被当作替罪羊或被孤立，最好在多样性之间取得平衡（如不同文化、不同种族 / 民族、不同性取向和不同性别）。如果一个青少年是很好的团体候选人，但可能是唯一一个处于特殊地位的人，那么在第一次团体会面之前与他讨论这个问题并关注他与其他人之间的共同点是有益的。

在学校环境中，询问人际关系有助于避免让好朋友进入同组（可能是不健康的联盟），并且避免他们将过去的消极互动带入团体。如果团体成员在搭档工作时同意与其他人合作，或者成员在团体互动中出现分歧，且分歧能够在团体中得以解决，则成员仍可以待在团体里。由于不可能确认兄弟姐妹的多重现实情况，且他们几乎不可能维持保密，因此兄弟姐妹不应在同一团体中。此外，我会刻意问自己，每位团体成员最初会与谁（及如何）建立联结。他们可以为谁树立榜样？我想在第一次活动中把青少年联系起来，关注他们的共同点，哪怕是像"你们都有一只猫"这样简单的共同点。我还会指出可以帮助他们的人，以灌注希望，并且确定他们可以帮助的人，以创造利他主义（Malekoff，2004）。青少年经常报告说，他们会在"他们不需要……的时候"加入团体，因为他们知道这个团体和/或某个特定的人在依赖他们。

信息栏 12.5　成立团体前的带领者个人和协同带领者规划

- 作为团体带领者，我的优势是什么？

- 我在哪些方面需要改进？

- 为什么我认为团体是有效的？在使团体发挥有效性的过程中，我的角色是什么？关于团体工作我的不足或犹疑之处是什么？我将如何在团体前和团体中处理它们？

- 对于问题的性质、症状、可能的原因、干预措施及团体如何最好地帮助团体成员这些方面，我的信念是什么？

- 我如何把我的团体成员当作个体对待，而不仅仅将其视为问题或症状？

- 我将如何发挥他们的优势并在他们之间建立关系？在他们做我认为无益的事情或者攻击我时，我如何支持和鼓励他们？

- 我认为哪种干预措施对这个团体最有效？相关文献的结论是什么？我使用这些干预措施的时候有多自在？

- 在面临成员的面质、阻碍、打断、重新定向、沉默时，受到攻击和忽视时，我是否能坦然面对？

　　《团体工作中的失败》（*Failures in Group Work*）（Conyne，1999）和《团体心理咨询中的关键事件》（*Critical Incidents in Group Counseling*）（Tyson，Perusse & Whitledge，2004）两篇文献提供了在团体中可能发生的特定情况，可作为你与协同带领者进行反思和讨论的资源。

团体带领者的表现

　　团体带领者的表现（Thomas & Pender，2008）聚焦于团体带领技能、有效的干预和对有效性的评估。

团体带领技能

　　如第三章所述，有效的带领者是"积极的、支持性的，能提供足够的结构，致力于发展团体凝聚力，允许团体成员发展主人翁精神，并能为团体中发生的事情提供有意义的背景"（Riva，Wachtel & Lasky，2004，p.35）。利伯曼、亚隆和迈尔斯（1973）确定的框架有助于对有效的团体带领行为进行概念化，包括关怀、情感刺激、意义归因和执行功能。参见德鲁西亚－瓦克（2006）对团体四个类别、团体阶段和具体带领行为的更详细的讨论。

关怀。关怀性干预能让团体成员感到被关心和接纳，这样他们就能充分利用自己的团体体验。团体带领和成员都可以表现出温暖、同理心、支持、积极关注、接纳、真实和关心。此外，积极倾听、反馈想法和感受及总结和澄清也是有帮助的。需要注意的是，这并不意味着成员永远不能接受挑战，而应该是在能得到建设性反馈的前提下接受挑战。同样重要的是，应注意到利伯曼等人（1973）对关怀的定义包含着带领者对成员的保护。

情感刺激。适度的情感刺激有助于团体成员与团体中发生的事情建立个人联系，识别和探索自身情感并将自身情感与自己的行为联系起来。

意义归因。意义归因有助于成员理解团体体验中发生的事情，从中学习并将这种所学应用到他们的生活中。对过程加以理解包括"利用团体此时此地互动中发生的重大事件，帮助成员反思其经验的意义，更好地理解自己的想法、感受和行动，并且将所学知识迁移到团体外的生活中"（Stockton，Morran & Nitza，2000，p. 345）。

团体带领者最常犯的错误之一就是没有让活动或事件的过程充分进行。带领者必须为团体过程分配足够的时间，有时一个活动的过程时间与活动本身的开展时间一样长。由于青少年有时抵制"家庭作业"和／或被要求做事，可以邀请他们尝试一些新的东西（而不是分配或要求），并且请每个成员设定自己的目标。这么做也有助于解释任何活动或家庭作业的目的，使青少年了解自己将如何从中受益。毕竟人们对明显能帮助自己的事情说"不"是很难的。

执行功能。执行功能创造团体结构，提升团体安全感。团体带领者在团体开始阶段和结束阶段应提供更多结构；团体的中间阶段需要较少的结构，让青少年承担更多的责任。

团体干预

某个团体的理论取向决定了其目标、重点、焦点、干预和带领风格。

认知行为团体

认知行为疗法（cognitive behavioral therapy，CBT）的干预措施已被证明对青少年团体的有效程度为中等有效到非常有效（Hoag & Burlingame，1997；LASER &

Nicotera，2011；Prout & Prout，1998）。认知行为疗法团体的关键要素是教育、技能发展（如问题解决、决策制定、沟通、自信、压力管理、识别和质疑非理性信念、寻求帮助和识别 / 表达情感）和角色扮演。

正念

正念团体的干预措施也被证明对青少年有效（Tan & Martin，2014；Windle，Newome，Waldo & Adams，2014），其目标包括提高对情绪的觉察，提升自我调节能力，改善人际关系。

辩证行为疗法

辩证行为疗法（dialectical behavior therapy，DBT）团体也对青少年有帮助（LASER & Nicotera，2011；Windle et al.，2014）。辩证行为疗法是在团体成员改变不适应的思想和行为时感到无效或被误解的情况下，作为认知行为干预措施的补充应运而生；辩证行为疗法强调对痛苦的接纳和确认，并且鼓励个体自我接纳。辩证行为疗法包括正念、情绪调节［即认识到主要情绪是对压力源的适应性和可理解的反应，次要情绪（羞耻、愤怒、痛苦）是对一个人的经历的判断且往往是痛苦的来源］、人际有效性（社交技能训练）和痛苦耐受度。正念被团体成员认为是辩证行为疗法中最有帮助和最有实践意义的关键点（Windle et al.，2014）。

特定类型的团体

以下内容基于当前的文献和研究，是对青少年团体的最佳实践建议。具体参考内容见表 12.2。当与新的团体工作或采取新的干预措施时，强烈建议在督导的指导下进行（Thomas & Pender，2008）。

职业探索。结构化职业探索团体也表现出了有效性（Dagley & Calhoun，2014）。在 STEM 中促进性别平等的女性职业探索团体（Rowan Kenyone，2012）和非裔美国男孩的职业团体（Bailey & Bradbury-Bailey，2010）也表现出了有效性。戴格利（Dagley）和卡尔霍恩（Calhoun，2014）找出了职业团体的关键要素：情感、行为和认知成分；职业信息；用于在团体中开启自我探索和暴露的书面活动（如工作经历自传、家庭职业家谱图）；个性化测试解释；案例研究和职业困境的讨论（Santos，2004）；以及榜样观察。将虚构人物作为积极和消极的榜样是吸引青少年 [例如，电视节目《办公室》（*The Office*）中的角色] 的一种创造性方法。

沟通和社交技能。认知行为疗法已被证明对一般青少年具有中等水平的有效性，对处于危险中的青少年则具有高度的有效性（Brigman & Campbell，2003；Falco &

Bauman，2014；Gerrity & DeLucia-Waack，2007；Steen，2009）。具体的技能包括社交技能、同理心发展、自信、解决人际问题的技能、沟通和倾听技能。

进食障碍。认知行为疗法取向的心理教育和心理咨询团体（Kalodner，Coughlin & Seide，2014）和辩证行为疗法取向的心理咨询团体（Johnston et al.，2015；Keel，Mitchell，Davis & Crow，2002）的效果已经得到证明。心理教育团体可包括对有关身体形象的媒体信息进行朋辈团体批判（Laser & Nicotera，2011）、朋辈帮助者计划（Valente & Pumpuang，2007），以及正念和认知行为疗法干预。团体有助于减少成员的羞耻感和孤立感，让其专注于自我理解、替代学习、普遍性和灌注希望。

有时，团体成员可能会在继续进食障碍的最佳方式上相互竞争（例如，谁吃得更少，如何呕吐，如何燃烧更多的卡路里，谁运动时间更长，等等）。这样的对话必须迅速被制止并加以处理：我们为什么要进行这样的对话？听到别人告诉你他们吃得那么少是什么感觉？这对你改变自己的行为（例如，找到管理压力的其他方法，或者和朋友一起出去玩）有什么帮助？听起来，我们好像在比谁能讲出最极端的故事。我们为什么要这么做？

同情他人（欺凌行为的预防和干预）。美国有 30% ~ 40% 的学生报告曾受到欺凌，因此预防欺凌行为的发生是十分必要的（Due，Holstein，&Soc，2008）。拉钦斯基（Raczynski）和霍恩（2014）指出，言语欺凌和关系疏离欺凌[①]最常见。他们主张预防重于干预，利用心理教育团体传播信息，帮助青少年发展技能。他们还指出，让人不那么乐观的事实是，这些干预措施对青少年的作用比对儿童的作用要小，而且青少年仅参加团体心理咨询的效果有限，这表明需要对他们采取多种干预措施，包括与家长和教师的工作。霍恩等人（2012）描述了一种由高中生担任新生心理教育朋辈团体带领者的模式，在这种模式下，团体重点关注生活技能和其他技能的培养，从而让那些通常表现得与人较疏离的个体之间产生联结和利他行为。

虽然心理咨询团体对欺凌者和被欺凌者都有帮助，但二者绝不能在同一个团体中。朋辈冲突与欺凌不同，虽然朋辈冲突可以面对面调解，但欺凌不应由权力差异引发。带领者必须对欺凌的病因和特征有敏锐的认识（Raczynski & Horne，2014）；积极帮助团体中的成员确定目标，投入团体，进行自我觉察并做出改变（Shechtman，2014）；具有权威性和自我肯定性［例如，对关怀完全开放，但对（欺凌）行为继续保持零容忍］；关注团体成员的成长，而非"矫正孩子"（Raczynski & Horne，2014）。拉钦斯基和霍恩也告诫说，有时让"欺凌者"加入一个团体可能会强化攻击行为；最好将有亲社会行为的学生也纳入团体。

---

① 欺凌者教唆其他同学不要和被欺凌的同学做朋友。——译者注

抑郁 / 自杀。认知行为疗法团体（Rohde，Stice，Shaw & Gau，2015）、辩证行为疗法团体（Miller，Wyman & Huppert，Glassman 和 Rathus，2000）、正念团体（Broderick & Metz，2009；Burke，2010；Raes，Griffith，Van der Gucht & Williams，2014）和人际心理治疗（Young, et al.，2016）都被证明对青少年有效。研究发现，文化适应性改进后的认知行为团体可以缓解拉丁裔青年（Bernard &Rossello，2008）和尼日利亚青年（Bella Awusah，Ani，Ajuwon & Omigbodun，2015）的抑郁。

家庭变化 / 过渡 / 议题。认知行为团体已经被证明在教授技能方面是有效的（DeLucia-Waack，2011；DeLucia-Waack & Gellman，2007；Falco & Bauman，2014），这些技能包括情感表达、问题解决、积极思考、情绪管理，以及对当前和未来情况的应对。已有证据表明，非理性信念是抑郁的中介因素，尤其是关于离婚或其他家庭状况的不合理信念（例如，"是我导致了离婚。""我的父母会复婚。"），因此认知干预措施尤其有效。对遭遇家庭变化 / 破裂情况的青少年来说，信任是一个问题，因此，马利科夫（2004）建议关注结构化、可预测性、灵活处理、清晰性和一致性。特朗斯登（Tronsden）和乔里（Tjori，2014）报告称，针对父母一方患有精神疾病的青少年的一个在线支持团体显示其形成了普遍性、正常化、凝聚力和替代性学习等疗效因子。

哀伤。哀伤团体支持那些失去家庭成员、朋友或宠物等重要他人的青少年（Falco & Bauman，2014）。罗格朗（LeGrand，2006）提出的孩子的哀伤包（Kid's Grief Kit）和哀伤盒（Grief Box）活动（Malekoff，2004）有助于处理哀伤。马利科夫认为，年龄较小的青少年可以通过识别和充分表达情感从结构化团体活动中获益，而年龄大一些的青少年可在非结构环境中处理更强烈的情感。

情绪管理（愤怒管理）。团体干预比个体心理咨询更有效（Gerrity & DeLucia-Waack，2007；Shechtman，2004；Shechtman & Ifaragran，2009）。对于那些不愿意从一定距离外审视自己行为的有攻击性的青少年，故事、诗歌和电影等方式特别有帮助（Shechtman，2004）。有一项推荐的活动是让团体成员为文学或历史人物创建一条终生时间线，然后为自己创建一条平行的时间线，反思在每个特定时间段（特别是在逆境中）发生的事情以及他们是如何处理这些事情的。这项活动对非白色人种学生非常有用，可以帮助他们讨论种族主义、偏见和歧视对生活的影响，并且可能找出替代性的思考和行为方式。对于白人学生来说，如果他们选择一个在社会或文化上与自己不同的人并考察该人物的重要里程碑和事件，那可能会为他们的"白人特权"提供有价值的视角。伯特（2015）还建议，为进行愤怒管理，可在多元文化青少年群体中使用巴西武术。

学业成功：对初中和高中的学生使用认知行为团体教授学习技能（如组织技能、时间管理、笔记记录、学习策略、转学、减少焦虑）是有效的（Brigman & Campbell，

2003；Falco & Bauman，2014；Steen，2009）。当学生转入一所新学校时，在刚开始增加其希望和成功的感觉比在其陷入困境后再这么做更有帮助。

性取向 / 性别认同。 对于青少年男同性恋者、女同性恋者、双性恋者、跨性别者、酷儿和性别存疑者（GLBTQQ），团体是有帮助的（Horne，Levitt，Reeves，&Wheeler，2014）。对自己的性取向和 / 或性别认同存在疑问的青少年，在抑郁障碍、自杀和物质滥用方面有更高的风险（Laser，Leibowitz，& Nicotera，2011），此外，也存在被家庭成员排斥、无家可归和艾滋病阳性的风险（Horneet et al.，2014）。心理咨询团体可以对抗孤立，提供接纳和希望，并且提供观察和学习其他成员具有的技能和策略的机会。心理教育团体（包括朋辈支持或同性恋 – 异性恋联盟团体）专注于支持和提高学生在校的被关注度和安全性（Horne et al.，2014）。针对青少年的混合性别团体突出了对 GLBTQQ 体验的普遍关注，并增加了成员所需的支持网络。霍恩等人（Horne et al.，2014）还指出，由于面临多重压力源，（在美国，）非白色人种更难暴露自己的性取向或性别认同；因此，团体带领者要承认这一点，以便允许成员讨论他们自己关注的事项并分享经验。

残疾学生。 最能提供帮助的是认知行为疗法团体干预（Ellis，Simpson，Rose & Plotner，2014），其措施包括社交技能的示范和实践（Stephens，Jain & Kim，2010），认知重构和放松。团体应该把重点放在身份认同的发展（接受残疾和拆穿自我污名）、自主性和遵守与健康相关的干预措施上。凝聚力、灌注希望、传授信息是团体的重要疗效因子。辩证行为疗法对一些残疾青少年也有用（Sakdalan，Shaw&Collier，2010）。埃利斯等人（2014）建议带领者关注人本身（而不是残疾这个情况），将残疾视为一个文化维度，予以适应并去污名化，然后培养归属感，根据能力水平进行调适。博内特（Bonete）、卡勒罗（Calero）和费尔南德斯－帕拉（Fernandez-Parra，2015）认为，有三种干预措施特别有用：增加社交情景中的积极行为，对社交技能进行认知重构，提高对人际（认知）问题的解决技能。

物质滥用。 对于青少年来说，我更喜欢物质滥用这个词，因为他们的大部分行为都与冒险和尝试有关（Laser，Leibowitz & Nicotera，2011）。侧重于情绪管理、沟通和人际关系技能及压力和焦虑管理的心理教育团体是有帮助的。也有证据表明，认知行为疗法团体是有效的，文化适应性改进后的较新认知行为疗法团体也被证明对西班牙裔青少年有效（Burrow-Sanchez，Minami，&Hops，2015）。正念干预已被证明可以降低青少年的吸烟意愿，提高其情绪自控力（Butzer，LoRusso，Shin & Khalsa，2016）。

重要的是，团体带领者要注意，对一些人来说，成为毒品亚文化的一员可能是他们被接纳 / 建立社交联系的方式，因此帮助团体成员感到人际联系可能有助于改变他们的朋辈支持系统。我喜欢利用"董事会"（Board of Directors）活动（Jacobs，2006）帮助青少年思考谁支持他们和他们传达的信息。青少年通常善于辨别谁会产生负面影响，并且以象征性地"解雇"他们为乐。就像进食障碍一样，物质滥用的团体成员可能会吹嘘自己的使用情况，并且分享使用方法。对于这样的对话必须迅速制止并进行处理。

团体带领者对团体过程的把握

团体过程（Thomas & Pender，2008）聚焦于有效性评估和持续督导。"……因为各种潜在话题和互动的存在……对个人和团体目标及团体当前所处的阶段进行个案概念化，对个体成员和整个团体的干预措施进行评估，以及移情和反移情的存在，所以对团体工作的过程加以把握要复杂得多"（DeLucia-Waack & Kalodner，2005，p.77）。

评估

团体是否有效地实现了预期目标？是什么让团体对每个成员和整个团体有效？为根据团体成员的需求量身打造团体，持续的评估是有必要的。见索德诺（Sodano et al.，2014）对团体过程和结果测量的综述。

过程测量。通常，评估团体过程（有时每次活动都需评估）是很有用的，以明确团体是否有效以及如何有效。《关键事件问卷》（*Critical Incident Questionnaire*）（Kivlighan & Goldfine，1991，p.152）要求团体成员以书面形式回答以下问题："在今天的团体会面中，你认为对你个人来说最重要的一件事是什么？请描述这个事件：实际发生了什么，哪些团体成员参与了，他们有怎样的反应。为什么这对你很重要？你从这次活动中学到了什么？"我经常在结束团体会面时询问以下问题：今天哪些方面对你有帮助？为什么？你学到了什么？你是怎么学到的？谁对你说了或做了什么是对你有帮助的？这些问题可明确团体成员所学的内容，识别其学习风格，创造团体凝聚力、利他主义和归属感。

团体带领者和成员可以填写《简明团体气氛问卷》（*Short Group Climate Questionnaire*）（MacKenzie，1993）。它有助于对比带领者和团体成员的认知，寻找团体成员中的异常者。对那些认为团体更具冲突性、更少参与性、更具回避性的成员，带领者可能需要快速让他们参与团体并与其他成员建立连接。

结果测量。斯迈德（Smead，1990，2000）包括多个前测和后测。其他有用的测量方法包括：《儿童焦虑表现量表（修订版）》（*Revised children's anxiety manifest scale*）（Reynolds & Richmond，1985）、《儿童抑郁问卷》（*Children's depression inventory*）（Kovacs，1992）、《儿童和青少年复原力量表》（*Resiliency scales for children and adolescents*）（Prince Embury，2006）、《儿童的接纳和正念测量》（*Children's acceptance and* *mindfulness measure*)（Greco，Smith & Baer，2011）、《应对风格问卷》（*Response styles questionnaire*）（Davis & Nolan Hoeksema，2000）、《雷诺兹欺凌伤害量表》（*Reynolds' Bully victimization scales*）（Reynolds，2004）、《完美主义量表》（*Perfectionism*）、《感知压力量表》（*Perceived stress scale*）（Cohen，Kamarck & Mermelstein，1983）、《简明应对方式》（*Brief COPE*）（coping styles；Carver，1997）、《人际问题 - 情境 - 项目反映理论问卷》（*Inventory of Interpersonal Problems-circumplex-item response theory*）（Sodano & Tracy，2011），以及《结果问卷 -45》（*Outcome questionnaire-45*）（Wells，Burlingame，Lampert，Hoag & Hope，1996）。

督导

"自我认知是有效的团体带领的关键，专注于持续评估团体带领者对单个团体成员和整个团体的影响"（DeLucia-Waack & Kalodner，2005，p.76—77）。在没有督导的情况下，团体带领者可能无法识别错误或者制订新的行动计划；他们会陷入重复、无效干预的循环中。最近有本书特别有帮助：《团体工作专业人员分享他们最喜欢的督导活动》（*Group Work Experts Share Their Favorite Supervision Activities*，Nolumes 1 and 2）（Luke & Goodrich，2015a，2015b）。团体带领者必须不断讨论他们所带领团体的内容和过程，讨论他们对协同带领者、督导师的反应及其在团体督导中的反应。

关于带领青少年团体时需要考虑的其他因素，见表 12.3。

表 12.3 对带领青少年团体的特殊考虑

以下是我们就带领青少年团体的最佳做法给出的一些建议。
1. 幽默和游戏的精神是必不可少的（Malekoff，2004）；在某种情况下看到幽默和 / 或荒唐的事情后不要把自己看得太重了。一般来说，青少年对成年人是挑剔的，他们会留意成年人何时犯错。不要落入该陷阱，让自己重复青少年在其他成年人那里体验过的消极反应；青少年喜欢戏弄和批评，但欣赏从容应对的示范。
2. 把青少年看作一个不同的文化群体。帮助青少年，让他们可以帮助你了解他们在青少年期的独特身份认同和观点。
3. 不要承担家长的角色。
4. 如果你是一个年轻的团体带领者，重要的是不要太认同他们，不要想成为他们的朋友，或者获得他们的认可。
5. 他们不想听关于你青春期的故事。马利科夫（2004）建议你接近自己的感受和体验，以便更好地理解他们，但不要分享你的理解。
6. 将多样性作为一个常规的青少年问题来处理；帮助团体成员了解影响青少年的民族和种族问题；始终如一地面对偏见、成见和压迫；建立有效的跨文化交流和文化自我觉察；促进对不同世界观的理解和尊重；根据团体成员的不同经验进行调整（Malekoff，2004）。
7. 采取不确定的态度（Malekoff，2004）帮助他们发展和你的关系，让他们不再视你为团体带领专家。你要在宽容和过度控制之间找到平衡。

（续表）

8. 让他们在团体中直呼你的名字和 / 或允许说某些语言，或者讨论通常不被允许谈论的话题，从而与他们重建一种不同于师生关系的真正关系。鉴于自主性和被倾听的价值，应该由团体成员决定与团体目标相关的团体内容。为了帮助青少年决定什么是重要的，我有时会问："我们能在门开着的情况下进行这个对话吗？这次谈话将如何帮助你改变？如果你觉得不会有帮助，我们能谈谈什么对你是有帮助的吗？"提供一些结构，以缓解人们在谈论自身问题和尝试新的思考和行为方式时会产生的焦虑，但允许他们自由决定在什么情况下他们需要帮助。

9. 邀请个体作为一个完整的人加入团体（Malekoff，2004），而不仅仅是其有问题、受损或受伤的部分。

10. 在"信息、活动和技能发展"与"团体成员互动和团体过程"之间找到平衡（Conyne，2014）。青少年需要学习技能，但最好是在他们自己提出需求的时候。此时的情感刺激可以带来意义归因，是能让成员收获最多的教学时机。

11. 冒险和尝试是青少年的典型行为，所以不要过度诊断或反应过度。然而，当团体成员讨论他们的经历时，请仔细聆听。同龄人通常会比处于问题中的个体本人更先表达对他人的关心。这种来自其他团体成员的关注和 / 或反馈是宝贵的。还要注意，冒险是对抗压力的一种方式（Laser & Nicotera，2011），因此探索这些行为发生的时间和原因可能是有用的。

12. 青少年的情绪感受强烈，因此教授和实践情绪调节和自我调节很重要。

13. 把阻抗重新定义为不情愿。青少年和我们一样，对改变、尝试新的行为和冒险是没有把握的。他们也可能不具备与众不同的必要技能。从教授技能开始；然后，如果他们能在团体中展现技能，但在团体之外的生活中并不运用，则询问其原因。以支持的方式鼓励成员，询问他们是否需要他人的帮助，他们希望从谁那里得到帮助，他们是否愿意请别人为他们扮演角色，等等。如果不情愿导致了成员的参与有限，使用一些结构帮助所有人轻松地参与，并且在每次活动开始和结束时都签到。在活动期间，我会征求反馈和意见。一旦我收到反馈，我会问："还有人想评论吗？"如果一个青少年沉默超过 15 分钟，或者看起来在团体中有所反应，或者和团体失去连接，我会邀请他做出回应。所有这类评论都是善意和体贴的，目的在于鼓励其参与。

总结

"我到底能不能融入"和"我到底能不能做好"是青少年面临的两个主要议题（Malekoff，2004）。已有证据表明，团体是有效的应对方式。认知行为疗法干预尤其有用，其包含的技能发展主要体现在问题解决、决策制定、沟通、自信心、同理心、自我调节情绪以及情感的识别和表达。依据团体目标和团体成员的需求，心理教育和心理咨询团体也有所助益。

第十三章

心理健康设置下的
个体、伴侣和家庭团体

辛西娅·A. 布里格斯（Cynthia A. Briggs）、琳达·H. 福斯特（Linda H. Foster）和
玛蒂娜·摩尔（Martina Moore）

心理健康设置下的团体工作除包括与伴侣和家庭工作，还包括与个体工作，这些个体关注家庭和生命发展议题，如亲密伴侣暴力、育儿和离婚等。最初从多家庭团体中获益的是有家庭成员被诊断为精神分裂症的家庭（Lurie & Harold，1967）。尽管家庭治疗在本质上是团体工作，但多家庭团体已被视为团体心理咨询的一种可行方式（Schafer，2008；Thorngren & Kleist，2002）。这类团体能解决各种各样的问题，如子女养育、青少年物质滥用、家庭美满教育和离异后的适应问题等。伴侣团体很有价值，是聚焦于一系列伴侣和家庭议题的有效方式。它们通常关注人际关系的丰富性、婚姻不和谐、离婚适应和重组家庭的养育问题。

由于治疗成本降低，人们可以获得更多接受心理咨询的机会，因此成员参与团体心理咨询的意愿随之提高。例如，比较而言，一次伴侣心理教育团体的费用为一次伴侣治疗费用的 1/3，因此团体咨询的费用更经济。考虑到来访者资源有限，在过去几十年里，人们开始实施"循证"的心理健康实践，这些实践被认为更有效，更能控制成本（Barrett & Greene，2004；Geddes，Reynolds，Streiner & Szatmari，1997）。例如，（美国）疾病控制与预防中心（Centers for Disease Control and Prevention，CDC）网站列出了一系列"最佳证据"的团体水平干预措施（2007）。通过降低心理咨询费用支出，可以创

造更多的治疗机会，帮助来访者选择进入心理咨询。如果不进行心理咨询，可能会给个体带来巨大的经济损失；例如，可以对比成功心理咨询的费用支出与处理离婚诉讼事件的经济、心理、个人健康和社会成本。对伴侣和家庭开展团体心理咨询是有价值的，因为它可以改变（陷入长期不健康模式的）重要关系的生命过程。

团体治疗师欧文·亚隆说：

我们所处理的各种议题是人们为之困扰了 10 年或 20 年的问题，而改变的发生是缓慢的。心理治疗是一种教育形式，而教育不是一种可以塞进课程里的东西。我认为，那种你必须按照某种手册、以某种机械的方式做治疗的想法与你实际想做的事正好相反，真正想做的是形成一种真实的关系，让关系展开，当患者开始对这种关系产生信任时，变化就会同时发生。有些事情是急不得的。（Duffrene，2004，p.9）

本章为各种各样的团体提供了基础介绍，这些团体适用于伴侣、家庭和聚焦在家庭议题上的个人。我们将呈现三个团体示例：（1）由患抑郁障碍、焦虑障碍、创伤后应激障碍和有其他心理健康问题的女性组成的团体；（2）以伴侣为工作对象，旨在建立健康关系的团体；（3）患有神经性贪食症（bulimia nervosa，BN）的女性及其家庭成员组成的团体。

危机中的女性团体

一组女性坐在那里等待首次团体心理咨询的开始。

安琪内疚地看着自己的手指。尽管她尽了最大的努力，但她还是咬了咬已经秃了的指甲床。尽管如此，她对保留了心理咨询预约这件事感觉很好，她将心理咨询称为"能帮助我舒缓神经的课程"。

在候诊室的对面，苏珊倚在墙上，显得焦躁不安。当她在想"生活怎么成了这个样子"时，各种想法在她的脑海里飞驰。

当卡特蜷缩在靠近出口的椅子上时，她害怕人们会注意到她脸上的瘀青。她浑身上下被衣服裹得严严实实，只有脸和手露在外面。卡特不想和任何人交流，因为她害怕他们会发现自己的秘密。

特里西亚坐在角落的椅子上，内心充满了罪恶感，觉得自己辜负了家庭所付出的努力。"这是浪费时间和金钱。"她一边想，一边考虑着家庭的需要。然而，她缺乏行动的能量。她一直都感到筋疲力尽。

基利坐在特里西亚对面的角落里，眼睛通红，强忍住泪水。她很容易哭，而且经常哭。生活把她压垮了。她不再感觉与朋友和家人有连接。尽管参与教会的活动对她而言是非常重要的，但最近她感到孤独，与所有人和事都保持疏离。

这些女性都进入了心理咨询中，分享了由于社会、经济、政治或文化环境等多种原因导致的不稳定感。处于危机中的女性具有各种各样的生活经历和背景，她们进入团体心理咨询，分享她们前来进行心理咨询的独特的原因，从焦虑和抑郁，到压力和哀伤。影响女性心理健康的议题包括亲密伴侣暴力、创伤后应激障碍、物质滥用，以及如孕产、育儿和老年护理一类的家庭生命周期问题。世界卫生组织（WHO，2017）提供了关于女性心理健康问题的见解。对女性造成不同程度影响的具体性别风险因素包括基于性别的暴力、低收入、收入不平等，以及为照顾他人承担主要责任。绝大多数情况下，抑郁、焦虑、心理痛苦、性暴力和物质滥用这些症状对女性的影响比对男性的更大。此外，世界卫生组织指出，女性心理健康问题的增加与影响女性的社会和文化因素的压力增加直接相关。将这些编织在一起的共同线索是女性生活经历的社会、文化和政治因素，包括种族主义、性别歧视和阶层造成的压迫。这些共同线索创造了一种独特的机会，即利用团体心理咨询来创造一个安全环境，以便让她们分享自己的经历，使危机中的妇女能够发现她们与外界相联系的新方式。通过团体心理咨询，女性可以与他人建立连接，获得洞察力，并且开启疗愈之旅。

信息栏 13.1　自我觉察：心理健康中的性别差异

你知道性别角色会影响心理健康吗？你知道社会和经济因素也会决定女性的心理健康吗？你考虑过对女性的暴力行为会增加其患抑郁障碍的可能性吗？对女性来说，这些因素的共性会给她们带来患严重心理健康问题的倾向。社会、文化、环境和法律因素的影响构建了对女性的不平等，导致其抑郁、焦虑、创伤后应激障碍及其他心理健康议题

的高发生率，也让其易于遭受亲密伴侣的暴力。女性的痛苦使心理咨询师可以创建团体心理咨询，将团体作为一个安全的环境，帮助女性探索和缓解其面对的压力。作为未来的心理咨询师，请考虑如何能够为团体心理咨询建立安全的环境，使处于痛苦中的女性与他人建立连接，分享经历，发现与外界世界联系的新方式。

概念框架

团体心理咨询是危机中的女性可获得的几种治疗方案之一。团体心理咨询具有的效率和有效性使其对处于危机中的女性成为一种可行的选择，但更重要的是，团体心理咨

询能提供归属感和普遍性。团体心理咨询还提供了一个安全的环境，使成员可以分享彼此的经历，使女性感到被支持和被认可（McLeod，Hays & Chang，2010）。参加团体心理咨询的女性报告说，她们因得到自由说话的机会和被接纳而获得了信心（Molina，Lawrence，Azhar-Miller & Rivera，2009）。团体心理咨询还为她们分享经验、提供和接受反馈以及学习新的行为和应对方法提供了安全的环境（Jacobs，Schimmel，Masson & Harvill，2016）。

心理健康机构提倡团体心理咨询，将其作为解决抑郁、焦虑、创伤后应激障碍和影响女性的其他心理健康问题的一种方法［National Institute of Mental Health（NIMH），2016］。女性在沟通、处理压力、对治疗的反应、生存与认知方面都与男性不同。因此，意识到其他女性也有相似的体验对处于危机中的女性来说是有价值的；它有助于女性感觉受到重视、与他人连接且和谐一致（Phillips and Daniluk，2004）。在混合性别团体中，团体动力会使根深蒂固的压迫行为持续下去，而没有了这种压迫的动力，女性就能在团体中更加自由地进行交流（Ivey，Pedersen & Ivey，2001）。简而言之，共同的纽带为治疗和学习提供了支持。

在危机中与女性一起工作的临床医生应该充分了解女性议题，特别是与来访者的文化、家庭和职业有关的议题。女性心理健康议题统计数据表明，女性特别容易受到抑郁、焦虑以及非威胁性自杀行为的影响［Mental Health America（MHA），2017；National Alliance on Mental Illness（NAMI），2008a；NIMH，2016；WHO，2017］。据估计，全球女性一生中遭受身体和/或性亲密伴侣暴力或性暴力的比例从35%～70%不等（UN Women，2016）。生命周期议题也会影响女性，每8名女性中就有一名会出现产后抑郁障碍（CDC，2016；NAMI，2008b）。世界卫生组织（2017）估计，每12名女性中有1名将会在一生中出现酒精依赖。受这些问题影响的女性的统计数字令人吃惊。

一个安全、具有支持性的环境对团体成员加工经验和制定有效的应对策略是至关重要的（Yalom，2005）。而且，亚隆认为，团体过程为自我的生成和转化提供了一个缩影，促进了新行为向现实生活的迁移。来访者的议题因其不同的背景而有所不同，而且这些议题也能成为力量的来源，但议题的共同点也可以在团体中讨论。相互性是一个用来描述共同体验的词，为处于危机中的女性提供了相互间的联系、共鸣和理解的动力（Fearday & Cape，2004）。此外，这种联系创造了开始疗愈和长期改变所需的安全环境。

团体目标

为处于危机中的女性开展团体心理咨询需要一个总体治疗计划，包含具体的目标、对象和可衡量的结果标准。团体可以帮助来访者做到以下几点：

- 减轻负性症状，成功应对生活；
- 处理焦虑、抑郁、创伤后应激障碍及影响日常生活的其他症状；
- 识别和发展支持系统和过程；
- 对行为、认知和情绪进行适应性调整，以降低症状强度；
- 在有共同但又独特的生活经历的人之间，通过健康的沟通带给她们支持。

最后，团体创造了一个治疗机会，让成员在支持性环境中分享关注的议题和信息，相互支持，并接受行为干预。

团体目的

应对创伤、压力、抑郁和焦虑的目的是围绕症状进行预防、管理和改善。在团体背景下提供心理教育和支持性学习体验可以实现以下目的。

1. 自我监控：来访者可以学会自我监控创伤、压力、抑郁和焦虑的信号和症状，并且可以学习和强化新的行为方式。
2. 减少消极思维：这一过程的关键是用积极和现实的想法取代灾难性和非建设性的思维和情绪。
3. 自我照顾：来访者学习并练习放松技巧，学习降低焦虑，并且学习如何识别压迫性环境以及如何管理压力。
4. 支持：通过团体过程，女性成员有机会以从未有过的方式被听到，以促进信任。
5. 情绪宣泄：在团体中，来访者可以在安全的环境中表达深刻而复杂的情绪。
6. 正常化：听到他人的创伤、压力、抑郁和焦虑的故事会产生正常化和平衡化的效果。团体成员开始看到，她们并不是孤单的，许多其他人也正在处理类似的问题。
7. 沟通：团体为来访者提供了一个练习积极和自信沟通的机会，帮助来访者满足其需求并实现目标。

团体前的筛选和说明会

虽然来访者最初可能具有相同的诊断和症状表现，但许多混合变量和文化因素会影响团体过程和团体凝聚力。临床医生要对来访者进行筛选，以发现纸质表格中难以明显呈现的内容。团体对可能纳入团体的来访者的评估和筛选应该是系统进行的。当团体时间有限且主题特定时，筛选尤其重要。

女性团体成员的筛选对制订治疗计划、选择干预措施和评估具有重要意义。例如，在预筛选访谈中经常出现的一个重要临床议题是来访者早年的创伤经历，如身体虐待或性虐待。在治疗环境中处理女性议题时，这一点尤其相关，因为抑郁和焦虑等症状通常发生在虐待等创伤经历之后（NAMI，2008a）。

对这类性质的团体进行筛选应该从来访者进行自我探索的意愿、信任建立和与他人分享的能力方面进行评估。参与者应表明对过程的承诺，并且同意尊重团体成员的隐私。来访者需要有足够的功能参与其中，且愿意在团体中表达支持，能与其他成员进行沟通与合作，以最终实现目的。

尽管诊断性、行为性和治疗性议题是连续发生的，但这些议题不应妨碍来访者建立彼此之间连接的能力。根据团体目标的数量和复杂性，对个体的筛选应该对其成长历史、医疗状况、社会/文化背景和个体的目标及其准备情况进行评估。筛选过程应包括团体过程、治疗预期、承诺以及参与的风险和获益的说明。团体成员数量因团体不同而各不相同，但通常成员总数应在 5 ~ 8 位。为允许新信息和行为的发展、成长和整合，一次团体应持续 90 ~ 120 分钟，每周举行一次，持续 8 ~ 12 周。

潜在的挑战、障碍和其他考量因素

由于害怕症状升级、持续受困扰或来自社会的污名化，正在因抑郁、焦虑、亲密伴侣暴力甚至家庭生活周期问题接受治疗的女性可能不愿意寻求团体心理咨询。对一些人来说，团体过程可能是有压力的，并且伴随着功能失调行为的可能性。团体带领者应建立相应的系统，以减少处于危机中的女性面临的这些挑战。

参与团体心理咨询的障碍。 团体带领者要留心那些会限制团体成员参与的障碍，包括影响成员参与的经济、情绪和身体问题。日程安排上的冲突、家庭责任及交通问题都

信息栏 13.2　自我觉察：从障碍到成功

由于社会、文化、经济、环境和法律因素的影响，为困境中的女性建立成功的团体心理咨询会遇到一些障碍。另外两个重要障碍与情绪和身体的在场有关。作为未来的带领者，在与困境中的女性工作时，思考如何处理这些障碍以实现团体成功，这是非常重要的。首先且最重要的是，你如何确保你的团体成员能够出席每次团体？其次，同样重要的是情绪方面的考量：你能采取哪些步骤确保成员的情绪或心理也都在场？对于其他障碍，如社会或文化障碍，你有哪些方法能够消除心理咨询带来的污名化？当你尝试消除那些妨碍困境中的女性寻求团体心理咨询的障碍时，环境和法律带来的障碍也应考虑在内。

会成为阻碍女性积极和持续参与团体的重大阻碍。一些女性也可能存在社交和心理上的障碍（Fearday & Cape，2004）。带领者可以帮助来访者处理这些议题，并且在可能的情况下调整团体会面，以适应成员的具体情况。

成功团体体验的考量因素。除了筛选团体成员、提供知情同意书和对团体体验进行说明等最佳做法外，团体带领者还应考虑到女性的独特需要。女性的文化和生活经历可能要求她们拥有一个安全的环境，让她们可以感到被支持、有连接感和被赋能，从而开始进入疗愈过程。通过与其他女性建立连接，成员们会学习到新的应对外界世界及与他人建立连接的方式，更重要的是，提升其自我价值感。

不同阶段的团体会面

团体心理咨询和任何团体一样，都是分阶段进行的。女性团体的主题可以从抑郁和焦虑到创伤和PTSD，再到育儿和家庭生命周期议题。然而，团体过程的发展阶段始终如一。团体的进展通常遵循卡普齐和格罗斯在第二章中提出的定义阶段、个人卷入阶段、团体卷入阶段，以及强化和结束阶段。

定义阶段。在团体治疗的开始阶段，成员经常会对团体中将要发生的事情以及他们将如何适应心存疑问。在这一阶段，"了解你"的动力开始发生，成员开始互相认识，这一过程的特征得以呈现。这个早期阶段的根本任务是建立基本和坚实的信任，对议题予以澄清，投入讨论自我和他人面临的议题。成员开始接受他们在团体过程中的责任，自我觉察开始出现。成员的孤独感和孤立感开始减少，这些感觉往往伴随着抑郁和焦虑的症状。这是团体成员讨论和商定团体目的的阶段。

因为处于危机中的女性可能存在的模棱两可和难以信任他人的态度，这一阶段尤其具有挑战性。设立明确的指导和给予相关的信息可以缓解她们暴露于新的且往往是威胁性情境中产生的焦虑感。团体心理咨询师应特别注意，女性在进入团体心理咨询过程中可能体验到巨大的压力和脆弱性，这些都可能让她们的症状加重。因为来访者完全参与的能力可能会受到某些状况的阻碍，带领者可能需要获得随访电话和联系方式。

个人卷入阶段。在个人卷入阶段，团体过程在更深入的水平上推进。因为团体成员以一种在生活中从未经历过的方式进行相互了解，所以最初的信任和分享变得更加丰富。女性尤其需要一个安全的环境来分享她们的经历，以便她们能够发现与外界相联系的新方式。该团体开始建立自己的模式并提供反馈，团体方向开始远离带领者，带领者更多承担推进团体的角色。在这个分享共同经历的阶段，女性开始看到团体对她们生活的强大影响。通过与其他女性的联系，成员的洞察力得到提高，疗愈得以开启（Fearday & Cape，2004）。

团体卷入阶段。一旦工作联盟和信任建立起来，并且团体成员感到自身价值被他人听到，她们就开始调动自身拥有的资源，寻找问题的解决方案。当她们相互接触和学习时，之前的障碍就会松动。团体成员相互推动向前。她们与带领者一起，检查自己的行为模式和那些阻碍疗愈的功能失调的问题。她们以尊重的方式相互挑战。

这个阶段对一些人来说是不舒服的，但在安全和支持的环境中不会太具有威胁性。她们将探索家庭、文化、职业和社会系统对她们的处境和症状的影响。团体成员还在她们的承受范围内讨论这些因素对她们的支持。她们处理哀伤、丧失、希望的议题，面对他们生活的现实和身体健康状况。

强化和结束阶段。在强化和结束阶段，团体成员开始准备告别。在这一阶段，经常出现成员为了继续团体工作而讨价还价的情况。在准备终止时，团体和治疗师要处理结束的议题、持续支持的议题及转介和拓展其他资源的议题。团体临近结束的时候，团体对焦虑管理的议题也常常出现。此外，结束的议题并不是在治疗最后才呈现。通过在筛选过程中揭示团体参与过程的风险和期望，有准备的治疗师在较早的阶段便会开始处理这些议题。

尽管关系结束，但带领者对良好的终止和结束策略的示范会对成员的功能运作、设置边界和投入健康关系等方面带来终生影响。对于带领者而言，帮助成员建立健康的联结、发展资源并获得支持性实践是必不可少的，这些做法将使她们保持平衡，保护她们免遭额外的压力。

团体评估的策略

评估由团体的性质和目标决定。门诊设置下的抑郁和焦虑团体具有诊断具体、定义明确、时间有限、短期和聚焦目标的特点。团体的评估应包括诸如来访者的满意度、功能失调症状的最小化以及积极行为和应对策略的学习等议题。这些信息可以通过几种方式进行收集：能表明治疗进展的临床数据、临床医生和来访者调查、自我报告以及治疗前测、后测的问卷和评估。这些测量会得出关于来访者生活方式在多大程度上得到整合的信息。

随访和转介

由于女性议题的独特性，以及生活应对方式的复杂性，因此必须将与她们的议题和担忧有关的预防和持续支持纳入终止计划中。因为这些压力与性别有关，治疗师必须具有和社区问题相关的工作知识，明智的团体带领者将培养女性自身的资源、联系社区、建立转介渠道，以帮助来访者处理来自社会的压力，特别是与性别有关的压力。获得资源对于来访者的持续恢复至关重要。

此外，治疗师必须从社会、文化和家庭的角度了解来访者的个人需求。没有两个女性是相同的，尽管一些重合的议题对所有女性都有影响。经历过一段不稳定时期的女性将以不同的方式经历生活的复杂性，当她们走向健康时，应该继续得到支持。

可以将医疗和健康转介作为随访的一部分，因为女性在生物学和生理上都有反复发作抑郁障碍的倾向。支持性团体及可能的职业发展和教育也是可以纳入转介过程中的其他组成部分。

对团体带领者来说，在为来访者制定长期健康策略时，将随访时间纳入规划是非常有益的。此外，团体心理咨询师应与这些女性一起检查发展周期趋势和议题，如就业、生育、更年期问题和老年家庭成员的护理等。

健康关系团体

与个体心理咨询一样，伴侣往往在关系出现问题后寻求专业帮助，而不是在情况良好的时候。也许是在上百次口水战之后，也许是在同一个屋檐下经历了又一天的冷战之后，又或者是一些难言的障碍扼杀了亲密关系的情况下，伴侣才会前来寻求心理咨询，以解决他们面临的问题。团体心理咨询师的工作依据的假设是，伴侣可以学会培养更健康的关系。在本节中，我们为伴侣关系改善提供了一个团体模型。

概念框架

伴侣参与团体的期望是增加关系亲密感和满意度。人们预期加入团体将提高伴侣对关系基本构成要素的认识，增加其对维持健康关系至关重要的基础技能。允许伴侣以团体工作的形式与其他伴侣分享和连接提供了独特的可能性，这在只有一对伴侣参与的伴

信息栏 13.3　概念框架：团体心理咨询中伴侣的收获

伴侣团体心理咨询的框架是一个极好的资源，可以为伴侣提供接触其他伴侣的途径，看到其他伴侣就像自己一样，可能会遇到亲密、沟通、信任和其他问题。团体过程允许不同伴侣互相成为榜样角色。伴侣团体心理咨询的缩影可以提供一个框架，教导伴侣如何通过观察和听取其他伴侣的意见改善他们的关系。团体过程也会为伴侣提供机会，让他们看到自己面临的问题与其他人面临的问题一样，是可以改善的。你会向那些可能参加团体心理咨询的伴侣描述伴侣团体心理咨询的哪些优势？你认为什么样的议题适合伴侣团体心理咨询？如果有不适合伴侣团体心理咨询的相关议题，那是什么样的议题，为什么？

侣治疗中可能无法实现。这种方式使来访者看到除自己以外的各种关系如何运作。这样做的目的是提高这种主要关系的质量，即让成员认识到，最重要的是关系的质量，而不是数量，并鼓励成员获得幸福感和满意度（Schofield et al.，2015）。我们的模型旨在通过检验适应过程，以及在较小程度上检查生活事件和社会／文化所带来的影响来提高关系的质量。

许多关系问题是环境因素造成的，原因是来访者过去或当前的社会环境缺乏建立密切、支持和健康关系的机会。环境会影响支持健康关系的系统。例如，贫穷，或缺乏对心理健康至关重要的相关社区资源（如其他家庭、教会、社区机构等）往往对伴侣和家庭产生负面影响（Browning，2002；Dodge，Pettit & Bates，1994；McLeod & Shanahan，1993）。

关系团体已经在广泛的理论模式下进行，并且已被证明可以改善关系。在一篇关于关系提升教育团体的研究文献综述中，费根（Fagan）、帕特森和雷克托（Rector，2002）声称，关系教育产生了显著的结果。该团体模型强调了以下因素：

- 自我调节；
- 对亲密关系和其他重要关系要素的认识；
- 冲突解决；
- 问题解决；
- 改善沟通技巧；
- 增加互动中积极－消极互动的比例；
- 投入愉快的活动；
- 通过家谱图探索家庭背景。

一级改变与二级改变。 一级改变发生在具体问题得到解决时（如某次口头对抗后重归于好时），但具体问题得以解决对导致问题的思维和行为循环几乎没有产生影响。二级改变发生在系统改变其功能运作方式的时候（Fraser & Solovey，2007）。例如，当吵架的伴侣采用并整合了一种新的沟通方式的时候。自我调节和亲密感是这类团体的两个二级改变目标。

自我调节。 即使团体工作着眼于技能发展，其目的也是产生二级改变，而且，在自我调节的框架内组建关系提升团体可能产生最持久的结果（Halford，Wilson，Lizzio & Moore，2002）。例如，教授自我调节及沟通技巧可以帮助参与者学会在未来的沟通问题上进行自我调节。自我调节是引导行为、认知和情绪达到目标的自我导向过程（Knapp，Norton & Sandberg，2015）。通过自我调节，团体帮助成员独立学习，使他们能够在未来更好地独立处理问题。

哈尔福德（Halford）、桑德斯（Sanders）和贝伦斯（Behrens，1994）提出，关系中的自我调节有四个阶段，即自我评价、自主设定目标、自主实施改变、自我评估。

与治疗联盟一样，目标在自我调节中起着至关重要的作用。设定有效的目标要求人们设定一个长期目标；然后将该长期目标拆分为短期的、可实现的次级目标；之后监测进展并评估能力；过程中根据需要调整策略和目标；最后，在实现目前的目标后设定一个新的目标（Schunk，2001）。

亲密感。在这类团体中要强调的另一个重要概念是亲密感，它是关系的一种多元面向。在浪漫和柏拉图式的关系中，增强亲密感对身心健康以及对关系的整体满意度都有积极的影响（Mehta，Walls，Scherer，Feldman & Shrier，2016）。有研究文献（Dorian & Cordova，2004；Hatfield & Rapson，1993；Hook，Gerstein，Detterich & Gridley，2003）讨论了亲密感的各种成分，包括：

- 亲近感；
- 不受惩罚的自我暴露的能力；
- 联结感；
- 自我肯定和他人肯定；
- 生理吸引；
- 纽带。

个体的亲密感体验各不相同。此外，一些研究表明，亲密感的体验存在性别差异（Mehta et al.，2016）。信息栏 13.4 中列出的团体建立在不同亲密体验中所发现的优势的基础之上，并且允许参与者就亲密感进行评估、探索、分享和向他人学习。

信息栏 13.4 亲密感：心理咨询中的性议题

许多进行伴侣心理咨询的伴侣将他们的问题定义为缺乏亲密感。在伴侣心理咨询中经常出现的情况是，一方描述的亲密感与另一方所描述的并不相同。在伴侣心理咨询中，非常重要的一点是帮助伴侣定义亲密感对他们各自意味着什么，以及他们表达亲密的偏好方式。

这有助于开始解决其他议题，如沟通、信任和安全感等。设想你正在与一对伴侣工作，丈夫多次提到妻子拒绝在性方面取悦他。妻子坚持认为无论她在卧室做什么，丈夫都不高兴。花点时间，想想你会怎么看待在更深层次上处理关于伴侣性接触的私密细节。这会让你感到不舒服吗？当你在心理咨询中讨论这些话题时，你认为界限应该设定在哪里？

处于多段关系中、争吵和让人痛苦的行为是伴侣参与心理咨询的动力，因为关系不睦和痛苦有许多负面的后果。戈特曼和利文森（Levenson，2000）的研究表明，冲突中伴侣间存在的消极的相互作用和消极情感与过早离婚有关。

暂停和修复尝试。暂停和修复尝试可用于教学、个人化干预和让成员练习如何打破消极互动。尽管暂停这个方法最广为人知的是运用于儿童的行为技术，但是成年人也可以通过自我强制暂停、自我安慰及本着有利于团队合作的态度重启沟通的方式停止不想要的行为。该技术应以高度结构化的方式使用，并且只有在为参与者进行量身设计时才会产生最好的效果。

修复尝试。修复尝试（Gottman，1999；Taberas，Driver & Gottman，2004）是在争吵中通过强调团队合作、适当做出妥协和承担个人责任来阻止消极互动的沟通努力。例如，伴侣一方可能通过说以下内容尝试修复："我看到我要对一些问题负责。"或者"我们以前已经解决过这样的问题，所以让我们重新开始，一起解决这个问题。"作为资源，戈特曼（1999）创建了一个修复检查表，这个表对团体练习很有帮助。

沟通和问题解决。伴侣在直觉上相信沟通和问题解决是良好关系的核心（Boerner，Jopp，Carr，Sosinsky & Kim，2014）。与这些直觉一致的是，研究表明，有效的沟通是健康关系的标志（Gottman，1994；Weiss & Heyman，1997）。耶尔斯玛（Yelsma）和马罗（Marrow，2003）研究了伴侣的情绪表达能力，结果显示，如果配偶双方中任何一方在沟通他们的情绪方面存在问题，那么他们的婚姻满意度都会受到影响。拉夫那（Lavner）、卡内（Karney）和布拉德伯里（Bradbury，2016）发现，减少消极沟通和增加积极沟通与降低婚姻痛苦的风险相关。沟通练习能教授伴侣进行积极的倾听和对话，它们强调反思、同理心、温暖和其他技能（包括总结和澄清）。

当沟通是建设性的而不是会激发对方防御的时候，问题解决是最有效的（Whiting & Cravens，2016）。有效的问题解决发生在能够倾听、理解、团队合作、头脑风暴、对可能性保持开放的时候。

强调积极面。即使减少消极影响和消极互动只是改变因素的一种，但许多心理咨询师的干预集中在关系的消极方面（Rugel，1997），而忽视了更多有力量的干预。为帮助伴侣做出持久的改变，在冲突背景之外增加积极影响与停止有害行为同样重要（Gottman，1999；Driver & Gottman，2004）。

团体进程的一部分是评估和实施积极联结的策略。有两种方式可以实现这一点，其一是学习以让他人感到自己被爱的方式行动，其二是让伴侣参与愉快活动的计划。例如，一位女性将这一原则牢记在心里，并且在丈夫午休时送去他最喜欢的午饭。这件事在丈夫的同事中成为谈资，让他感觉很特别——这在团体中带来了一些相关的和意想不到的转变。对于其他伴侣来说，只要承诺了在一起的时间就足以建立和加强联结。将重点从问题转移到积极的互动和亲密接触可以促进关系的复苏，并且可以让参与者意识到主动建立关系的重要性（Whisman & Li，2015）。

团体目的

伴侣团体的目的主要有以下几个：

- 练习和整合沟通技巧，包括进行反思性倾听和保持同理心；
- 学习更多人际关系的组成部分、人际关系的现实，并且认识到亲密感是一种需要持续努力的过程；
- 练习每周留出时间进行愉快和有益的活动；
- 增加人际关系的自信心和效能感；
- 练习和整合有用的技能，如暂停和解决问题的技术等。

团体前筛选和团体说明会

在参与者参加团体活动之前的说明会上，应讨论的议题包括专业性暴露、保密、期望、来访者的权利和责任、心理咨询师的职责以及与团体有关的机构问题［Association for Specialists in Group Work（ASGW），2007］。在团体初次会面时要对这些议题进行重复说明。

一个关系强化团体是为不同背景、不同技能和不同能力的成年人设计的。成员可能来自已经在为伴侣提供心理咨询服务的机构的转介。在这种情况下，带领者应取得来访者的相关信息，并且联系提供转介的服务机构，以确保参与团体符合来访者的最大利益。伴侣参加团体心理咨询和伴侣心理咨询的时间和金钱成本也应该被考虑在内。

如果存在家庭暴力问题，带领者应考虑筛除和转介。预筛选应查明伴侣寻找心理咨询时涉及的法律问题，因为只有在专门处理家暴问题的心理咨询和团体工作严肃介入后，伴侣团体工作才可能有效。此外，对于那些有中度至重度物质障碍问题的伴侣，如果并行的治疗没有取得进展，带领者应考虑将其筛除和转介。

伴侣团体的参与者为 10 ~ 20 名不等。只要根据需要增加助手，帮助参与者分组进行活动，这种规模的团体便是有效的。

可能的挑战、局限性和伦理考量

团体带领者面临的一个基本挑战是如何推广一种关系理念，这种理念能兼顾所有团体成员的需要和现实，使他们能够与团体内发生的鲜活经历联系起来。这可能需要持续使用重构这个技术。

这一心理教育的部分验证了在可能关系范围内的许多差异。

在较大型团体中，由于花在每个个体以及人际层面的时间较少，可能还需考虑治疗杠杆和参与者动机问题。一项 640 名受访者参与的研究（Simons & Harris，1997）总结出了伴侣选择不参加婚前教育的一些原因：

- 婚姻隐私；
- 缺乏兴趣；
- 较少关系问题；
- 无须心理咨询；
- 不想讨论个人问题。

以上所列原因可能也是伴侣团体中会遇到的挑战。

在心理教育伴侣团体中，由于团体容量和环境不像治疗性团体那样具有支持性，要通过个人分享和亲密分享的水平来观察自我暴露的水平。有时这会创造一种环境，让伴侣可能停留在当前问题的表面上。此外，较大型团体可能无法像较小型团体或伴侣治疗那样对伴侣和个体给予太多的关注。这类团体的时长（8 ~ 10 周）只是关系提升这一更长过程的启动器。

在团体开展的过程中，伴侣有时会分手，这会激发将要提出分手的个体的勇气，激发团体对他们的支持，无论他们选择留下还是离开。在分手的情况下，带领者应该考虑双方都留下来的复杂后果。带领者在进入团体时要保持明智，对关系的结束有一个明确的原则。

此外，为了保持保密空间，应要求团体参与者不在团体之外聚会和讨论团体，这些需要等到最后一次活动结束之后才可以进行。带领者必须将团体保密的局限性告知成员，尤其注意不能强制要求团体成员进行保密交流。

不同阶段的团体活动

我们在这里将介绍一个伴侣团体的案例过程。进展遵循卡普齐和格罗斯在第二章中提出的团体工作阶段，包括定义阶段、个人卷入阶段、团体卷入阶段，以及强化和结束阶段。

定义阶段。定义阶段的目的是介绍和制定团体基本规则，包括回顾来访者的权利和责任。带领者需讨论安全环境下的分享，可能采取与健康人际关系相关的破冰形式。带领者对一些最重要的信息进行概述，以便团体成员可以与带领者共同设定目标。

在这一阶段，带领者鼓励参与者分享他们心目中健康关系的品质和组成要素。带领者评论关于关系的各类**社会谜思**（例如，异性婚姻是最重要的关系类型，或者幸福的关系总是令人兴奋的）。

个人卷入阶段。个人卷入阶段的目的是开始评估当前的关系，并形成目标。同样重要的是扩展和重构关系的含义，讨论关系中的障碍，并通过分享来加强成员之间的融洽关系。这一阶段是开始创作个性化家庭作业的时候。

这个阶段的一个主要目标是扩展关系的概念和意义，以形成个人动机的杠杆作用。要点可能包括以下内容。

1. 将关系重新定义为团队合作，这一点是必不可少的，因为这样可以改变伴侣将另一半视作问题根源的倾向。

2. 必须对关系的阶段有所了解，这样参与者才能知道关系里存在潮起潮落，知道能从亲密关系的不同阶段期望什么和获得什么。

3. 带领者可以扩展关系的意义，让其涵盖精神、身体、情感、关系和自我的其他方面。

4. 强调重视关系中的点滴小事有助于为实现新目标的策略创造空间。

5. 强调个人责任，然后讨论个人如何用神奇的眼睛看待关系，以解决个人问题，填补空虚感，提供个人应该给予自己的关怀，获得自我价值感，或者获得外部认可。

6. 将自我调节的重要性作为一个重要的学习工具来讨论。其中包括自我评价、自我导向的目标设定、自我实施变化，以及自我评估（Halford et.al，1994）。

团体卷入阶段。团体卷入阶段的目的是通过几次活动来教授关系中的自我效能感（self-efficacy）这一概念。团体卷入阶段也应继续发展各种技能，并且通过卷入来提高参与者的参与动机和理解能力。这将提高团体的支持效果。

在每次团体会面开始时，带领者推动成员讨论在整合所学材料和技能方面取得的成功和遇到的障碍，介绍新的技能养成技术，并且回顾以往讨论过的技术。带领者会整合评估工具并检查个人策略及其实施情况。当参与者练习暂停、修复尝试、沟通和其他自创的提升技术时，带领者提供一个框架，以不同的方式评估他们改善关系的各种尝试。

强化和结束阶段。强化和结束阶段的目的是通过强调工作团体已经取得的重要成果和参与者在改善关系方面取得的实际进展对团体过程进行概览并启动结束。带领者会及时讨论其他资源和未来在关系领域继续工作的可能性。

在这一阶段，参与者评估他们在团体期间运用的技术和设定的目标的有用性。他们分享从团体中取得的收获，然后引出对团体结束后关于成长和继续提升关系的想法。最后，带领者分享对团体的感受，然后为每个参与者颁发完成团体的证明。

团体评估的策略

自我评估是这类团体的一个组成部分。带领者可以为成员实施简单的评估，以衡量他们关系的变化。团体参与者可以每周填写一份简短的关系满意度问卷。参与者追踪自己的分数，带领者保留所有成员的分数，以作为讨论的基础，直到团体结束。

随访和转介

团体带领者可能希望通过鼓励伴侣参加伴侣团体治疗，让他们进一步走向健康的关系。带领者可能会看到有必要将一些人转诊到个体心理咨询和伴侣心理咨询。团体带领者可以通过提供各种资源来呈现持续成长的其他方案，如推荐对于团体所涉及问题进行继续学习和实践的图书。

患有神经性贪食症年轻女性的特殊团体

总体而言，10% 的年轻女性符合进食障碍的标准，具体诊断包括以下几种：神经性贪食症、神经性厌食症（anorexia nervosa，AN）、暴食障碍（binge-eating disorder，BED）和未特定的进食障碍（eating disorder not otherwise specified，EDNOS）。进食障碍的典型发病年龄为 20 岁。长期性、高复发率以及其他心理健康损害（包括抑郁、焦虑、自杀和物质滥用等）使进食障碍进一步复杂化（Stice，Marti & Rohde，2013）。

由于患有神经性厌食症的来访者的体重极度减轻，生理严重改变，诊断结果直接预示死亡风险，所以神经性厌食症通常被认为是进食障碍中最严重的一种。然而，根据乔特（Choate，2010）的说法，"神经性贪食症被认为是女性心理损害的首要原因"（p.1）。患有神经性贪食症的年轻女性比患有其他进食障碍的来访者更有可能企图自杀（神经性贪食症、神经性厌食症和未特定的进食障碍的标准化死亡率分别为 6.5%、4.7% 和 3.9%；Stice et al.，2013）。神经性贪食症通常开始于青春期，并且持续终生，这是一种具有高复发率的慢性疾病。女性终生患病率为 1% ~ 3%，但阈下诊断［那些不完全符合《精神障碍诊断与统计手册》（第五版）（DSM-5）标准的诊断］的患病率更高，并且同样会使人衰弱（Choate，2010）。在 DSM-5 中，神经性贪食症的诊断标准包括以下几条。

1. 反复发作的暴食。
2. 反复出现不适当的代偿行为以预防体重增加，如自我引吐、滥用泻药、禁食或过度运动等。
3. 暴食和不适当的代偿行为同时出现，在 3 个月内平均每周至少 1 次。

4. 身体体型和体重过度影响自我评价。

5. 该障碍并不仅仅出现在神经性厌食的发作期（American Psychiatric Association，2013）。

尽管神经性厌食症和暴食障碍的患病率在美国的不同文化人群（拉丁裔美国人、亚裔美国人、非裔美国人和非拉丁裔白人）中似乎一致，但神经性贪食症在拉丁裔和非裔美国人中的患病率似乎高于非拉丁裔白人（Marques et al.，2011）。因为女性神经性贪食症的总体长期死亡率为 10%（Sonnenberg & Chen，2003），治疗失败率为 50%（Wnuk，Greenberg & Dolhanty，2015），所以团体心理咨询师必须增加文化敏感性，提高有效治疗选择方面的知识。

信息栏 13.5 自我反思：对进食障碍的感知

与成瘾一样，进食障碍常常被来访者隐藏起来，并且给来访者带来羞耻感和内疚感。因为进食障碍相对罕见，而且往往被当作秘密，许多心理咨询师几乎没有与他们一起工作的个人经历。因此心理咨询师可能对此存在偏见、错误的感知和混淆。花点时间反思你对进食障碍的理解。你对与神经性贪食症斗争的女性有何感知？你对该领域团体心理咨询感兴趣吗？有好奇心吗？又或者感到焦虑？你会采取什么步骤来提升自己对这一群体的专业理解和临床觉察？

研究文献未能提供关于哪种疗法对患神经性贪食症的年轻女性最有帮助的清晰图景。团体心理咨询是一种常见的选择；然而，很少有研究文献证明团体心理咨询比个体心理咨询更有效（Downey，2014）。无论如何，有几个原因让团体心理咨询成为首选（Gerlinghoff，Gross & Backmund，2003；Lenihan & Sanders，1984）。

● 在这个管理式保健时代，进食障碍的长期住院治疗的时间缩短了 85%（Wiseman，Sunday，Klapper，Klein & Halmi，2002）。长期以来，住院治疗都是该类障碍的首选治疗方式，但这种方式现在对许多患有神经性贪食症的来访者而言已经不是一个经济上能够负担的可行选择。

● 治疗神经性贪食症的资源需求很高，团体治疗是一种既能满足许多来访者的需求，又不会过度消耗临床资源的方法（McKisack & Waller，1997）。

● 女性主义理论家认为，神经性贪食症是由关系断裂导致的，团体治疗是女性以真诚的方式彼此重新建立联结的有效手段（Tantillo，2000）。

除了对患有神经性贪食症的来访者进行团体心理咨询外，还建议将家庭干预纳入其中。尽管研究表明，家庭系统不是神经性贪食症的病因，但家庭系统中的互动过程一旦建立就可以维持进食障碍。当一个家庭成员出现进食障碍时，整个家庭可能都会受到影响。当家庭成员试图处理进食障碍时，会出现无力感、羞耻感及冲突。围绕食物进行的社交活动和交往（如家庭晚餐）可能会变得让人紧张，所以会被减少或完全停止。进食障碍可能成为家庭的中心组织原则（Downs & Blow，2013）。基于家庭的治疗（family based therapy，FBT）是一种集中式门诊治疗模式，包含在一个增加长期治疗效果的综合治疗计划里，它将家庭作为来访者恢复期间主要的再滋养性的支持（Couturier，Kimber & Szatmari，2013）。接下来，我们为治疗患有神经性贪食症的年轻女性提供了一个概念框架，将基于家庭的治疗与具有文化敏感性的团体心理咨询整合在一起。

概念框架

对神经性贪食症来访者的团体治疗几乎整合了每个可能的理论框架，包括精神分析、支持性、女性主义、认知行为和折中主义理论。传统上认为，为使积极结果最大化，治疗必须是长期和密集的。尽管长期治疗与女性神经性贪食症的较高疗愈率相关（Matthias，2005），但有时限的治疗在临床和经济上更可行。认知行为团体疗法是目前对神经性贪食症研究最多的治疗方法，在美国（Lundgren，Danoff-Burg & Anderson，2004；McKisack & Waller，1997）和其他国家（Murphy，Russell & Waller，2005）均为首选治疗方法。认知行为团体疗法治疗时间较短，平均 14 周，每周约 2.5 小时。

相反，女性主义理论家认为，使用认知行为团体疗法这种分离－个体化的方法可能不是治疗女性神经性贪食症的最有效的方法。女性主义理论家认为神经性贪食症的存在是更广泛的社会规范的结果，这些规范涉及个性化、竞争以及在群体和亲密关系中的自主性（Black，2003）。此外，进食障碍倾向于在富裕的西方文化中不断演进，在这些地方，美丽和消瘦被推崇，甚至成为地位的象征。因此，拒绝进食可能是摆脱文化控制的反叛的终极象征（Russell-Mayhew，Stewart & MacKenzie，2008），正因如此，仅关注进食行为而不关注疾病演进过程中更广的文化建构的心理咨询师难以帮助来访者创造持久的变化。女性主义心理咨询师注重在团队设置中建立关系和为团体赋权。通过这种方式，来访者可以治愈他们感知到的与他人联结的断开（Tantillo，2000），并且恢复她们在群体中的角色。团体的目标是创造一种治疗性文化，而不仅仅是减少神经性贪食症的症状（Black，2003）。

折中主义取向包含了认知行为团体疗法和女性主义理论技术的要素。初步研究已经确定，将心理动力学因素（包括建立融洽关系和工作联盟）与认知行为团体疗法的技术相结合，与单独使用认知行为团体疗法同样有效（Murphy et al.，2005）。这支持了女性主义的观点，即关系和联结确实对女性从神经性贪食症中恢复很重要。

团体目标

团体最初的目标是减轻症状，从而改善身心健康。由于大部分神经性贪食症和暴食 /
清除（binge/purge）循环是秘密进行的，参与者可以利用团体对自己的行为承担更多责
任。更广泛地说，参与者可以利用团体体验增强真实性，与自己的感受重新连接，并且
学习自我照顾（Tantillo，2000）。因为团队成员更多地了解了文化对进食行为和自我觉
察的影响，所以一旦症状减轻，他们将在环境中解构消极自我认知，重建积极的自我认
知（Weber，Davis & McPhie，2006）。最后，通过协助女性找出那些她们自己予以支持
的方式，这种支持是代表那些遭受自愿或非自愿饥饿的其他人的支持，可以为个体或
团体赋权。（Russell-Mayhew et al.，2008 年）。在治疗过程中，来访者将学习以下技能
（Tantillo，2000；Weber et al.，2006；Wiseman et al.，2002）：

- 建立对食品消费模式的认识；
- 识别人际关系模式；
- 培养亲密感；
- 提高自我觉察；
- 评价优势和不适应行为；
- 问题解决；
- 自信；
- 修改认知扭曲；
- 识别文化对饮食障碍的影响；
- 找出神经性贪食症对生活各方面的影响。

团体前筛选和团体说明

在开始治疗之前，每名有意成为团体成员的人必须与团体带领者单独会面——如果
需要，可能需要额外会面一次或多次（Lenihan & Sanders，1984）。这些团体前会面是必
要的，原因有以下几点。

- 带领者应确定潜在来访者是否可以从治疗中获益，并且不会阻碍他人的治疗。
- 潜在团体成员可能同时被诊断出人格障碍、成瘾，或者有自杀想法或计划等情
  况，需要更严格的及时护理。
- 带领者可以评估改变的动机，如果潜在成员处于考虑或前考虑阶段，则可以利用

额外的个体会面激发和增强动机（Gerlinghoff et al., 2003）。

- 潜在成员可以开始适应团体规范，包括保密性、出勤承诺和个人改变承诺（Lenihan & Sanders, 1984）。

可能的挑战、局限性和伦理考量

尽管团体治疗对女性神经性贪食症有明显的好处，但记住以下几点仍十分重要。

- 神经性贪食症来访者退出团体治疗的可能性比退出个体治疗的可能性高（Chen et al., 2003）。一般而言，患有进食障碍的来访者会创造一种沉默、回避和保密的人际模式，因此，他们在团体环境中获得亲密感比较困难。来自少数民族文化或移民到美国的女性不太可能寻求或完成对神经性贪食症的治疗（Franko, 2007）。
- 神经性贪食症治疗的总体失败率约为50%（Wnuk et al., 2015）。
- 有并发诊断（尤其是并发人格障碍）的来访者可能会破坏团体过程，所以需要更密集的治疗，而且这类来访者可能提前退出治疗。仔细的团体前筛选、评估和转介可以使这些影响降至最低。

不同阶段的团体活动

神经性贪食症年轻女性团体心理咨询的进展遵循卡普齐和格罗斯在第二章中提出的团体工作的定义阶段、个人卷入阶段、团体卷入阶段，以及强化和结束阶段。

定义阶段。神经性贪食症治疗团体的初始阶段包括建立和维持任务重点，以及形成团体凝聚力（Tantillo, 2000）。团体带领者通过确认团体成员的优势和能力、示范同理心、积极强化承担风险、鼓励团体成员之间的开放性对话，以促进团体过程（Tantillo, 2000）。勒尼罕（Lenihan）和桑德斯（1984）也强调了早期与来访者进行适当面质和直接沟通的重要性。仅有同理心可能导致团体成员不尊重带领者。

该阶段的主要活动是让每名成员建立饮食日记，旨在帮助他们监测自己每天的食物摄入量及他们与食物的关系（Lenihan & Sanders, 1984; Tantillo, 2000）。饮食日记是整个治疗期间的团体工具。需要注意的是，带领者不应过分将食物当作谈话的焦点。团体成员将从平衡的讨论中获益更多，包括人际关系问题。

个人卷入阶段。在此阶段，团体成员开始评估自己与食物和其他团体成员相关的内在过程。该阶段的主要目标是稳定自我概念（Gerlinghoff et al., 2003）。当参与者体验并处理自己感受到的与其他团体成员和带领者之间不可避免的连接断开时，这个过程就完成了。在整个过程中，带领者鼓励成员练习自我同理心，而不是诉诸内在的羞耻感

（Tantillo，2000）。

带领者和团体成员练习就观察到的关系模式相互提供反馈（Tantillo，2000）。重点是情绪表达的准确性和承担个人责任。来访者也有机会向团体公开承认他们获得的成就。其他技能发展可能包括放松练习和自信训练（Lenihan & Sanders，1984）。

团体卷入阶段。该阶段的核心是将个人技能扩展到团体过程中（Gerlinghoff et al.，2003）。鉴于已经建立了一个安全、有效的环境，团体成员更愿意检查人际差异，处理带领者和团体成员的期望之间可能存在的紧张关系，并且关注成员之间的感知差异（Tantillo，2000）。

此时，带领者鼓励来访者将他们在团体内的互动与其家庭、朋辈和专业关系进行比较，并且注意到不适应模式的相似性（Tantillo，2000）。随着亲密感的提升，带领者可能会考虑让团体成员参与创造性的治疗，如艺术、音乐或舞蹈治疗（Gerlinghoff et al.，2003）。此外，可通过绘制家谱图来分析家庭行为模式（Lenihan & Sanders，1984）。除自我检查外，来访者还开始在环境中检查自我，了解围绕性别认同、审美和性行为的文化规范和态度是如何导致进食障碍的（Russell-Mayhew et al.，2008）。

强化和结束阶段。最后阶段的重点是回顾个人成就，庆祝收获，处理即将结束团体的问题。团体已成为在关系中探索断开连接／连接循环的实验室，离开团体可能是团体成员的有力学习工具（Tantillo，2000）。团体成员将回顾她们的饮食日记，看到他们的暴食／清除行为的进展和变化，以及他们与食物的整体关系。

总体而言，团体成员可以巩固他们所学到的有关身体形象和进食障碍的社会和文化规范。心理咨询师会鼓励来访者为把社会公正和宣传纳入未来的计划而确定具体方式。当来访者了解到一切事情都相互关联时，她们就被赋权成为推动改变自己和他人生活的力量（Russell-Mayhew et al.，2008）。

基于家庭的治疗

虽然家庭单元不是神经性贪食症的原因，但家庭可以在治疗过程中提供支持。在康复过程中获得家庭的支持，而不是将疾病"归咎于"家庭，这可以提高家庭参与度和心理咨询疗效（Downs & Blow，2013）。基于家庭的治疗是一种集中式门诊治疗模式，依靠家庭作为来访者恢复期间康复的主要支持。它通常为期9～12个月，由心理咨询师和医生组成工作团队。有研究在6～12个月的随访中发现了显著差异，表明基于家庭的治疗比单独使用个体治疗有更好的长期疗效（Couturier et .al.，2013）。

基于家庭的治疗涉及三个主要任务：（1）激发家庭参与，（2）分析家庭系统，（3）确定干预措施。这些任务分三个阶段进行。在第一阶段，家庭被赋权与来访者一起解决进食障碍，帮助来访者意识到问题的严重性。在这一阶段，焦虑感被有意提升，以促进大家行动。在第二阶段，心理咨询师观察典型的家庭进餐。在此阶段，父母/照顾者"负责"来访者的进食。在第三阶段，随着来访者发展出更健康的饮食模式，对饮食的控制权转回到来访者身上，同时，来访者还要发展持续积极饮食模式的技能（Downs & Blow，2013）。除这些干预措施外，基于家庭的治疗还可以包括心理教育成分，如讲座、手册、海报、团体活动和在线社区的专业指导（Bai，Wang，Yang & Niu，2015）。

团体评估的策略

研究发现，治疗后的平均暴食戒断率为 50% ~ 70%，平均清除率为 35% ~ 50%。总体而言，暴食降低程度为 70% ~ 94%，清除减少降低程度为 75% ~ 94%（Lundgren et al.，2004）。显然，尽管结果远未达到完美，但定量证据表明，治疗可以给来访者带来实质性的获益。

信息栏 13.6　案例研究：谁是来访者

在与家庭工作时，羞耻感和内疚感常常会呈现出来。这些情绪可能表现为指责、愤怒、阻抗或疏离，也可能被家庭用来当作应对机制，以防御害怕"辜负"了确诊成员。设想你是基于家庭的治疗的心理咨询师。来访者在心理咨询中做得很好，不断克服自己的进食障碍问题。基于家庭的治疗正在进入最后阶段，但是来访者的父母拒绝放弃对其

饮食的控制。"她又会开始呕吐。"父亲坚持这样认为。来访者的母亲表示赞同。"不，现在是我们说了算，最好保持现状。不能相信她。"你会做些什么来帮助这个家庭在基于家庭的治疗中继续前进，做些什么来支持你的来访者的自我效能感，以及克服家庭对她获得自主权的抗拒？

为了持续监督来访者的状态，在 3 个月、6 个月和 12 个月后进行随访可以得出有用的评估信息。评估哪些治疗团体最有帮助或最有效的那些调查尤其有益（McKisack & Waller，1997）。

转介和随访

一旦团体治疗结束，一些来访者可能会发现有必要继续接受治疗，但不用像个体心理咨询的强度那样高。在这些情况下，勒尼罕和桑德斯（1984）鼓励个体成员继续进行团体治疗。如上所述，一些研究表明，更长时间的治疗可能会增加团体治疗的总体疗效。除了对团体治疗进行随访外，还可以鼓励来访者寻求持续的个体心理咨询和用药管理，尤其是在帮助缓解甚至消除抑郁或焦虑症状方面（McKisack & Waller，1997）。

总结

心理健康设置中的团体治疗是一种具有成本效益和人际影响力的干预，适用于个体、伴侣或家庭。许多来访者由于家庭或关系问题来参加团体心理咨询。因此，从核心家庭或原生家庭的角度来处理这些问题有助于产生持久的益处。本章介绍了心理健康设置下的三个团体示例，包括一个危机中的女性团体、一个健康关系团体和一个与神经性贪食症做斗争的年轻女性团体。

对处于危机中的女性来说，在目前的诊断之外，团体心理咨询师将政治、社会经济、性别和关系维度纳入了团体过程。信任、社群和脆弱性是整个团体过程的主题。团体带领者要持续协调来访者生活中的关系，包括责任和支持。

在健康关系团体中，伴侣会在团体设置中一起讨论并解决他们不健康的关系模式。心理咨询师希望不局限于仅仅解决最初的冲突，支持团体成员在其主要关系中产生自我反省和自我调节。亲密关系、沟通和解决问题都是团体过程的重点。

与神经性贪食症做斗争的年轻女性会从心理咨询团体中受益，这类团体也会得到家庭、心理教育和支持的强化。以家庭为基础的治疗是一种集中式门诊治疗模式，将家庭作为来访者康复期间恢复的主要支持来源，并且已被证明比单独为来访者提供团体心理咨询更有效。

将团体纳入心理健康设置有利于来访者和社群，并且允许机构更好地服务于更多的来访者。此外，将那些与来访者（包括伴侣和家庭成员）有密切关系的人纳入进来，可以提高治疗效果。

第十四章

康复设置中的团体

┃ 黛布拉·A. 哈利（Debra A. Harley）和金秉金（Byung Jin Kim）┃

　　康复心理咨询师（Rehabilitation counselors）是专门为心理、生理、感觉或情感障碍个体提供心理咨询和相关服务的专业心理咨询师。他们帮助这些人进行心理社会适应和应对，面对环境和社会的歧视及阻碍，缓解心理冲突或困扰，化解危机，以及应对生理、感觉或认知功能的丧失或改变。康复心理咨询的目标是通过帮助有障碍的个体（Rubin，2016）实现独立生活和个人目标、职业目标，提高他们的生活质量、自主性和自给自足的能力。

　　有研究将康复心理咨询师的工作职能分为七个方面，即职业心理咨询与磋商、心理咨询干预、基于社区的康复服务活动、个案管理、应用研究，以及评估和专业支持。此外，康复心理咨询师必须具备六个领域的知识储备：（1）职业心理咨询、评估和磋商；（2）心理咨询理论、技术和应用；（3）康复服务和资源；（4）个案和个案数量管理；（5）保健和残疾系统；（6）残疾在医学、功能和环境领域的含义（Leahy，2012）。为了解知识领域对认证康复心理咨询的重要性，莱希（Leahy）、尚（Chan）、成（Sung）和金（Kim，2013）做了一项调查，并且得出四个基本领域：（1）工作安置、磋商和评估；（2）个案管理和社区资源；（3）个体、团体和家庭心理咨询，以及以实证为基础的实践；（4）残疾相关的医学、功能和心理社会领域。

　　康复心理咨询师服务于独立生活中心、公共职业康复机构、基于社区的私人和非营利性康复机构、医院和诊所、心理健康组织、员工援助计划、学校过渡计划、法医设置、基于雇主的残疾预防和管理计划、老年康复机构，以及物质滥用治疗机构和监狱（Leahy，2012）。在所有这些机构中，团体心理咨询已成为康复心理咨询中一种重要且普遍的方式。此外，在提供心理健康服务、职业心理咨询以及针对慢性病和残疾患者的心理适应心理咨询方面，康复心理咨询设置下的团体工作正大跨步接近长期备受推崇的个体治疗模式的地位（Ramaprasad & Ralyanasundaram，2015）。为残疾人提供的团体心理咨询可以在医院或治疗机构（门诊和住院患者）及社区康复中心进行。医院设置下的团体心理咨询更关注于帮助个体适应当下所患疾病、预后情况，以及对出现残疾的反应。社区康复中心设置下的团体倾向于关注外部问题，如态度阻碍、就业潜力，以及影响残疾人的长期功能限制（Grizzell，2015）。

康复团体的优势和劣势

在康复心理咨询设置下，团体心理咨询比个体心理咨询拥有更多的优势。其中一些优势体现在与时间、共享工作量和费用支出有关的经济效益上。有时，基于团体的活动是完成任务或提供服务的首选方法。而且，当团体有效运作时，团体完成任务的效率和有效性比个体独自处理任务时更高。显然，如果心理咨询师可以通过团体活动在更少的时间内接待更多来访者，就可以更有效地利用自己的时间和来访者的经济资源。然而，更重要的是，在康复机构中应用团体心理咨询能产生显著的治疗收益。例如，团体心理咨询已有效应用于颅脑外伤患者（Bertisch，Rathe，Langenbahn，Sherr，& Diller，2011）、身体残疾患者（Pulvino & Bentin，2011）、物质滥用者（Scheffler，2014）、艾滋病患者、慢性心理疾病者（Ramaprasad & Kalyanasundaram，2015）及情绪管理方面。

团体方式为相关障碍患者提供了一个机会，让他们知道自己的疑问、担心、问题、困难、希望和恐惧不是唯一的，这种正常化的观点具有高度治疗性。团体设置为来访者提供了众多治疗机会，范围从学习和实践与他人建立联系的新的、更健康的方法，明白自己并不孤单，到从安全的人际网络中受益。此外，团体心理咨询使心理咨询师有机会为来访者有效地提供信息，同时可以教授职业技能、功能运作技能、社交技巧和应对技巧，也可以观察和提供社交互动的反馈（Gidron，2013）。

团体心理咨询也有一些缺点。首先，心理咨询师的角色是促进者，鼓励成员交流和互动。通常情况下，决定在多大程度上参与团体的是成员自己。当成员不能致力于为团体做贡献时，团体过程很难取得收获和效益。来访者所患障碍的类型或来访者的诊断也会影响团体的有效性。例如，诊断为社交恐惧障碍的来访者就不那么容易从团体心理咨询中受益。团体的另一个不足之处是绝对保密性难以执行且有些不现实。尽管心理咨询师有责任遵守伦理要求（如自主、善行、真诚、正义、非恶意和真实性等），以维持保密性，但除了向团体成员强调保密性的重要性外，心理咨询师无法保证成员均能遵守。其他缺点包括个体得到关注的机会相对较低，团体中提出的议题可能与其他团体成员无关，心理咨询师与个体成员之间的治疗联盟强度低于个体心理咨询，团体难以将总时间在所有成员间平均分配，以及团体规模会对有效性产生影响，尤其在团体规模太大的情况下。

虽然利弊兼具，但团体心理咨询应用于障碍患者的优势足以弥补其不足。对于与障碍患者一起工作的优势，一种可能的解释是心理咨询师有能力利用团体的力量使成员的资源得到建设性的运用（Gladding，2015）。

当与不同文化背景的群体工作时，心理咨询师必须留意与团体工作有关的注意事项（见第六章）。至关重要的是，心理咨询师必须觉察和理解团体心理咨询过程中可能存在的任何偏见，以及不同文化背景的来访者对自我暴露和在信任团体心理咨询师或成员方面表现出的阻抗和怀疑。心理咨询师需要表现出文化胜任力（即觉察、知识和技能），不仅能使用团体方法解决心理咨询关注的问题，还要能纠正可能极大影响来访者决策和治疗反应的成见和普遍观念。此外，心理咨询师必须有能力在不同文化背景群体中应用伦理原则。显然，团体过程的优势和劣势应该通过文化视角进行检验。加夫尼（Gaffney，2006）强调，许多学科需意识到，在团体和团体工作的背景下，"把未经本土化的概念从一种文化应用到另一种文化是不合适的"（p.206）。

信息栏 14.1　自我觉察：团体中个人保密性的伦理困境

保密是团体工作的重要条件之一。团体带领者在伦理上有义务为团体成员保密并鼓励成员互相保密。但是，人们期望在团体中分享信息和经验，并且在团体中讨论的任何内容不一定都受到法律的保护。为促进团体内部的保密性，康复心理咨询师作为团体带领者可以做些什么呢？请考虑以下做法。

- 首先，讨论保密性限制，并且告知成员所需的报告程序。
- 强调维护保密性的重要性，并且考虑让成员签署保密协议。

- 清楚说明违反保密性的处罚或后果。
- 示范保密性的重要性。
- 留意成员会试探心理咨询师是否遵守诺言（真实性）。
- 知道暴露发生在何时最有利于成员的利益（善行）和他人的福祉（非恶意）。

康复心理咨询师几乎无法确保成员维护保密性。然而，至关重要的是，心理咨询师要反复提醒成员尊重保密性。当成员明显违反或仅仅疑似违反了团体保密性时，心理咨询师有责任尽早处理此事。

康复中常用的团体类型

康复机构中的团体工作可采用多种形式（如心理教育团体、心理治疗团体、自助团体和支持团体），可在众多机构（如求职机构、改造机构和医疗机构）开展，且涉及与跨年龄、性别和文化差异的不同残疾类型群体一起工作。在各种团体形式中，康复心理咨询最常使用的形式有四种：心理教育团体、社会支持团体、心理治疗团体及应对和技能培训团体。

心理教育团体有时也被称为教育或指导团体，"致力于通过一次团体内和两次团体间的结构化程序来发展成员的认知、情感和行为技能"（Corey，Corey，& Corey，2014，p.8）。在康复机构中，心理教育团体的重点是向参与者传授有关残疾或疾病的事实。例如，教授糖尿病患者学习监测和控制病情的团体，或者帮助最近遭受脊髓损伤的患者学会自我保健和行动技能的团体。社会支持团体是一个旨在促进分享想法、信息、担忧和问题解决方法的论坛，残疾人参与者可以从中获得朋辈支持。在众多可行的支持团体中，有一些为癌症、多发性硬化症和脑外伤患者提供支持的团体。心理治疗团体强调情感领域。这些团体通过直接解决诸如焦虑、抑郁、愤怒和身份认同变化等情绪问题，促进成员的自我理解。最后，应对和技能培训团体具有认知行为倾向。在这类团体中，参与者为应对因残疾或慢性疾病带来的个人、社会和环境影响而学习技巧和应对机制（Berven，Themas，& Chan，2015）。

在本章中，我们将讨论康复心理咨询师在各种机构中可能应用的三种特定类型的团体：求职俱乐部、犯罪和受管制人群团体及医院/医疗机构团体。对于具体的优势、局限性、相关研究、挑战和伦理考量，我们将在每种团体形式背景下进行阐述。选择这三种团体是因为它们代表了对不同重点、技能和知识的要求，并且反映了康复心理咨询的多样性日益提升。

求职俱乐部和基于团体的就业心理咨询

康复心理咨询师的工作重点通常是帮助残疾人实现成功就业，尤其当残疾或慢性疾病以多种方式影响个人获得和维持就业能力的时候。职场已呈现出一种新的维度，或称新的就业常态，即雇主和雇员之间的就业期望结构不断变化，包括从长期就业到短期任职，从附加福利工作到合同雇用，以及从永久性工作到临时性工作（Jelski & George，2015）。

求职俱乐部是为残疾人求职提供的一种有效的方法，且经常可以取得成功。求职俱乐部为成员提供支持，使成员有机会观察和学习他人的经验，并且"树立利用自己所掌握的信息和资源进行成功求职的信心"（de Raaf et al.，2011，p.8）。全球有大量研究已证明求职俱乐部模式的有效性，而且也表明，与传统个人安置方法相比，遭受各种残疾和就业障碍者参加求职俱乐部后更有可能找到工作，且速度更快、薪水更高。

信息栏 14.2 自我觉察：残疾人的工作安置挑战

残疾人失业和就业不足的比例过高。许多雇主都在寻求兼职、临时或应急雇员，这种做法被称为新常态。新常态减少了通过这种方式受雇的残疾人获得保险的机会，而这原本是就业的一部分。通常，对于那些需要医疗保险的人来说，新常态是一种遏制因素。什么样的求职策略可以帮助参加求职俱乐部的人应对这样的挑战呢？

概念框架

求职俱乐部是一种为就业心理咨询进行的密集的、高度结构化的短期行为团体方式。这种基于团体的求职策略是由阿兹林（Azrin）及其同事在20世纪70年代开发出来的（Azrin & Besalel，1980；Azrin, Flores, & Kaplan，1975），并且从那时起持续使用且效果显著。在高度结构化和支持性的团体过程中，团体工作的重点在于人际交往技能、求职技能和个人责任感的发展。求职俱乐部本质上是一种开放式团体，新成员可以不断加入。

求职俱乐部代表了一种团体求职技能培训的行为方式。当应用求职技能时，行为方法侧重于可观察到的行为，而不是行为所伴随的心理过程。团体以结果而非过程为导向。主要目的是帮助团体成员找到工作。为适应特定团体、计划或机构的需要，求职俱乐部的结构应灵活，核心结构的设计过程应注意俱乐部会面的频率、时长和形式。虽然求职俱乐部的方法已经被修改，以便适用于不同的设置和机构，但一个典型的求职俱乐部包括共同的基本组成部分（See Azrin & Besalel，1980；Grant，2018）。

团体目标

求职俱乐部的既定目标是帮助个体成员"在最短的可行时间内获得最高质量的工作"（Azrin & Besalel，1950）。求职者有机会分享工作线索和经验，并且从服务机构获得指导和更多线索。求职俱乐部方式涉及在一群求职者共同努力的背景下协调每个人的活动，以促进成员在有经验的心理咨询师的监督、指导和鼓励下获得成功。求职俱乐部在每个步骤的具体使用方式及每个步骤对所有求职者的标准化、一致性和密集应用方面都是独一无二的（Russ & Parish，2016）。无论残疾情况、教育背景或就业前景如何，每个求职者都被认为是可以就业的。团体心理咨询师认为每个人都有一份工作是有可能的，并且把帮助求职者找到那份工作视为自己的任务。

团体前筛选和团体说明会

求职俱乐部中的每个准参与者必须在进入团体前参加一次说明会。阿兹林和比萨尔（Besalel，1980）建议，根据心理咨询师的可利用时间，说明会可以采取团体形式或个体形式。不管形式如何，在这次会面中，心理咨询师都要引导准参与者了解方案细节，讨论如下议题：方案的成本、团体带领者对每位成员找到工作的承诺、参与者的期望、团体方式的好处、就业对参与者目前获得的任何福利的潜在影响，以及交通或日程安排等问题。求职俱乐部方式代表了一种强烈的承诺，通常团体每天都会有几个小时的活动。对于时间和精力上的各种要求，成员必须予以理解并做出承诺。但是，这样的频率可能会导致重复，并且可能无法为保证俱乐部每日的活动而提供有重要价值的更新信息。

可能的挑战、局限性和伦理考量

即使求职俱乐部是一种有效、经济、高效的求职方法，团体带领者也必须意识到与这种方法相关的潜在的局限性和挑战。当团体成员的目标是完成就业时，参与者和团体带领者必须在各种形式和级别的就业心理咨询中找出最适合的一种。由于职业康复心理咨询师的工作对象是各种各样的残疾人，他们残疾的严重程度及其受心理社会影响的程度各不相同，因此没有一种单一的适合所有人的就业心理咨询方法。

一项重要的考量因素是参与者需要的支持程度和信息量。如果一个人能完成职业定位、求职和面试的大部分工作，那么心理咨询师通常会起到支持作用，并且在需要时提供信息和其他帮助。在其他情况下，当来访者对工作和求职过程的了解或经验较为有限时，心理咨询师必须在求职任务中承担更多的责任，并且在发展工作技能方面与来访者进行更深入的合作。心理咨询师应考虑提出一系列问题（如你想独自工作还是与团队合作、你想在哪种类型的环境中工作等），这又将帮助心理咨询师与来访者一起做出自主和明智的选择。

在确定求职俱乐部对某来访者的就业心理咨询是否为最合适的方法时，心理咨询师应评估来访者对工作和求职的理解程度。尽管在求职俱乐部中拥有丰富的经验是有益的，但是成员之间的极端差异可能会影响团体及其成员的进步和凝聚力。心理咨询师还应该评估来访者对团体方式的适应程度，因为团体并不适合所有人。因此，团体带领者应描述团体的经验、期望和组成，然后评估来访者的顾虑。尽管进入团体情境可能会引发成员的各种反应，如从不舒服到令人恐惧等反应，而且可以预期成员有一定程度的担忧，但是心理咨询师必须评估其担忧、恐惧或期望是否会对其本人或整个团体产生负面影响。让我们看一下信息栏 14.3 中詹姆斯的案例，并且考虑这些挑战和局限性及其他问题。

信息栏 14.3　案例研究：为詹姆斯规划求职俱乐部

詹姆斯是一名 21 岁的韩国籍男性，患有自闭症谱系障碍。詹姆斯目前与父母住在一起。他在完成高中学业后获得了出勤证明。在学校期间，詹姆斯参加了职业课程和职业规划培训课程。他从未在竞争性就业中从事过全职工作。他的工作经验仅限于在学校接受监督培训，在培训中，他与监管人员一起清空垃圾桶、清扫灰尘、擦地，履行其他一般的清洁职责。

詹姆斯的父母希望他能找到工作以增加他的自我价值感。他有中度的功能限制。詹姆斯需要综合服务，但会从某种类型的工作中受益。他正在与职业康复心理咨询师合作，心理咨询师相信他将从求职俱乐部中获益。目前，他有既定的个人就业计划。

作为职业康复心理咨询师，请回答以下问题。

1. 你需要确定哪些步骤来进一步推进计划流程？你将采用什么程序确定詹姆斯的工作偏好？

2. 哪些功能上的限制会影响詹姆斯参加求职俱乐部？

3. 你会在求职俱乐部为詹姆斯确定什么目标？他是否需要竞争性就业、相互支持的网络或其他服务？

4. 詹姆斯在工作申请和面试过程中必须应对哪些挑战和顾虑（如处理有关其残疾的披露、工作场所的住宿等）？

5. 你需要考虑哪些文化因素？

不同阶段的团体会面

关于求职俱乐部，我们将先回顾卡普齐和格罗斯在第二章中提出的团体工作的定义阶段、个人卷入阶段、团体卷入阶段，以及强化和结束阶段。

定义阶段。即使在这个初始阶段，求职俱乐部也需要以相对较快的速度进行密集的活动。阿兹林和比萨尔（1980）为求职俱乐部及其进展制定了一个高度结构化的模式，包括第一次团体应包含的内容。从本质上讲，成员会获得有关该团体的信息，并且参加一些说明活动。这些活动包括完成带领者与成员之间的书面责任协议，以及成员介绍。活动包括心理咨询师提供信息，以及穿插进行的个人、搭档和团体练习。

个人卷入阶段。求职俱乐部最重要的要素之一是在成员求职过程中为其提供相互学习、相互合作和相互帮助的机会。随着参与者开始通过合作活动进行成员间互动，这些好处开始在个人卷入阶段出现。团体带领者通过允许和鼓励这种互动，观察成员在团体中变得越来越自在、越来越投入，从而促使个人卷入。由于初次会面之后的许多工作都是独立完成的（如搜索工作机会等），带领者必须让团体活动与个人活动交替进行。此外，由于求职俱乐部的密集性和相对指导性，带领者必须在维护规则和促进成员进步方面保持警觉。这个阶段的活动包括角色扮演和演练，继续进行团体教育，以及个人或合作求职活动的交替进行。

团体卷入阶段。尽管求职俱乐部的目的是让个体成员在工作场所中取得成功，但团体的有效性取决于成员的合作努力。随着成员对团体和自身角色方面的个人舒适度和信心的提升，他们将意识到合作和共同努力的好处。在此阶段，团体成员越来越多地对团体进展负责。随着新成员的加入，更有经验的成员会欢迎并协助他们。尽管心理咨询师自身始终积极卷入，但咨询师尤其应努力推动和鼓励成员自身的这些领导行为。

强化和结束阶段。鉴于典型求职俱乐部的开放性，结束通常是个人而非集体的努力。不过，就求职俱乐部而言，结束通常意味着就业和实现现有成员的职业目标。正式认可这种成功对求职俱乐部至关重要，因为它鼓励成员实现目标，认可和奖励成员的成功付出和辛勤工作，标志着成员在离开团体时取得的成就，而离开团体步入职场的成员会成为其他成员的潜在就业资源。因此，以正式方法与成功找到工作的团体成员保持联系是这个阶段的组成部分。

团体评估策略

显然，对于求职俱乐部这个方式而言，成功的主要衡量标准为成员是否实现就业。如前所述，评估此方法有效性的研究结果总体上是非常积极的。尽管就业是求职俱乐部的首要目标，但参加俱乐部的其他潜在好处可指导评估的其他方法。在当今的劳动力市场中，人们在整个职业生涯中都能从事同一份工作是不常见的。更常见的是在职业生涯中多次变动工作。求职俱乐部在康复心理咨询中发挥着适当和重要的作用，部分原因不仅在于成员获得了工作，还在于他们学会了如何找到工作。如果求职俱乐部在此目标上取得成功，则对成员的好处既可观，又持久。

随访与转介

如前所述，求职俱乐部可能不适合某些求职者，而且这一点可能在一个人加入团体后才变得明显。如果团体带领者认为某个成员不适合加入求职俱乐部，则应与其讨论原因，以便共同决定采用其他适合该成员的方法。

对往期成员进行随访至关重要。阿兹林和比萨尔（1980）建议保留一份成功找到工作的成员名单并定期与他们联系，如果没有其他原因，至少他们代表了当前求职者的潜在资源。进一步讲，应鼓励往期成员根据需要返回俱乐部。求职俱乐部可为其成员提供持续可用的资源。此外，随访有助于成员庆祝成功。邀请成员返回并分享他们的故事可为其他成员提供积极的支持，且有助于激励那些正在求职的人。应鼓励求职成功的成员帮助他人发展人际支持网络或充当导师来"传递爱心"。另外，即使求职者必须返回求职俱乐部，他们通常也比新成员需要的帮助更少，停留的时间更短（Azrin and Besalel，1980）。

违法者和受管制者团体

违法人群既包括被监禁者（即被安置在可靠的改造机构中），也包括未被监禁者（处于假释、缓刑期等），以及被管理机构及其人员（如惩戒部门、司法系统、假释/缓刑官员等）要求进行治疗的受管制人员。许多违法者身有残疾，需要康复服务，却常被忽视（Harley，2014）。绝大多数情况下，被监禁的违法者受教育程度低，缺乏职业技能，失业率高于平均水平，有轻度智力障碍或学习障碍，酗酒和/或吸毒，并且有某种形式的严重情绪障碍（Cronin，2011；Peters，Wexler，& Lurigio，2015）。然而，违法来访者经常抵制治疗过程，并且可能极力避免参与治疗或康复咨询。抵制和回避的原因可以通过违法者群体普遍表现出的某些认知特征予以解释（见表14.1）。在努力使违法者参与治疗团体或康复团体时，心理咨询师应考虑该群体的独特性，因为其成员存在的问题在其他机构的治疗团体中并不典型（Baillargeon，Hoge，& Penn，2010）。通常，违法者是一个被剥夺权利的群体，代表别无选择者（非自愿的），表现出慢性/重复的行为（犯罪），并且存在一系列心理社会适应问题（尤其是成年违法者）。在团体治疗的目标性群体中，特定成年违法者类型包括从事性犯罪或滥用毒品者，以及因酒驾、入店行窃和家庭暴力而被判有罪的个体［Gladding，2015；Substance Abuse and Mental Health Services Administration（SAMHSA），2005］。

表 14.1　违法者群体的认知特征

违法者通常表现出以下一种或多种特征
• 不成熟的或发育迟缓的思维模式
• 有限的问题解决和决策能力
• 无法考虑自己的行为会造成的影响
• 以自我为中心的观点，消极的信念或对他人缺乏信任
• 妨碍他们对不当行为进行推理和接受指责的扭曲思想
• 权利感，难以延迟满足，容易混淆愿望和需求，不尊重他人
• 缺乏自制力和同理心
• 使用武力和暴力实现目标

相关研究

对违法者群体的团体工作成功与否所进行的研究总体上喜忧参半，但是团体工作和心理咨询服务一直是惩戒机构中违法者群体康复的重要组成部分，在一系列结果变量中产生了积极的治疗效果。研究表明，对违法者群体进行团体心理咨询有广泛的益处，包括在社会上和治疗中为他们提供适当的渠道，让他们谈论自己对过去违法活动的想法和感受；提供机会学习更健康的态度和行为，以及新的思维、感觉和行为方式；帮助他们理解自己的行为对他人的影响；为违法者提供一个论坛，让他们制定解决冲突的策略，并且将这些知识迁移到日常生活中。社会责任的普遍化可能是一个次要的好处。

概念框架

在主要的团体类型中，有三种非常适合与违法者和受管制者一起工作：心理教育团体、心理咨询团体和心理治疗团体（Morgan，2014）。惩戒部门的心理健康专业人士认为，如果心理治疗可以在监狱中推广，那么就可以在任何地方推广。这种信念所基于的观点是，监禁环境不利于改变，违法者对洞察和成长持怀疑和抵制的态度（Morgan，Kroner，& Mills，2006）。以下各小节将介绍每种类型的团体在违法和被管制的来访者中的应用。

心理教育团体

由违法者和受管制者组成的心理教育团体旨在促进其认知改变，以减少其未来发生犯罪行为的可能性。心理教育团体提供了坚实的功能性成果，诸如降低成员的防御，减少成员对团体、治疗边界或治疗师的考验，且在团体初期强调方向和重点。在针对违法者的心理教育团体中，团体外练习往往产生最大的改善效果，但违法者通常会拒绝在团体会面之外完成作业。因此，心理咨询师／治疗师必须为这种干预提供清晰、合理的理由，并且及时解决来访者对指定作业依从性不足的问题（Morgan，2014）。

团体心理咨询

团体心理咨询基本上是预防性的，以教育、职业、社交或个人为重点，旨在促进成员的成长（Gladding，2015）。与违法者和受管制者合作的心理咨询团体包括机构适应团体、支持团体、人际沟通／关系建立团体和职业团体。根据摩根（2014）的观点，机构适应团体致力于帮助违法者在惩戒环境中尽可能达到最高的功能水平，而不是进行补救。许多违法者做出了糟糕的人生决定，团体心理咨询可以帮助这些来访者从监狱环境中重返社会后达到最佳功能水平。与违法者群体进行团体心理咨询的目标是提高其自我觉察水平，迅速识别导致问题行为的态度、决策和行为，促进亲社会决策和行为。团体专注于减少再犯罪的策略、促进重返社会的亲社会融合、认知重构、处理导致犯罪的需求，补充其他康复计划，如物质滥用、职业、教育和休闲计划等（Morgan，2014）。

团体心理治疗

与违法者和受管制者进行的团体心理治疗旨在纠正问题行为，进行人格重构（Clark，2010）。团体心理治疗检查个人生活中相对普遍存在的有意识的和隐藏的思想和行为模式。针对违法者或受管制者的心理治疗团体的目标是减少其未来的有害行为和反社会行为。团体心理治疗的重点是此时此地发生的功能失调的互动，目的是利用这些互动提升成员的自我觉察，促进其行为的改变。团体心理治疗的目的是协助违法者减轻功能失调症状并发展适应性应对技能。重要的是要理解，对违法者进行心理治疗会遇到其他心理治疗团体所没有的挑战。

团体目标

专注于发展更健康的生活方式似乎对康复至关重要。团体干预的最终结果是停止或改变成员的某种行为。被监禁者团体的目标侧重于在支持性的团体环境中进行自我探索和学习，建立团体关系，减少成瘾行为，学习更健康的态度、行为、对社会规则的遵从、亲社会行为、生活方式和机构适应。这些目标中的每一个都适用于一般的团体工作；但是，特定因素（例如，亲社会行为的改进、对社会规则的遵从问题和机构适应问题）对于违法和受管制群体者的团体工作是独特的（Morgan，2014）。摩根强调，这些团体目标与研究人员发现的违法者的犯罪需求是一致的，根据报告，这些目标中的每一个对违法者治疗方案的有效性都至关重要。

团体前筛选和团体说明会

进行团体前筛选访谈是有必要的，目的是应对违法者和被管制者的操纵和阻抗，并且促进来访者制定治疗目标。违法来访者倾向于抵制参与团体。此外，一些团体成员在没有确定治疗目标的情况下就进入治疗（Morgan，2014）。因此，预筛选可以确定个体是否适合参加团体，同时还能解决团体凝聚力问题。摩根（2014）概述了向违法者群体介绍团体的三个步骤：引导成员关注团体焦点，回顾成员的重要治疗因素，建立治疗环境。

可能的挑战、局限性和伦理考量

许多成年违法者的信任度低，愤怒和沮丧情绪及被剥夺感很高，这对于团体心理咨询师来说可能是个问题。团体心理咨询师必须谨慎考虑与违法者群体打交道的独特伦理意义，因为在这种情况下开展团体活动会产生许多潜在的有问题的动力。一方面，如果成员感到在自己并没有默许的情况下被迫或被强制参加心理咨询，那很可能会影响他们与团体带领者的关系。此外，团体带领者应检查自己对成员为什么被监禁或接受强制治疗的感受，并且应该意识到这些感觉对心理咨询关系发展的影响。通常，成员会在团体中公开更多信息，这可能带来其他法律影响，并且可能影响治疗过程（Morgan，2014）。

另外，团体带领者还必须觉察到，团体成员可能会认为带领者拥有潜在的力量，而且实际上，当带领者的评估、报告或对进步的觉知对成员的情况产生直接影响时，带领者确实有这种力量（Bersot & Arrifo，2011）。

违法人群团体的不同团体阶段

在概述违法者和受管制者团体的发展阶段时，我们将遵循第二章介绍的顺序，即定义阶段、个人卷入阶段、团体卷入阶段，以及强化和结束阶段。尽管每个违法者和受管制者团体的发展都是独特的，但是每个团体的发展都与团体心理咨询文献中描述的情况大致相同。

定义阶段。如果采取适当的基本步骤（如第二章所述）建立团体，带领者在此阶段的作用是解释规则及违反规则的后果。因为成员参与团体是强制性的或者并非完全出于自愿，所以带领者必须非常清楚地知道规则和违反规则的后果。然后，带领者让成员参与旨在使他们彼此了解的活动，并且尝试从成员的参与中得出他们的团体目标和期望。带领者尝试示范自己期待成员在团体中做出的行为。

个人卷入阶段。在此阶段，心理咨询师的角色是促进人际互动、提升开放性和促进信息共享，并且在权力被毫无疑义地视作地位的代表的环境中努力修通权力斗争。一些成员可能会公开挑战其他成员、带领者、监狱环境中的组织结构及当权者，因为他们在努力寻找自己在团体中的位置。如果成员感觉接受改变的建议会使其变得虚弱而无法在监狱环境中生存，那他们可能会拒绝整合收到的反馈。但是，随着时间的推移，团体成员通常会更愿意与他人分享自己，并且在团体过程中扮演更积极的角色。

带领者显示出对团体情感特点的觉察，并且鼓励成员进行情感表达，致力于在监狱或设置的规定范围内提供有利于隐私保护的、安全的环境，并且有意识地着重强调监狱环境对违法者行为的影响。带领者允许成员按照自己的步调走过此阶段。

团体卷入阶段。在团体卷入阶段，违法者在减少冲突和对抗的同时，趋向于更多地进行合作，展现出凝聚力。在带领者的鼓励下，成员对自己以及在团体设置下进行有效交往的能力变得更加自信。成员更多地专注于发展自我调节技能，这将有助于他们避免再犯。最后，我们能越来越多地观察到一些成员支持其他成员并在组织结构内工作，以实现改变。带领者的作用更多在于帮助个体成员和整个团体的发展，从而改善他们在监狱中生活的质量。

强化和结束阶段。在最后阶段，团体成员必须评估他们是否成功，同时为团体结束做准备。成员评估他们在团体生命历程中所取得的进步。在此期间，成员们分享自己对过渡到监狱外生活会产生怎样的担忧。带领者可以利用这段时间帮助成员评估他们的成长和发展。带领者可以与成员一起探讨每个成员面临的各种选择，探索先前的无效回应，并且巩固新的知识，强化做出更有效选择的能力。

随着成员开始处理团体结束带来的丧失感，带领者应鼓励成员考虑可在团体外参与的替代方案，以获得团体提供的积极支持。通过发起结构化的告别方式，带领者可以帮助那些不仅要离开团体，而且要离开监狱的成员进行告别，从而推动团体结束。最后，带领者解释并鼓励成员利用随访程序和过渡服务，在他们离开监狱时为他们提供帮助。

团体评估策略

在评估团体对违法者和受管制者的效力方面，仍存在许多重要的问题。评估这些团体成功与否是一项复杂的工作，部分原因是成员、带领者和机构可能对团体有不同的目标，对"成功"有不同的想法，还有部分原因是成员被强制参与的性质。为了解在评估违法者团体时应考虑并实施的策略，请参见摩根（Morgan，2014）的研究。

随访与转介

对违法者的随访由后勤部门指导（如被监禁、缓刑或假释的成员）。如果违法者处于被监禁状态，随访相对较容易。一旦他们被假释或执行缓刑，就较难找到他们并追踪他们的进展情况。管制机构的类型（最低安全级别与最高安全级别）也可能影响对违法者的随访。例如，在最低安全级别的惩戒环境中，被监禁的囚犯可以花费一些时间逐渐

信息栏 14.4　案例研究：女性残疾违法者

残疾违法者重新融入社群需要多阶段、多管齐下的过程，因为他们在重返社群时面临就业、住房、家庭和其他障碍。违法者遇到的许多压力都会引发心理社会调适上的担忧。此外，违法者所面临的挑战因性别而异，很大比例的女性违法者都有精神疾病、

家庭暴力和性虐待的历史。

有关违法者人群的认知特征，请查看表14.1。作为康复心理咨询师，你会观察到被诊断为双相情感障碍和物质滥用的女性犯罪者的哪些行为？你将如何应对这些行为？你会在团体中为她们设定什么目标？

实现从完全被监禁到自由，如工作－学习－释放状态（James，2015），可能有机会实现向社会缓慢过渡。当参与团体的违法者处于缓刑或假释条件时，缓刑、假释官员在随访中可以发挥重要作用。

将违法者群体转介给其他团体的程序部分取决于违法的类型（如暴力犯罪、非暴力犯罪、青少年犯罪）、犯罪的严重程度和后勤保障。例如，作为判决的一部分，毒品法庭可能要求毒品违法者参加团体活动，而其他违法者可能因为违法行为被禁止参加团体活动，并且被单独监禁。此外，转介过程应注意性别和文化需要，还要注意对违法者与惩戒系统的不同组成部分和相互作用的感知。

医院和医疗机构团体

医院和住院部中的团体很常见，尽管住院患者团体有自己的理论框架（Karademas，2009）。医院／医疗机构中的团体心理咨询可能涉及与近期出现残疾、慢性病（如糖尿病、心理障碍和精神疾病）、绝症诊断，以及包括癌症、艾滋病在内的危及生命疾病的个体一起工作。医疗和卫生保健机构之所以使用团体方法，是因为它们所具有的时间效益和成本效益（Blount et al.，2007）。对于被诊断患有慢性病或绝症的人而言，社会适应是一个特别薄弱的领域。患有慢性病或绝症的患者发现，团体心理咨询有助于他们调整心理社会问题，否则这些问题可能使病情恶化。

团体模式的灵活性使其可应用于各种特定医疗条件或特定群体的独特问题。医疗和卫生保健机构中使用的具体团体模式包括社会支持性团体、教育团体、心理教育团体，心理咨询团体和任务团体。有关团体在解决各种健康相关问题时的治疗特性的文章，请参见《医疗设置下的临床心理学杂志》（*Journal of Clinical Psychology in Medical Settings*）。

目标

在医疗和卫生保健机构中的患者团体可为许多单独或联合目标服务。通常，这些团体旨在帮助患者应对疾病并进行心理社会适应，为成员经受的慢性疾病、共同病况或残疾提供有效医疗和功能管理的知识，在对残疾或疾病及其心理社会影响经验的分享者之间营造一种支持和交流的氛围，增加患者、家庭成员和医疗提供者之间的沟通，通过改变行为来减轻或消除身体症状。

相关研究

总体上，有关团体心理咨询在医院和医疗机构中的益处和功效的研究具有高支持性。相关研究文献汗牛充栋，受篇幅所限，我们无法在这里对此进行深入讨论。根据报告，医院和医疗机构中不同类型团体心理咨询所展现的益处包括：促进心理社会适应，降低心理压力，提高疾病的自我管理和自我效能感，提升治疗依从性，鼓励发展成员之间的支持关系，消除社会孤立，以及使团体成员更加团结。尽管医院和医疗机构中的心理教育团体改善了人们对医疗服务和疗养方案的态度，但似乎并未有效改善患者的症状。

许多住院和门诊的物质滥用治疗计划都用到了团体技术，并且该技术被认为是必不可少的。物质滥用治疗团体使人们能够见证康复过程（SAMHSA，2015）。尽管团体成员的成功因个人特质和动机而不同，但数十年来，团体已成为物质滥用治疗的核心内容，并且被证明是非常有效的（Southern & Thornton，2013）。

概念框架

患有慢性病或绝症的患者，尤其是在接受严肃的医学诊断后，会从消息的冲击中感受到心理、情感和精神上的痛苦。这些影响可能无处不在，波及他们生活的方方面面。常见的反应包括对疼痛和不适的焦虑，对未来的恐惧和不确定，以及抑郁。虽然个体在应对疾病或医疗危机时可能无法完全恢复到病前的功能水平，但团体心理咨询是一种运用应对策略来提高生活质量的有效方法，它常常可以减少来访者的社会孤立体验，并且使他们获得积极的肯定。

信息栏 14.5　自我觉察：对迟发性残疾和慢性疾病的心理社会适应

迟发性残疾或慢性病会给个体带来许多适应问题，尤其当它们发生在个体的黄金工作年龄时。尽管医学治疗是对身体诊断的直接干预，但心理反应或缺乏足够的应对技巧通常与身体状况一样令人担忧。想象一下你自己身患迟发性残疾。作为自己的康复咨询师，你将为自己设定哪些团体心理咨询目标？

在医疗／医院机构中，教育团体是团体心理咨询中最常用的方式。在这类机构中，教育团体的目的是向成员传播特定的信息。教育团体通常是跨学科治疗计划（如疼痛管理）的一部分，其中可能包括心理咨询师、护士、心理学家、营养师、药剂师、理疗师和职业治疗师。教育团体可以有效加强跨学科治疗计划，并且随着时间的推移，成员会在各个领域表现出显著的进步（Karademas，2009）。团体可以是开放的，也可以是封闭的（为了限制成员的数量，或者在处理诸如艾滋病、癌症等敏感内容和主题时）。自我暴露是自愿的，随着自我暴露的增加，对保密性的关注也随之增加。有关进一步研究，

请参阅《患者教育和心理咨询》（*Patient Education and Counseling*）杂志。

团体目标

医疗疾病的患者团体的目标取决于团体的类型（如支持团体）及其目标或主题（如接纳疾病或为死亡做准备）。但是，医疗机构中的一些通用目标适用于各种类型的团体，包括社会支持、情感表达、降低与死亡和死亡过程相关的焦虑和恐惧、重排生活优先级、家庭支持、与医生和医护人员的有效沟通，以及症状管理（Hwee，Canch-Dudek，Victor，Ng，& Shah，2014）。医院 / 医疗机构中的这些团体目标可有效帮助遭遇医疗危机的患者减少与疾病、死亡和死亡过程的心理社会适应相关的焦虑，加强人际关系，改善他们的生活质量。对于因疾病而忍受必要的传统医疗干预的患者而言，重要的是要注意到，有证据表明团体心理治疗是疾病治疗的有效辅助手段（Hwee et al.，2014）。

团体前筛选和团体说明会

由于在医疗机构和医院中团体心理咨询的性质、规模、重点和形式存在很大差异，因此进行团体前筛选和团体说明会也有很大不同。此处讨论的是一般注意事项。对于组建团体的基本准则，请参见迪奇曼（Ditchman）、李（Lee）和许布纳（Huebner，2015）的相关研究。

在成员同意参与团体之前，应使他们了解团体的性质和目的。团体带领者应确定团体目标是否主要在于教育、发展社会支持和增加应对策略等。应使潜在成员注意到参与团体将带来的预期和潜在风险。在可能的范围内，根据确诊时间和对确诊的反应、潜在成员的年龄及疾病或残疾的类型等变量，团体带领者应尝试选择自身需求和目标与团体目标相一致的成员，这些成员不会妨碍团体进程，他们的福祉也不会被团体体验损害（Commission on Rehabilitation Counselor Certification，2017）。

可能的挑战、局限性和伦理考量

在形式、理论取向和具体方法上，医院团体最适合的团体类型将在一定程度上取决于环境限制和成员需求（Ditchman et al.，2015）。根据群体、可替代心理咨询模式（如个体心理咨询）的可行性，以及医院或其他机构的财务和物理限制，带领者所带领的团体可能面临快速的成员流动，也可能成员在兴趣、需求、年龄及疾病或残疾的级别和类型上存在巨大的差异。团体带领者可能需要决定团体的形式、团体性质（是开放式的或封闭式的），以及团体内容；或者这些决定也可以由举办团体的医院或机构做出。团体带领者必须根据疾病或残疾相关变量考虑成员充分参与的阻碍和限制。在计划干预措施、活动、团体时间和空间参数时，必须考虑诸如认知和身体限制、沟通障碍、行动受限以及治疗对注意力和精力水平的潜在影响等因素。

团体活动阶段

前文已根据第二章的顺序对医院 / 医疗机构来访者的团体阶段进行了概述，即定义阶段、个人卷入阶段、团体卷入阶段，以及强化和结束阶段。

定义阶段。最初，团体成员可能会对团体的性质、目的和参与团体产生一些疑问和顾虑。根据团体目标，带领者可鼓励成员讨论自己在疾病或残疾方面的经历，与残疾相关的重大问题或者对自己的经历可能具有的疑问。团体带领者使用反思、角色扮演、澄清、自我暴露和积极强化等方法鼓励成员发展信任、卷入和个人承诺。

个人卷入阶段。典型的个人卷入阶段的特征是更深层次的个人分享和探索，成员通过这种分享意识到当前经验的相似性和共同性，表达自我的意愿增强。在此阶段，带领者开始较少采用指导性形式，而更多提供鼓励，联系共同经验，以及提出和维护团体主题。

团体卷入阶段。随着团体成员逐渐熟悉与其他成员分享和合作的过程和体验，他们的注意力可能会从分享问题和议题转移到讨论解决方案和资源上。在此阶段，带领者在提供信息和资源方面发挥着至关重要的作用，这包括应对方法、解决问题和规划未来的信息和资源，还包括在某些情况下社区、社会和 / 或家庭重返社会的信息和资源。带领者可能鼓励成员对特定主题进行思考，包括与残疾或疾病相关的变化对家庭、社会和工作角色的影响，意识到对他人或居住设施的依赖增加，以及应对慢性或永久性疾病带来的情感影响。

信息栏 14.6 案例研究：梅根的目标制定

有效治疗计划的关键是目标设定。设定目标后，干预措施和结果都从中产生。癌症的治疗可以分为多个阶段，包括初期、中期和末期。每个阶段都按顺序反映基于症状的治疗目标。在进行症状治疗的同时，梅根还需要在每个阶段进行心理社会调整。在每个

阶段确定适合梅根的心理和支持干预措施。然后为她确定合适的团体方案。接下来，发展团体心理咨询目标、干预措施和结果，以帮助其实现必要的自我管理、疾病监测和行为改变。

强化和结束阶段。团体支持的丧失感是否存在、在多大程度上存在（无论这种支持主要是以教育还是社会支持的形式出现），在很大程度上取决于团体的目的和性质。就高度结构化的心理教育团体而言，其团体凝聚力通常低于以支持为主的团体，其成员可

能很少，甚至不会体验到丧失感。在紧急康复机构中进行的短期团体在一定程度上也是如此。但在其他情况下，团体支持的丧失感可能会很严重。对于同时出现功能丧失的团体成员和由于疾病或残疾导致生活发生重大变化的团体成员而言，可能尤其如此。

随着团体接近尾声，成员对于功能丧失的哀伤可能会比平时产生更多的愤怒或依赖性（Ditchman et al., 2015）。心理咨询师应该在团体结束之前就此方面对成员进行评估，并且评估他们对持续服务以及获得长期支持的需求。

团体评估策略

对医院/医疗机构中的团体进行评估取决于团体的性质。在心理教育团体中，评估主要基于新技能的发展（如自我管理、疾病监测、活力提升等）或行为改变（如在疾病管理上对生活方式意识的提高和随后的适应性改变等）。对旨在帮助人们应对疾病或残疾引发的情绪和心理影响的支持性团体而言，评估团体有效性的依据可能是抑郁或焦虑症状的缓解，自我效能感或自信心的增强，或者更具体的目标的达成情况，如成员重返工作岗位或恢复病前活动。

随访与转介

鉴于（成员在）团体参与过程中常伴随发生重大改变，必须特别注意随访与转介。心理咨询师应向成员明确是否可以重返团体、参加新团体或者以其他方式继续获得支持。从伦理上讲，康复心理咨询师必须了解转介资源，且能提出适当的替代方案。心理咨询师必须告知成员，即使他们当前不需要，将来需要时也能得到进一步的支持。为帮助慢性病患者和难以维持健康促进行为的成员，可能需要建议他们参加补充性团体。

总结

随着康复心理咨询行业的不断发展壮大及其扩展到新的、不同的重点领域和专业实践中，开展团体心理咨询的技能将变得更加重要。在康复机构中进行团体心理咨询的机会将越来越多地出现在各种专业机构中（如职业机构、教育机构、惩戒机构、医疗机构等），并且涉及与不同文化、不同残疾程度、不同年龄和不同性别特征等背景的人一起工作。在传统的职业康复机构之外，康复心理咨询师越来越有可能与本章讨论的群体进行团体心理咨询。在康复心理咨询师受雇的各种专业机构中，他们将越来越多地负责开展心理教育团体、心理咨询团体和心理治疗团体，以帮助残疾人实现目标并发挥潜力。

第十五章

老年人团体：丧失、转变及临终议题

│ 安·弗农（Ann Vernon）│

丧失是一种普遍现象，我们通常将其等同于死亡。然而，更准确的思考方法是把它放进丧失亲近的人或物这一更广阔的背景下（Doka，2016；Ellis，2006）。正如菲奥里尼（Fiorini）和马伦（Mullen，2006）所说，丧失可能是一个人的生活改变或生活被扰乱的结果，这意味着，即使是使生活发生改变的幸福事件也可能导致某种程度的丧失。帕克斯（Parkes，2001）指出，丧失是不可避免的，与变化、成长和得失交织在一起。哈维（Harvey）认为，重大丧失与"一个人在生命中投入了感情的事物"有关（Harvey，2002，p.5），它区别于每天发生的与情感依恋无关的小的丧失。

丧失涉及方方面面。它与以下各种情况有关：无家可归（Harvey，2002）、精神疾病（Morse，2000）、晚期疾病（Ellis，2000）、痴呆（James & Friedman，2009）、衰老（Harvey，2002）、慢性疾病（Thompson & Kyle，2000）、不孕（Humphrey，2009）、流产（Bray，2015）、死亡（Kübler-Ross & Kessler，2005；Malkinson，2007）、暴力与战争（Harvey，2002）、不忠（Boekhout，Hendrick，Hendrick，2000），以及丧失亲密的人际关系（Murphy，2012）。丧失也包括失去期望、梦想、能力、力量和自由。

兰多（Rando，2000）区分了物理丧失和心理（或称象征性）丧失，前者是有形的丧失，后者是无形的丧失（如慢性疾病导致健康的丧失）。詹姆斯和弗里德曼（2009）讨论了与落空事件有关的丧失——那些从未实现的梦想，或者那些有理由期待但从未发生的事情。克卢格-贝尔（Kluger-Bell，2000）描述了沉默的丧失这一概念，即常常秘而不宣的事，如堕胎等。多卡（Doka，2016）指出，人生在不同阶段有各种不同的丧失，如老年人在不能继续驾驶后会丧失独立感。虽然这种类型的丧失并不是秘密的，但人们通常不会公开承认，或者也往往不认为那是一种丧失。丧失也可能与羞耻、自我怀疑和不确定性有关，如失业（Christensen，2009）。菲奥里尼和马伦（2006）认为，有一些无形丧失与更重大的丧失体验相关，如伴随关系不忠发生的纯真或信任的丧失。

信息栏 15.1　自我觉察：个人丧失

试想一种个人丧失，如期待落空的丧失、模糊的丧失、沉默的丧失或无形的丧失。什么样的感觉和问题与这种类型的丧失有关，它是如何影响你的？根据你自己的经验，你能与处理类似丧失的人分享什么智慧呢？

博思（Boss，2006）指出了另一种类型的丧失，即模糊的丧失，它发生在家庭成员身体或心理缺席的时候。博思认为，就人际关系中经历的所有丧失而言，模糊的丧失可能是最困难的，因为没有一个了结；它是不清楚的，又可能停滞不前。根据博思的说法，儿童绑架、监禁和收养都是模糊的丧失的例子，在这些丧失中，个人身体上缺席，但心理上存在；而阿尔茨海默病、成瘾和慢性精神疾病是个人身体上存在，但心理上缺席的丧失的例子。博思指出，模糊的丧失是没有仪式化或正式记录的。

哈维（2000）认为"生活充满了丧失，它们有大有小，持续弥久，有时会产生无法克服和不可估量的影响"（p.1）。根据哈维和米莱（2000）的说法，丧失常产生积极的结果，如改善自我认知、社会关系和生活视角等。维奥斯特（Viorst，1986）认为，丧失是必要的，因为"我们通过丧失、分离和放手而得到成长"（p.16）。

因此，无论是丧失梦想、理想、工作、家庭、财产、能力、友谊，还是丧失健康、长相、地位、自尊，抑或家庭成员的缺失，丧失都是不可避免的。正如哈维（2000）所指出的，从出生到死亡，我们都受一种个人丧失感的影响。哈维总结说："丧失是我们生活中如此重要的一部分，它召唤我们在生命中早早地就开始面对它"（p.297）。

丧失是转变性的；作为丧失的结果，一个人的态度、价值观、信仰和观念都会发生改变（Humphrey，2009）。适应丧失并将其作为改变和成长的途径需要人们适应新的模式、关系、角色和事件（Kübler-Ross & Kessler，2005）。丧失的影响取决于一系列因素，包括丧失是暂时的还是永久的、丧失的性质及其如何发生、重大丧失的既往病史、个人的心理构成、其他生活压力因素、是否被剥夺权利（如未被他人承认或未得到社会认可等），以及丧失是孤立的还是一系列丧失的一部分（Doka，2016）。从另一个角度来看，个体的社会支持系统的强弱程度、当前的生活方式和环境及其哲学观和精神信仰决定了丧失对个体的影响（Roos，2002）。

在理解丧失的影响时，另一个因素与原始丧失和继发丧失的性质有关（Humphrey，2009）。继发丧失是与初始丧失同时发生的，或者由初始丧失发展而来的身体或心理社会丧失。继发丧失就像连锁反应一样。例如，移民这一原始丧失可能会导致与文化认同、安全感和联结感相关的继发丧失（Humphrey，2009）。汉弗莱（Humphrey）指出，原始丧失通常可以被识别，而继发丧失往往容易被忽视，至少在最初时容易被忽视。

信息栏 15.2　自我觉察：丧失带来转变

想想你在人生的某个阶段所经历的丧失，它是如何影响你的。什么因素影响了丧失的结果？你的态度、信仰、价值观或观念是如何因丧失而发生改变的？

在我们完全理解丧失的影响之前，必须先理解依恋和丧失之间的关系，并认识到所有的丧失都是合理的（Harvey，2000；Worden，2009）。汉弗莱说："如果它对我来说有意义，而我失去了它，那么它就是一种丧失"（p.29）。沃尔特（Walter，2003）、哈维（2002）和马尔金森（Malkinson，2007）都引用了约翰·鲍尔比（John Bowlby）关于依恋和丧失的开创性研究，提出依恋的目的是维持一种情感纽带。当这种纽带受到威胁时，类似哀伤这种行为就会出现。根据这个理论，依恋或依赖程度越高，丧失感越强。

虽然为丧失亲人而哀伤是一个自然而必要的过程，但哈维（2000）指出，有些人很难对丧失做出积极的转化并从中成长。哈维和米莱（2000）列举了几个影响成长和脆弱性的因素，包括个人的应对风格、乐观与悲观的人生观、强烈的自我意识、控制感，以及先前存在的脆弱性。马尔金森（2007）还强调了认知在应对哀伤中的重要作用，强调人们对丧失的思考方式会影响他们处理丧失的方式。

考虑到人们体验的丧失种类数不胜数，反应方式也不计其数，心理咨询师可以在提供支持和干预方面发挥关键作用。心理咨询专业人员有必要考虑文化和宗教因素，并且理解没有通用的模板可以用来帮助人们克服丧失。此外，心理咨询师需要找出最有效的方法来帮助人们处理丧失。团体工作已被证明是最有效的方法之一，因为团体可以成为社会和情感支持的重要来源（Lubas & De Leo，2014；Rice，2015），与有类似丧失经历的团体成员建立个人联系并与他们分享，可以提供一种希望感和普遍性（Corey，2012a）。

本章的主题包括与老年人转变期相关的丧失、丧亲过程、与丧失相关的感受、临终问题、丧失团体的目标和形式，以及组织这些团体的考虑因素。本章还提供了一个丧失团体的具体示例。

与转变阶段相关的丧失

如前所述，虽然我们经常将丧失等同于死亡或其他负面事件，但丧失也涉及过渡期：从依赖到独立，从未成年到成年，从单身到结婚，从工作到退休，从生存到死亡。虽然死亡造成的丧失是被承认的、仪式化的，但是伴随着生命过程转变的丧失可能不会被识别。

转变①是指在两个稳定阶段之间的时间，以及那些影响所有人做出必要调整的改变——既有得，也有失。安德森、古德曼（Goodman）和施洛斯贝格尔（Schlossberg，2012）将转变描述为"任何导致关系、惯例、假设和角色改变的事件或落空事件"（p. 39）。布里吉斯（Bridges，2001）将转变定义为"放弃事物的过去状态，掌握它们接下来状态的过程"（p. 2）。布里吉斯认为，转变可能是反应性的，由死亡等外部事件触发，也可能是发展性的，如生命发展阶段之间的转变（如从独立生活转向需他人辅助生活）。

转变包括预料之中的事件，如退休或丧失配偶后再婚。这些转变通常与社会里程碑或个人选择有关。相比之下，其他转变可能是意料之外的或者意外事件，通常与某种危机或破坏相关，如被解雇或降职、离婚和分居、子女或配偶生病等。或者可能是落空事件，即我们期望发生但从未发生的事件，例如，一直未婚，或者在多年努力工作后未得到提升（Anderson et al., 2012）。无论它们是危机的结果，是意料之中的还是意料之外的，还是更多属于发展性的，人们的共识是，转变期提供了成长和转型的机会（Anderson et al., 2012；Bridges，2001）。

虽然转变的开始通常与一个可识别的事件或落空事件相关，但转变是随着时间的推移而发生的一个过程（Anderson et al., 2012）。转变的影响涉及它是渐进的还是突然的、可逆的还是不可逆的、重大的还是微不足道的、意料之中的还是意料之外的、自愿的还是非自愿的，以及转变如何影响个人的角色、关系、日常生活和内心假设（Anderson et al., 2012）。

不管转变的类型如何，其过程包括三个阶段：（1）结束，这一阶段的特点为专注于改变，以及如何在接受新事物之前放弃旧事物；（2）扰乱，这一阶段可能看起来很混乱，因为旧的角色和日常被具有创造潜力的新角色所取代；（3）完成，即个体适应了新的生活方式（Bridges，2001）。正如施洛斯贝格尔（2004）指出的，虽然我们经常面对转变，但我们并没有为应对它们做过任何训练或准备。我们可能会认为一些转变是很容易的，如退休或再婚，但实际上，人们经常在面临这种性质的转变中感到焦虑、不安或

---

① 后文根据中文习惯会译为"转变阶段、过渡、过渡阶段"。——译者注

不堪重负。

转变的任务

戈兰（Golan，1986）提出，为了成功应对转变，人们需要完成物质（工具）任务和心理社会（情感）任务。物质任务包括：承认需要对旧的情况采取行动；探讨解决办法，关注选择，权衡替代办法；做出选择，承担新的角色；在新的情况下发挥作用。心理社会任务包括处理丧失和安全感匮乏；应对焦虑、沮丧、压力和矛盾心理；处理承担新角色或适应新情况带来的压力；适应地位或职位的变化，这可能会导致自卑感、缺乏满足感或缺乏他人的欣赏；以及学习适应不同的现实，这一点可能涉及调整满意度的标准和水平。安德森等人（2012）强调了确定转变如何改变生活的重要性，以及应对这种转变的潜在资源。他们提出了四个 S，即形势（Situation）、自我（Self）、支持（Support）、策略（Strategies），认为这些是个体适应转变的关键因素，也是个体掌控和增强资源的关键因素。

信息栏 15.3 案例研究：退休转变阶段

苏珊娜已做了 36 年教师，目前主要由于提前退休的激励计划太好了，不容错过，所以她准备退休。苏珊娜热爱教学，不知道退休后自己会做什么，但她的同事都很羡慕她，提醒她是多么幸运，她的人生的下一个篇章将是多么美好。作为心理咨询师，请你确定四个具体策略，帮助苏珊娜渡过这一转变期。

向成年晚期过渡

虽然 60 ~ 65 岁通常被认为是迈向成年晚期的过渡时期，但由于人们意识到他们的人生已过大半，所剩时日不多，这种过渡可能在 60 岁之前就开始了（Vernon & Davis-Gage，2016）。在这一时期，人们开始更多地思考他们的生活内容和意义（Broderick & Blewitt，2006）。

虽然向成年晚期过渡是正常生命周期变化的一部分，但这一阶段的变化不同于早期生命周期的变化，因为它涉及适应能力的不断下降和依赖性的不断增加。这一时期伴随而来的身体和情感的多重调整为个体提出了一个挑战，个体要根据自己的生活经历和性格以不同的方式做出反应（Vernon & Davis-Gage，2016）。

以下领域可能是成年晚期需要关注的问题：退休适应、角色转换 / 认同问题、生活条件 / 安排的改变、外貌 / 外表的变化、退休后的经济保障、社会和自我之间的新平衡、建立新的人际关系、健康水平和体力下降、情绪健康、痴呆症、绝症和临终议题（Vernon & Davis-Gage，2016）。深入讨论这些主题将超出本章的范围，读者若想获得进一步的信息，可以参考弗农和戴维斯－盖奇（Davis-Gage，2016）关于成年晚期情感和社会发展的研究，以及夫拉姆斯（Flamez）、奥德威（Ordway）、维拉（Vela）和希克斯（Hicks，2016）关于繁衍、死亡、临终和丧亲的论述。

信息栏 15.4　案例研究：向成年晚期过渡

艾德娜刚满 90 岁。她仍然在自己的家中独立生活，一直还在打高尔夫球、遛狗、和朋友交际。然而，她最近摔倒了，髋关节受损，目前已经做了几个星期的康复训练。

她的家人向她施加压力，想让她搬到养老机构，而艾德娜拒绝了。请列出艾德娜在人生的这个阶段所面临的六种丧失，你认为可以如何帮助她处理这种转变。

在成年晚期，"自我完整性"对"绝望"是一个人发展的中心问题。91 岁的著名心理学家埃里克·埃里克森（Erik Erikson）在去世前不久和妻子琼（Joan）研究了他们自己在成年晚期与自我完整性以及潜在的绝望之间的斗争（Gusky，2012）。在埃里克森的八阶段综合人生发展理论的最后一个阶段中，当 65 岁以上的人回顾生活时，如果生活没有像他们希望的那样富有成效或意义，他们就会感到绝望。这种绝望既与过去有关，也与未来有关，因为处于这一发展阶段的成年人意识到，自己已接近生命周期的终点，死亡在某一时刻将不可避免地到来。琼强烈地感觉到这个阶段需要被重新定义，因为当你真正面对这个最后的发展阶段的议题时，尽管很容易对某些事情进行理论化，但很难带着完整性和智慧去面对。同时，在她的丈夫去世一年之后，她发展出了第九个阶段，并且将其描述为生命周期的织锦。就像布匹由线织成，我们的生命也是如此。当我们强壮的时候，色彩更加鲜艳，当我们羸弱的时候，色彩就不那么明亮。根据古斯蒂（Gusky，2012）的说法，琼·埃里克森（Joan Erikson）相信人格特质和认同在 65 岁以后还会继续发展，但在第九个阶段，个体对生活的看法会有所不同，会更少看重物质和浅层的关系。随着他们继续寻找意义，获得对存在因素的新理解，他们对生与死会有不同的感知，对死亡的恐惧也会减少。

临终过渡

正如前文所述，转变与结束、干扰及新的开始有关。虽然转变会带来丧失，但也会带来收获。然而，生命终结这一转变例外。这种转变通常不是由个体选择的，虽然这一点正在改变，因为一些州现在允许临终人士在某些条件下结束自己的生命。无论如何，所有个体都需要面对自己的死亡；其挑战在于如何才能有尊严地、优雅地面对死亡（Shallcross，2012）。显然，人们既要考虑身体和心理问题，也要考虑人际和精神因素。这在很大程度上是一个不容易谈论的话题，因为它是一个由于多种原因造成且难以处理的问题。

事实上，不管我们喜欢与否，"死亡是生命的一部分"（Flamez et al.，2016，p.575）。死亡是生命周期的最后阶段。过早死亡剥夺了人们经历生命周期每一个阶段的权利，但不管生命何时结束，死亡也许是人们最终被迫面临的最大挑战。死亡焦虑指对死亡的不适感（Cavanaugh & Blanchard-Fields，2011），是处理临终问题时需要考虑的因素之一。为帮助老年人减少焦虑感，心理咨询师可以提供包括事实信息在内的死亡教育。

根据尼米克（Niemiec）和舒伦贝格（Schulenberg，2011）的研究，还有一些积极的心理因素影响人们对生命终结的态度。具体而言，对解决临终问题有帮助的方法包括关注那些能够提升幸福感和福祉的策略，帮助个体接受过去并认识到自己的长处，以及找到生命的意义。精神或宗教信仰也可以帮助个体重新构建他们对死亡的看法，并且完成哀伤的过程。

丧亲、哀伤和哀悼

尽管一些专业人员区别了丧亲（bereavement）、哀伤（grief）和哀悼（mourning）这三个词，但在文献中它们可以互换使用（Humphrey，2009；Malkinson，2007）。斯托比（Stroebe）、汉森（Hansson）和舒特（Schut，2001）将丧亲描述为"丧失重要人物的客观情况"（p. 6），并指出丧亲的通常反应是哀伤。兰多（2000）将哀伤解释为"在感知丧失时体验心理、行为、社会和生理反应的过程"（p.60），将哀悼描述为有意识和无意识的过程和一系列行动，以帮助个体断绝与所爱之人或事物的联系，从而适应丧失，学会适应新的现实。按照兰多的说法，哀伤是哀悼的开始，但是因为它仅仅涉及对丧失的反应和感知，所以哀悼是帮助个体重新调整、适应和整合的过程。哀伤心理咨询有必要保持文化敏感性取向，因为哀悼的过程受文化、传统和习俗的影响（Churn，2003）。正如鲁宾、马尔金森和魏茨腾（Witztum，2005）指出的，"在特定的文化背景下，有多种方式定义什么是正常哀伤，什么是复杂哀伤"（p.3）。

因为我们对丧失的体验是非常个性化的，因此理解人们如何为丧失归因是非常重要的。尽管存在差异，但每一次丧失都涉及以下几点：（1）接受丧失这一现实；（2）放下丧失，承受原始丧失和继发丧失带来的痛苦；（3）过渡、适应和调整，以适应新的现实，同时不忘旧的现实；（4）重新投入新的开始（Murphy，2012；Worden，2002）。沃登（Worden）原先将最后阶段描述为从丧失的关系中抽离出来，将情感、精力转移到其他地方。后来，他修改了第四个任务，认为哀悼者不是退出这段关系，而是保持联系，但是这种联系不会阻止其继续生活（Worden，2009）。这个任务类似于库伯勒-罗斯（Kübler-Ross）和凯斯勒（Kessler，2005）所描述的哀伤接受阶段，在这个阶段，哀悼者必须学会承受丧失的痛苦并重新适应。这样做，个体便与失去的所爱之人开始了一段新的关系。

尽管许多专业人员认为，从一个阶段的任务到下一个阶段的任务之间存在一个普遍的进程，但许多哀伤专业人员认为，库伯勒-罗斯最初提出的阶段理论已不再适用，因为在现实中，哀悼是一个因人而异的流动过程。阶段或任务是重叠的，个体在这些阶段或任务之间来回穿梭（Horn，Shallcross，2012；Humphrey，2009；James & Friedman，2009）。哀悼必须结合具体情况来看，把个人的信仰和应对技能考虑在内，并且注意到这个过程可能没有固定的终点，因为有些人被重大丧失压得喘不过气来，所以可能永远不会有完全的结束。霍恩建议，与其"克服"丧失，恢复正常，个体不如对变化做出适应和调整，虽然可能永远无法解决或完成他们的哀伤（Shalcross，2012，p.9）。

接受丧失这一现实

无论丧失关乎控制、自尊、作用能力、重新安置，还是个人自主权，哀悼的首要任务是接受丧失这一现实（Doka，2016；Murphy，2012）。接受通常不易完成，否认才是常见的——否认丧失的事实，通过使丧失看起来不那么重要来否认丧失的意义，通过屏蔽一个人或一件事的真相来选择性地忘记，或者否认丧失是不可逆转的（Worden，2009）。正如库伯勒-罗斯和凯斯勒（2005）所指出的，处于否认状态就像"因震惊而动弹不得或者因麻木而无动于衷"（p.8）。虽然否认可以起到缓冲的作用，让哀悼者随着时间的推移而接受丧失亲人的现实，免于不堪重负，但在一个人体验哀伤的痛苦之前，修通否认是必不可少的。虽然否认阶段很常见，但丧失的现实终须得到承认。

体验哀伤带来的痛苦

"你的哀伤是独一无二的。它就像你的指纹一样"（Doka，2016，p.51），而且，因为哀伤可以用许多不同的方式表达，所以表达哀伤没有一个可以预测的途径。无论如何，这是一种与分离之痛有关的深刻体验（Neimeyer，2005）。虽然不是每个人都经历过同样强度的痛苦或者以同样的方式感受到痛苦，但是没有人能在丧失时不经历痛苦。不被承认和修通的痛苦会影响个体的身心健康（Worden，2009）。

正如尼迈耶（Neiemeyer，2005）强调的，哀伤是一种特异的过程，受到诸如年龄和文化在内的多种变量的影响（Malkinson，2007）。根据专业人员的意见（Doka，

2016；Humphrey，2009），对正常的哀伤时限几乎没有统一的看法。在涉及死亡的丧失案例中，往往能看到许多人与死者保持着情感上的联系，但这并不意味着不健康的适应。事实上，哀伤的某些方面会在丧失之后持续几年，或者永远不会完全解决。

虽然哀伤是一个正常的、健康的过程，是治愈的必要组成部分，但社会往往对哀伤感到不适，因而发出一种微妙的信息，即人们需要克服哀伤，不再自怨自艾。人们"克服"哀伤的压力也可能是基于对丧失的过于简单化的看法。丧失并不是一件简单的事情，丧失的事物也不会只停留在一段时间里。相反，一系列继发丧失可能会持续数年或一生（Malkinson，2007）。

丧失几乎总是包含各种强烈的情感的一种集合，在哀伤得到解决之前，这些情感必须得到承认（Ellis，2006；Meyers，2016）。对于许多成年人而言，这一关键步骤难以完成，因为他们很难认识和表达自己的负面情绪（Kübler-Ross & Kessler，2005）。然而，帮助哀悼者识别、接纳积极和消极感受，并且在二者之间达到平衡是必要的，在此之后他们才能放手并转向下一个任务：适应新的环境。

向新环境过渡、适应和调整

根据对丧失的人或物的依恋程度，向新环境的转变和适应各有不同，涉及方方面面。例如，配偶的死亡可能丧失的是伴侣、性伙伴、财务供应者或助手等，这取决于亡者所扮演的角色（Doka，2016）。在诊断为绝症的情况下，人们必须做出重大调整，以适应新的药物治疗、有限的体力、可能面临的失业，以及家人和朋友的反应。

在发展新技能和担任新角色的过程中，常常伴随着怨恨或焦虑的情绪。由于丧失的性质不同，许多人面临着形成新的认同或寻找新的生活定位的挑战。丧失可能威胁到个体基本的生命价值观和信仰（Worden，2009）。

适应新环境意味着适应现实。适应的首要任务是打破旧习惯，用新的模式和互动适应新的现实，阿提格（Attig，2002）将其描述为涉及情感、行为、身体、社交和智力的变化。这项任务并不容易，当人们无法适应丧失时，可能会使自己的无助感和退缩行为增加，或者无法发展应对新环境的技能。这些不适应会使哀悼更难完成。

投入新的开始

投入新的开始这一任务需要个体从丧失的人或物中抽身，转向另一种关系或情境。对于许多人而言，在经历了死亡或离婚的痛苦之后，他们害怕将自己的情感重新投入到另一段感情中，不想面临再一次丧失的风险（Worden，2009）。为了继续前进，人们也许有必要纪念所爱的人，并且与其保持一些联系，但生活仍然要继续。对于其他类型的丧失，一个人也必须成功渡过退缩阶段，才能完全活在此时此地。正如斯特劳布

（Straub，2001）所指出的，"你的生活可能永远不会和从前一样，但它不一定非要同从前一样。如果你有希望，那么爱、平静和幸福就会回来"（p.81）。

继续前进的前景可能会使个体产生矛盾心理，人们经常想保留过去的依恋，而不是处理与新现实相关的感觉（Worden，2009）。人们在这一点上很容易停滞，因为放弃过去的现实是十分痛苦的。

与丧失有关的感觉

在经历许多种类型的丧失之后，人们会体验到一种不真实感和麻木感，这种感觉能帮助他们暂时无视丧失（James & Friedman，2009；Worden，2009）。然而，接受丧失是很重要的，人们必须有勇气谈论丧失，识别和表达自己的感受。通常与丧失相关的感觉包括愤怒、内疚、悲伤、焦虑、孤独、无助、绝望、沮丧和抑郁（Cavanaugh & Blanchard-Fields，2011；Ellis，2006；Meyers，2016）。迈耶斯（Meyers，2016）也指出，一个人还可能感到解放和宽慰，特别当丧失是与逝者的长期疾病或负面情况有关时。

虽然上面提到的感觉较为典型，但是人们并不会用同样的方式表达他们的感觉。丧失的表达在一定程度上依赖于文化、宗教信仰及性别（Jacobs，Masson，Harvill & Schimmel，2012）。例如，在许多文化中，人们期待男性是强壮的，公开表达感情是不被鼓励的。男性可能更不愿意寻求帮助和支持，而是感到有责任处理自己的哀伤（Fiorini & Mullen，2006）。然而，事实是，男性即使不会以同样的方式表达出来，他们也会有与丧失相关的普遍感受。

对于哀伤者而言，重要的是明白自己的情绪在这种情况下是正常的。这一点非常重要，因为许多人认为他们不应该有那些感受，或者不应该表达自己的感受——他们应该为他人而"坚强"。

愤怒

"愤怒是哀伤的影子"（Straub，2001，p.83），它与权力和控制力的丧失有关。虽然对丧失感到愤怒是自然而然的，也是可以理解的，但是许多人因羞耻和害怕而难以承认这种愤怒。库伯勒－罗斯和凯斯勒（2005）强调，愤怒会以各种各样的方式得到表达，且看起来不一定是合乎逻辑的，但这些表达是治愈过程中必不可少的一部分。詹姆斯和弗里德曼（2009）不同意这种观点，他们认为将愤怒视为哀伤的自然组成部分是错误的：有些人可能会经历愤怒，但有些人可能不会。

内疚

内疚在大多数类型的丧失中扮演着重要的角色，并且表现形式多样——幸存者内疚（"为什么不是我"），背叛带来的内疚，以及感觉对丧失负有责任的内疚。多卡（2016）称之为因果内疚，幸存者认为死亡是自己的错。他还描述了角色内疚，如幸存者因为没有成为一个更好的配偶或儿子而感到内疚。然而，哈维（2000）指出，人们需要认识到，他们不能总是阻止坏事的发生。内疚会减缓康复的速度，那些确信丧失是自己的错误的人必须努力学会自我宽恕。他们也可能不得不接受这样的现实，即他们无法改变现状。

悲伤和抑郁

"悲伤是丧失亲人者最常见的感觉"（Worden，2002，p.11），它与所有类型的丧失都有关联。悲伤可能伴随着眼泪，意识到有多少人或事情被错过，而且通常与依恋的强度以及赋予某人或某事的意义成正比（James & Friedman，2009）。

根据库伯勒－罗斯和凯斯勒（2005）的说法，抑郁是哀伤过程中另一种重要的感觉（Rando，2000），也是治愈过程中必要的步骤之一。通常，抑郁与过去丧失的东西、现在丧失的东西以及未来预期的丧失有关（Doka，2016）。

焦虑和无助

焦虑往往是在丧失之后产生的，源于对未知的恐惧、不得不学习新的技能，以及不知道在没有伴侣支持的情况下，或者没有熟悉的情况或存在方式带来安全感的情况下，一个人将如何应对生活（Doka，2016）。焦虑还与一个人对自身脆弱性的高度感知有关。个体可能需要有人帮助其识别感受到的不确定性和焦虑的来源，以及认识到他们在丧失之前的应对方法，这样他们能在一些调整之后再次应对。

心理咨询专业人员可以通过鼓励那些经历过丧失的人表达他们的感受，使这些感受

信息栏 15.5　案例研究：阿尔贝托

在去药店给阿尔贝托买药的路上，他妻子的车的侧面被另一辆车撞到，导致她当场死亡。阿尔贝托为此感到内疚，因为他是为了和从墨西哥家乡来的朋友出去喝酒，才让妻子帮忙买药的。同时，他也对此感到愤怒，因为上帝带走了他的妻子，留下了他一个人。考虑到他的宗教信仰和文化背景，你将如何帮助这位来访者处理他的内疚和愤怒情绪？

合理化和正常化，并且帮助他们理解丧失的意义，以支持他们。重要的是尊重文化和性别差异，承认不同类型哀伤的存在。具体而言，一些哀伤者更具有情感性，而另一些则更具有认知性，因此帮助来访者以最自然的方式哀伤是很重要的（Shalcross，2012）。心理咨询师也应该传达这样的期望：即使现在的情况很困难，他们也能够忍受，并且在未来的某个时候会迎接更少的痛苦和更多的快乐。

丧失团体

在过去的几年里，针对各种丧失的团体工作得到相当程度的发展（Hutchinson，2017；Rice，2015），在线哀伤支持团体也变得越来越普遍（Lubas & De Leo，2014）。团体模式之所以具有高有效性，是因为它鼓励情绪宣泄，创造社群，把控制点放在个人身上，强调互动和成长——这些都是处理丧亲的必要因素。莱斯（Rice，2015）强调了团体工作在提供社会支持和依恋方面的重要性。此外，参与团体有助于个体应对痛苦，并且保持对丧失现实的关注，从而防止他们拖延或扭曲哀悼的过程。

亚隆和莱什（1985，as cited in Anderson et al.，2012）确定了以下关于团体治疗的益处：（1）希望灌注，（2）普遍性，（3）传递信息，（4）利他主义，（5）人际学习，（6）宣泄，（7）团体凝聚力，（8）发展社交技能，（9）行为模仿，（10）存在性因子，（11）原生家庭的矫正性重现。对每个因素提供进一步的细致描述将超出本章的范围，但以下几个需重点强调。

普遍性。也许团体最重要的功能就是把具有相似经历的人聚在一起，以提供支持（Cox，Bendiksen & Stevenson，2002）。在经历丧失之后，人们常常感到孤独，因为他们不愿意把自己的感受透露给他们日常支持系统中的人。他们可能觉得需要保护他人免受痛苦，或者认为其他人因为没有相似的经历而不会理解自己。与有类似经历的人见面可以帮助他们减少孤独感，并且在团体成员分享大家都容易理解的反应时建立一种情感纽带（Anderson et al.，2012）。

信息传递和教育。同样，根据丧失的类型，成员必须确认他们的反应和感受能恢复到常态（Anderson et al.，2012），还需在与丧失有关的议题上得到确认。例如，配偶死亡后如何获得财务帮助，如何处理事故受伤后的生理功能丧失，或者如何安排退休后的时间。

带领者和团体成员可以推动关于如何应对丧失的讨论。由于所需的应对技能是如此多样化，因此团体的每个成员都可能拥有一些技能，而缺少另一些技能。成功解决至少一个问题的团体成员可以讲述他们的经验并提出建议。听到他人成功解决了类似的问题，能够帮助个体恢复控制感，并且逐渐获得一种更加积极的观点。团体带领者也可能是一个很好的信息来源，因为他可以更加客观，也从以前的带领角色中吸取了经验。

存在性考量。无论丧失涉及死亡、残疾、严重疾病，还是身份认同的改变，它都容易使人意识到存在的暂时性。人们开始了解，最终，他们对自己的生活和幸福负有责任，他们看重的是自己优先选择的事情和最看重的东西。这种意识带来了几个结果：认识到充分利用每一天的重要性，明确生活中什么是重要、有意义的，并且学到不留遗憾的重要性（Doka，2016）。

团体的带领者可以推动成员讨论丧失的性质、丧失的意义，以及它如何影响一个人的未来。处理这些存在性议题可以帮助成员应对目前的丧失及其对未来的影响。理解这些议题可以带来积极的成长和改变。

丧失团体的形式

丧失团体可以以几种不同的形式进行（Anderson et al.，2012；Corey，Corey & Corey，2010）。

- 自助支持团体。这类团体通常有一个共同的主题，如家庭成员的死亡或爱人的自杀。成员通过互相支持，验证反应，提供保证，最终能化解哀伤，获得对生活的掌控。这类团体可能没有带领者，但是如果有带领者，那可能是由志愿者或者受过训练的非专业人士担任。丧失团体会产生许多不同的动力；如果没有团体带领者处理这些动力，团体可能不会十分有效（Jacobs et al.，2012）。
- 支持团体。这类团体由一位带领者带领，其目标是创造一个安全的环境，让成员能够讨论自己的问题。在这类团体中，带领者邀请成员分享自己关切的事项和想法，并努力在成员之间建立信任、承诺和关怀（Jacobs et al.，2012）。
- 心理咨询团体。这类团体由拥有心理咨询学位的指定带领者带领，并且比自助团体或支持团体更加结构化（Corey et al.，2010）。这类团体的目的是帮助成员解决与丧失或转变有关的特定议题。

正如安德森等人（2012）指出的，所有三种团体都有利于人们应对丧失和转变。他们强调，个体的需要与团体目标、形式之间应该达到良好的契合。无论团体类型如何，所有丧失团体都允许人们分享共同的问题、恐惧、哀伤和应对策略，从而帮助人们发展新的社会支持系统（Corey et al.，2010）。除了帮助成员更多地了解不同类型的哀伤和肯定他们的体验之外，团体还提供情感支持和教育支持，这与解决问题有直接的关系。除了接受鼓励、释放压力、获取资源、应对负担之外，团体成员还将从帮助他人中获得力量，从而获益（Anderson et al.，2012）。

除了自助支持团体，丧失团体通常进行 8 ～ 10 次，每次两小时（Corey et al.，2010）。一个团体有 8 ～ 12 名成员，他们可能通过转介加入，也可能自愿加入。他们可能处于哀伤过程的不同阶段。团体既可以由协同带领者，也可以由单独带领者推动，但推荐采用协同带领模式。

领导力和成员构成的考量

所有丧失团体的成员都有一些共同的经历，他们都在寻求情感上的解脱和一种支持性的氛围，在这种氛围中，他们可以讨论问题并寻求解决办法。因为团体成员很有可能处在为丧失感到哀伤的不同阶段，因此在成员分享他们的感受和描述他们的应对方法时，示范是一个重要的学习工具。示范只是带领丧失团体的考量因素之一。还有其他的领导力和成员构成议题需要得到解决。

领导力。带领丧失团体是一个紧张的过程，如果团体带领者把自己的价值观和人生经历带入一个团体中，他可能会体验自己未解决的哀伤议题，或者过分认同团体成员的情况（Corey，2012a）。团体领导力可以是促进性的或指导性的。在以传递信息为主的团体中，带领者倾向于更具有指导性。这类带领者在特定的丧失领域具有特定的知识或经验，能够传递适当的信息，以及围绕预先确定的主题开展结构性的讨论或活动。促进型带领者的目标是鼓励成员分享自己的感受和技能，使他们能够更有效地应对丧失，此时带领者较少提供信息。这类团体通常采用较少的结构，也没有预先确定的议题。讨论的主题从团体成员中产生，带领者所做的是促进交流。

因为正在经历丧失的人需要信息和支持，所以这两类带领风格在团体中都存在，以通过解决问题和情感支持的双重目标帮助成员掌控自己的生活。不管风格如何，带领者必须积极地为相互分享和探索情感定下基调。

带领者应该为尊重、接纳、无偏见的态度和鼓励做出榜样（Corey，2012a）。团体带领者也必须积极工作，对成员的丧失保持开放的态度，避免安抚或保护的倾向。他们必须善于处理沟通障碍和问题行为（如独占发言时间）。对于优秀的带领者而言，灵活性和敏感性也是必不可少的。

同理心是另一个重要的领导力特质。科里等人（2010）将同理心描述为"同步他人主观体验并通过对方的眼睛看世界的能力"（p.144）。当人们体验到同理心时，会感觉其他人能理解并接受他们，并且更愿意分享更深层次的关注点。传递同理心能鼓励进一步的暴露、探索和感受的释放。对于带领者而言，重要的是示范同理心，并且向团体成员指出某些行为（如不恰当的提问和防御）是如何阻碍对同理心的理解的。

带领者还可以鼓励哀悼者追忆往事。追忆对哀伤的过程是至关重要的，照片、剪贴簿和其他纪念品都可以促进追忆。讲述一个丧失的故事有助于减轻痛苦，并且是种必要的宣泄。团体成员在摆脱这种情绪负担后常常感到振奋和解脱（Humphrey，2009）。

团体带领者应该持续帮助成员承认他们丧失的真相。逃避现实会延长哀伤的过程，并且使哀伤变得不完整（Worden，2002）。

成员构成。丧失团体的成员构成可以是开放的，也可以是封闭的。在封闭式团体中，同一批成员参加一系列的会面，这种形式通常会形式更大的凝聚力。开放式团体会无限期地持续下去，成员根据自身需求不断进出（Jacobs et al.，2012）。因为新成员的加入和老成员的离开可以在更大范围内呈现哀伤阶段，所以开放的成员构成可以提供更多示范和分享的机会。

医生、宗教领袖、临终关怀组织或心理健康诊所可能会推荐个体加入丧失的团体。其他成员则是自我引荐的。明智的做法是对潜在的团体成员进行单独筛选，以解释团体的目的，确定个人的丧失类型和对团体的期望，并且确定最适合该个体的方式是团体还是个体心理咨询或治疗（Corey et al.，2010；Hutchinson，2017）。

丧失团体的成员被鼓励参加团体是因为他们需要与人接触。诺兰-霍克瑟玛（Nolen-Hoeksema）和拉森（Larson，1999）指出，遭受丧失的人往往从一开始就是开放的，这种开放往往引起成员的自发分享，这对团体的结构化程度具有影响。根据诺兰-霍克瑟玛和拉森的说法，丧失团体的参与者有机会分享困扰他们的事情，而不是憋在心里和试图"变得坚强"，还能有机会通过提问和倾听他人讲述类似的情况来理解他们自己的经历，为他们应对生活的方式获得支持，除此之外，他们还能得到建议和帮助，从而促进对重大丧失引起的系列问题做出决定。

应对伴侣去世的丧失团体

虽然所有丧失都涉及相似的感受和阶段，但使团体成员获益最大的是处理他们特定丧失种类的团体。以下示例团体为那些丧失伴侣者设计。

在所有的丧失中，伴侣的死亡是头号压力源（Holmes & Rahe，1967）。丧失配偶的实际体验因人而异，取决于配偶死亡的情况、所涉人员的年龄和性别，以及发生死亡的家庭生命周期阶段（Becvar，2001）。关系的亲密程度影响了哀伤过程的深度和广度（Harvey，2002）。

事实上，配偶的死亡会造成许多丧失，因为夫妻双方拥有共同的信念、共同的养育责任和家庭责任，在经济和职业问题上彼此提供建议，并且是双方大家庭的联系纽带（Becvar，2001）。由于配偶为彼此承担了许多角色，因此幸存者会体验到更多的丧失感，这种丧失感"更加强烈，因为哀伤不仅仅是为了死者，也是为了与配偶的关系，以及丧偶者与配偶未来的计划、希望和梦想"（Walter，2003，p.13）。

丧失配偶后，丧偶者与朋友、家人和社交网络的关系会发生巨大变化。寡妇和鳏夫是特别脆弱的，丧失团体为这类人群提供了极好的方法，因为这种形式可以减轻强烈的社会孤立感，提供情感支持和应对技能，从而帮助他们接受死亡的现实，并且帮助他们与其他有类似经历者分享痛苦，从而向前迈进（Walter，2003）。这种形式也提供了工具性支持（如帮助完成葬礼和家务），以及肯定性支持——帮助哀悼者知道在哀伤期间会发生什么，并使他们知道，他们正在经历的事情是正常的，从而使他们安心（Corey et al.，2010）。

这种团体形式鼓励成员在有他人理解的氛围中应对痛苦，克服社会孤立，并且在成员面对配偶死亡带来的诸多变化时得到支持（Walter，2003）。在某种团体形式下，成员们"可以一起对抗因配偶不忠而丧失了百年好合婚姻的共同感受"（Harvey，2002，p.269）。

特定议题

除了提供宣泄的场所、正常化及处理与丧失有关的感受，团体还可以解决几个特定议题。

孤独与孤单。伴侣去世后，哀悼者丧失了与某个特别的人分享重大事件的日常亲密感，丧失了成为他人生命中最重要的人的感觉（Walter，2003）。与孤独的斗争包括其身份认同从"我们"转变为"我"（p.14），以及对自己负责。尽管与逝者的亲密关系通常会随着时间的推移而减弱，但这种关系并不会完全消失。面对身为单身而不是夫妻的一部分这一现实，也是一个艰难的转变，就像认识到哀悼者"历史"的一部分也随着伴侣去世了（Doka，2016）。

被剥夺感。伴侣死亡后，个体的剥夺感尤其强烈。鳏夫和寡妇可能会在经济、社会、性、身体和情感方面感到被剥夺。重新定义一个人的角色成为重要任务，这项任务往往是痛苦、压倒性和令人沮丧的。

自由与成长。尽管丧失会产生负面影响，但哀悼者会找到对自由的意识和改变的潜力。丧失与收获相联系，丧失可以产生"创造性转变"（Viorst，1986，p.326）。面对和跨越丧失及有效地应对逆境可以生发力量，认识到这一点是恢复的重要一步。鼓励成员看到独立和自由的潜力也是必不可少的。通常情况下，成员逐渐变得欣赏这种不必遵守时间表的自由，不必做一些事情取悦伴侣的自由。创造和选择新的、不同的方式满足一个人的需要，可以使人们更好地认识到自己是谁及自己喜欢什么，从而使其自尊心发生积极的变化。

认同与改变。配偶往往代表另一方认同的主要来源（Becvar，2001），因此在配偶死后，幸存者可能会对自己的身份认同进行重大审视，经历一番挣扎。此外，幸存者还必须学习一些新的行为，这些行为能使人发生改变——学习做饭和维护房子，处理维修和财务责任，以及独自做出决定（Walter，2003）。伴随着丧失而来的也会有诸如搬家或开始一份工作这样的重大生活方式的改变。即使这些变化是积极的，也会使人面临压力和调整。死亡事件可以被视作人生的转折点（Harvey，2000）。

新的关系。形成一种新的关系可能意味着愿意抛开过去，向前迈进，但这种改变往往是困难的（Becvar，2001）。寡妇和鳏夫经常觉得，如果他们要建立一段新的关系，就是背叛自己的婚姻或者减少对已故配偶的爱，因为他们认为自己的配偶是不可替代的，并且认为，如果他们建立一段新的关系，就会背叛与已故伴侣或已故伴侣的大家庭的关系（Becvar，2001）。

团体带领者应该对这些问题保持敏感，同时鼓励成员修正谬误，如"完美婚姻"，以及认为如果要建立新的关系，就会低估前一段关系的重要性。同时，带领者应该指出，在建立另一段关系之前完成必要的哀伤任务的重要性。

团体会面

以下是一个封闭式丧偶团体的流程模板，该团体每周会面一次（每次 2 小时），为期 8 周。这个大纲只是用来处理丧失的团体方法之一。

第一次会面。团体成员自我介绍，带领者（或协同带领者）推动对团体目标的讨论，征求参与者的希望和意见，并且强调保密性。带领者向参与者保证，团体将提供一个安全的环境让他们谈论痛苦的问题，团体的目标是帮助成员超越痛苦，继续前进。在第一次会面期间，邀请每个成员描述他们丧失伴侣的情况。

因为参与者通常渴望让自己的故事与其他有类似经历的人有关联，带领者通常不需要在最初的会面中引入更多的结构。成员分享经验最有可能激发大量的情绪，因此带领者需密切监控这一过程，如果一位成员变得过于情绪化，就要对其进行干预，检查说话者是否应该停止说话，接受其他类型的支持或转介。根据团体的开放程度，在第一次团体会面结束时，带领者可能要求成员在下一次会面时带上照片等纪念品。

第二次会面。带领者在第二次会面开始时进行简短的回顾，邀请成员表达他们对第一次团体会面的反应，以及他们在过去一周中对这次体验和包括丧失在内所产生的想法。如果团体成员在会面中带了纪念品，这些纪念品可以用来激发进一步的讨论。无论讨论是开放的，还是通过分享纪念品的方式进行，讨论的焦点是回忆，以及成员最思念（也是最不希望思念）的已故伴侣。带领者鼓励成员进行情感的表达，并且帮助成员认识到他们经历的共同性。

第三次会面。为了进入第三次会面，带领者邀请团体成员谈论他们如何处理由于丧失而引发的变化。如果这个团体有凝聚力，分享就是自发和开放的，一个简单的邀请足以让成员开始谈论生活发生改变的方式。如果情况不是这样，那么可以引入一个结构化活动，如下面的活动。

活动：给每个团体成员一张大的索引卡，让他们把卡片分成四个方块，分别做如下标记：角色、关系、日常事务和责任（adapted from Anderson et al., 2012）。邀请团体成员对这四个方面进行思考，并在每个方格中写下这些因素是如何由于配偶丧失而发生变化的。根据团体的凝聚力，成员可以与伙伴或整个团体分享他们关于卡片的想法。分享应该集中于成员的感受及与这些因素有关的挑战，他们如何处理这些变化，以及是否有任何一个变化和挑战促进了他们的成长。

第四次会面。前三次会面为团体成员提供了一个分享共同感受、关注点和体验的机会，是主要针对过去的。同样，展望未来及进入疗愈和更新阶段也很重要。作为一种过渡，带领者可以介绍自由和成长的话题。

一般而言，这次会面不需要什么结构，因为成员已经在他们共同经历的丧失的基础上建立了信任，形成了融洽的氛围。如果有必要激发讨论，带领者可以引入以下活动。

活动：请大家在分开的海报纸上写以下内容。

"我以前没有做或不能做，但现在能做或正在学习做的事情。""我以前没有，但现在拥有的自由或新的体验。"然后邀请团体成员随机分享他们对这两个主题的想法，并在相应的海报上写下他们的回应。在所有回复都被记录下来之后，邀请大家讨论学习新事物或体验新自由的感觉。通过讨论这项活动，帮助成员认识到，成长脱胎于痛苦，而丧失可以为他们每个人提供一个机会，让他们成为一个更充分发展的人。

第五次会面。第五次活动的主题也是变化和成长，但更加强调变化的实用性。因为伴侣承担了如此多的角色和责任，幸存者可能不得不学习新的行为，以实现这些功能。在这个阶段，团体凝聚力可能会让成员公开分享关于他们的新角色和新责任的信息和建议，如财务、家庭责任、财产清算或个人财产处理等。带领者可以提供与这些问题相关的社群资源信息。

第六次会面。当寡妇和鳏夫经历哀伤阶段时，他们对生活变化和新关系的关注可能是一个值得探讨的话题。如果团体分享是自发的和开放的，带领者可以简单地邀请成员分享他们对这个话题的反应、感受和体验。或者，带领者可以通过下述活动介绍主题。

活动：给每个团体成员一张索引卡，让他们从以下三个时段中选择一个时段——从现在开始的一个月，从现在开始的六个月，或者从现在开始的12个月。在成员确定时间段之后，带领者邀请成员根据以下几点预测他们的生活可能的样貌：（1）他们可能居住的地方；（2）他们可能如何度过时光；（3）他们可能与谁共度时光；（4）他们对这些改变可能有何种感受。

让每位成员在卡片上写下时间段和回答。然后邀请他们分享他们的回应，关注他们对于改变和新关系的感受。特定议题可能包括与另一个人建立关系的内疚感，如何进入单身世界，社会如何看待新的关系，新的关系如何成为避免哀伤的方式，以及他们对变化的焦虑。

第七次会面。 带领者可以利用这次活动鼓励团体成员继续探讨前一次活动遗留下来的问题和感受。因为成员进入团体时处于不同的哀伤阶段，所以他们准备做出改变和进入新关系的时机也不同。鼓励讨论各种焦虑和担忧可能会使成员有机会澄清问题，并且在这些转变中相互支持。

在这次会面中，团体不妨讨论一下人生的一般意义。婚姻可能为一些成员提供了基本的目标感。在这些情况下，丧失可能使他们有必要审视个人身份认同和生活目的。斯特劳布（2001）建议做一个结构化练习，要求成员首先思考他们希望被记住的方式，然后写一篇讣告并与团体分享，以此作为思考自己生活的好方法。在完成这项练习之前，团体成员与搭档或整个团体谈谈他们在婚姻期间可能放弃的梦想或愿望，以及这些梦想在他们现在的生活中是否还有一席之地，这些可能会对成员有所帮助。

第八次会面。 在最后一次会面中，带领者鼓励团体成员处理他们没有说或没有问的事情，以及团体结束后他们可能会有的遗憾。这个过程的结构可以很松散，即邀请成员表达该团体的意义，带给他们的赞赏和遗憾。这样的活动会唤起强烈的情感，并且会强化观念，使人们意识到来自他人的支持是至关重要的。带领者可能希望鼓励成员在离开后定期举行活动，以获得支持。

信息栏 15.6　自我觉察：个人反思

在读完这一章之后，你是否同意维奥斯特的观点，即我们通过放弃获得成长？举几　　个你过去或现在的例子来支持她的理论。

总结

在整个生命周期中，我们都面临着维奥斯特（1986）所描述的必要的丧失和"随后的收获"（p.366）。如果我们不哀悼，我们将以一种延迟的或扭曲的方式表达哀伤。哀悼包括接受丧失的现实，经历哀伤的痛苦，承认和解决矛盾的感受，适应新的环境，并且投入新的开始。在处理丧失时，人们在某种程度上需要得到支持，团体心理咨询是帮助各个年龄段的哀悼者度过适应和哀伤过程的有效方法。

另一种形式的丧失是由发展阶段或标志性事件所代表的生命转变造成的。为了适应这类丧失，个体必须完成物质（工具）任务和心理社会（情感）任务。向晚年的过渡可能涉及令人感到困难的丧失，因为人们要面临适应能力的下降、社会角色的放弃和与现实的斗争，这个现实就是，在人生的这一阶段，他们不可避免地要面对自己的死亡和所爱之人的死亡。

维奥斯特（1986）认为，"即使丧失会带来巨大的痛苦，我们在一生中也通过放弃而成长。我们放弃了对他人最深的依恋。我们放弃了自己身上令人珍视的部分。热情的投入使我们在丧失面前是脆弱的"（p.16）。在看待丧失时，如果将它与成长和变化联系起来，则可以促进疗愈。

第十六章

支持之旅：聚焦成瘾与康复团体

▌ 米塔·M. 约翰逊（Mita M. Johnson）▐

　　团体治疗和个体治疗是治疗成瘾问题和从中康复的有效工具；理想情况下，来访者会被安置于一个最有利于他们特定情境的设置中。基于证据的数据表明，来访者可在团体治疗中获得的治疗、体验和关系方面的价值并不总能在个体治疗中体验到。团体治疗的治疗目的可包括培养健康依恋、识别和发展适当的情绪表达，以及治疗并发的精神障碍（cooccurring mental health disorder，COD；即抑郁、焦虑、孤立、内疚和羞耻感）。有效的团体治疗所必需的体验因素包括安全感、支持性和对治疗的投入。团体设置所利用的关系体验包括归属感、肯定、联结、积极的朋辈强化、学习新的社交技能，以及建立健康的边界。

　　人类天生是关系生物。团体治疗为成员提供了一个安全的场所，供其与朋辈共同探索自己的成瘾问题，同时由此开始或继续戒断和治愈的旅程。团体治疗可以提供各种成本效益高的治疗服务，其疗效与个体治疗相当。那些与物质使用障碍（substance-use disorders，SUDs）、成瘾－行为障碍（addictive- behavior disorders，ABDs）和并发的精神障碍做斗争的人们在接受团体治疗时，更可能保持清醒并坚持戒断［Substance Abuse and Mental Health Services Administration（SAMHSA），2014］。

　　物质相关及成瘾行为障碍是一个重要的行为医疗卫生问题。美国正处于处方药物滥用流行之中，滥用对象主要是阿片类止痛药和苯二氮卓类药物（Inaba & Cohen，2014）。为了解人们对该问题的关注程度，请参考2015年全（美）国药物使用和健康调查（2015 National Survey on Drug Use and Health）（SAMHSA，2016a）中关于美国物质使用和并发的精神障碍患病率数据。

- 在过去一年中，约 2080 万 12 岁或以上的人群患有与使用酒精或非法药物相关的物质使用障碍。
- 在过去一个月里，约 770 万 12 ~ 20 岁的人报告饮酒，其中 510 万人报告大量酒精使用，130 万人报告重度酒精使用。在年龄为 18 ~ 25 岁的年轻人中，每 5 个人中就有 2 个人是大量酒精使用者，每 10 个中就有 1 个是重度酒精使用者。
- 据估计，在过去的一年中，810 万成年人（占所有成年人的 3.3%）至少发生过一次并发的精神障碍和物质使用障碍。

成瘾的定义

美国成瘾医学协会（American Society of Addiction Medicine，ASAM，2011）对成瘾的定义被广泛接受。

成瘾是一种原发性的慢性疾病，与大脑奖赏、动机、记忆和相关神经回路有关。这些回路的功能性障碍会导致特征性的生物、心理、社会和精神表现。反映在个体上就是通过物质使用和其他行为来病态地追求奖赏和 / 或缓解。成瘾的特征包括难以持续戒断、行为控制受损、渴求、对行为和人际关系重大问题的认知能力降低，以及情绪反应失调。与其他慢性疾病一样，成瘾通常涉及周期性复发和缓解。如果不进行治疗或康复活动，成瘾会逐渐导致个体残疾或过早死亡。

物质使用障碍的诊断

精神活性物质是直接影响中枢神经系统的物质，影响涉及生理、神经、认知和情绪等。由于多种原因，患有物质使用障碍的人数正在增加，原因包括暴露于精神活性物质的机会增加、大麻合法化、阿片类药物和其他处方药滥用呈指数增加、创伤事件增加，以及海洛因、甲基苯丙胺和可卡因在质量、可获得性和价格上的改良。越来越多的物质使用障碍和成瘾-行为障碍（赌博、色情、游戏、互联网、社交媒体、进食障碍、囤积症等）扩大了在整个持续护理过程中采用团体和个体模式进行循证、结果驱动治疗的必要性。

《精神障碍诊断与统计手册》（第 5 版）（APA，2013）在物质相关及成瘾障碍章节中提供了 10 种物质（酒精、咖啡因、大麻、致幻剂、吸入剂、阿片类物质、镇静剂、催眠药或抗焦虑药、兴奋剂、烟草和其他未分类物质）滥用和赌博的诊断标准。该标准基于与物质或活动相关的行为模式。用于诊断物质使用障碍或成瘾 - 行为障碍的《精神障碍诊断与统计手册》（第 5 版）诊断标准包括导致显著的具有临床意义的损害或痛苦的行为模式问题，且必须满足持续时间至少 12 个月（APA，2013）。

《精神障碍诊断与统计手册》（第 5 版）区分了物质使用障碍和物质所致障碍，包括中毒、戒断和物质 / 药物所致的精神障碍（APA，2013）。DSM-5 不再倡导将物质滥用与成瘾 / 依赖放入不同类别。物质使用障碍的诊断是一个连续体，基于当前的严重程度：（1）当前严重程度为轻度，即存在 2 个或 3 个症状标准；（2）当前严重程度为中度，即存在 4 个或 5 个症状标准；（3）当前严重程度为重度，即存在 6 个或以上症状标准（我们将其定义为成瘾或依赖）。可用的指标包括：物质使用障碍的早期缓解、持续缓解，以及处于限制接触的受控环境。

赌博是在《精神障碍诊断与统计手册》（第 5 版）中首次承认的成瘾行为（APA，2013）。进食障碍、与强迫症相关的行为和囤积障碍被放在《精神障碍诊断与统计手册》（第 5 版）的其他部分。赌博成瘾行为的诊断涉及 9 条标准，均为持续和反复出现的赌博相关问题行为，其中 4 条标准需要至少持续 12 个月。此外还需要进行鉴别评估，以便于将赌博成瘾行为的诊断独立于躁狂发作。赌博障碍的指标包括阵发性与持续性症状、早期缓解与持续缓解，以及对当前严重性为轻度、中度或重度的判断。

简述：与成瘾相关的关键概念

成瘾物质的使用或成瘾行为会沿一个连续的范围发展——从戒断到尝试，再到社交 / 娱乐性使用，最后到习惯性使用、滥用和依赖。许多因素影响个体从最初使用到依赖所需的时长。虽然在大多数情况下，使用某种物质或者参与某种特定的成瘾行为的最初决定是个人的选择，但是依赖性剥夺了来访者做出选择的能力。物质和行为依赖也被称为成瘾，是一种大脑神经生物学障碍，会导致负责奖励、动机和记忆的区域发生显著变化。对某种物质或行为的依赖可以是生理性的，也可以是心理上的，或者两者兼而有之。精神活性物质和成瘾行为使脑内核心神经递质失调，影响多巴胺、血清素、GABA、去甲肾上腺素、肾上腺素、谷氨酸、乙酰胆碱和内啡肽的正常神经传导。

精神活性物质和成瘾行为改变了一个人的动机等级，并改写了个体的自我关照和健康相关的行为（ASAM，2011）。物质和成瘾行为"劫持"了大脑额叶皮质与奖赏、动机和记忆回路之间潜在的连接（ASAM，2011）。一旦大脑被劫持，个体就会出现包括冲动控制改变、判断力受损、对奖励追求的功能失调、情绪高度不稳定和延迟满足困难症状。青少年和年轻成人特别容易受到精神活性物质的影响，因为他们的大脑在 12 ~ 24 岁正在处于彻底的重建 / 成熟阶段。青少年 / 年轻人的大脑与成年人的大脑相比更容易遭受成瘾、创伤和大脑发育受阻的影响。

许多理论和模型试图解释成瘾的原因。生物心理社会（包括情绪和精神）模型整合了包括医学、社会文化和心理等其他几种模式的要素，以帮助解释成瘾的病因。生物心理社会模型解释成瘾是多种因素共同作用的结果，包括遗传易感性、接触成瘾物质的难易、使用物质后的反应、社会因素、学习和环境影响（Engel，1977）。根据该模型，这些因素相互作用，可能促进或抑制成瘾的发展（Anthenelli & Schuckit，1992）。例如，遗传易感性可能与大学酗酒文化的社会影响结合在一起，伴随着在社会环境中人们对更加放松的心理渴望，导致酒精滥用。从这个模型的角度来看，没有一个单一的因素是成瘾的原因；相反，它是累积的交互作用（Erickson，2005）。

精神活性物质通过各种方式（如口服、注射、鼻吸或吸烟、黏膜或局部外敷等）进入我们的身体，穿过血脑屏障，引起大脑的化学变化。这些物质用于缓解个体的疼痛、刺激或放松其身心、为其带来愉悦、引发其幻觉、提供暂时对现实的逃避，并且最终使个体中毒（Porter，2005）。所有可能使人成瘾的物质都根据对中枢神经系统的影响进行分类。可诱发物质使用障碍的主要物质类别为兴奋剂、镇静剂、迷幻剂和其他（如吸入剂、增强体能药物、抗精神疾病的药物和一些化合致幻药物）。

兴奋剂能收缩血管，增加心率，提高血压，并且可能增加呼吸的频率。兴奋剂包括可卡因、甲基苯丙胺和其他。使用兴奋剂的个体希望感受到更自信、更有活力和更加投入。精神兴奋剂和其他兴奋剂可减轻疲劳，提高警觉性和清醒度；长期暴露 / 使用兴奋剂最终会耗尽身体的能量储备，破坏大脑化学物质，导致疲劳、抑郁、偏执、愤怒、暴力和强烈渴望（Inaba & Cohen，2014）。

镇静剂会降低心率、血压和呼吸。主要的镇静剂包括酒精、阿片类 / 鸦片制剂、巴比妥类、苯二氮䓬类（抗焦虑药）和镇静催眠药物。次要的镇静剂包括非处方镇静剂、抗组胺剂和骨骼肌肉松弛剂（Inaba & Cohen，2014）。镇静剂通过抑制机体功能控制疼痛、减轻焦虑、促进睡眠、减轻压抑感。它们能够引起欣快感（Inaba & Cohen，2014）。使用镇静剂的来访者通常希望减少情绪 / 心理 / 生理痛苦、创伤引发的痛苦和社交焦虑。大多数阿片类药物可控制身体和情绪上的痛苦，引发欣快感，并且有助于抑制咳嗽、痉挛和腹泻。

迷幻剂，也称为致幻剂，具有类似放大后的兴奋剂或镇静剂的特性。这类药物的独特之处在于它能够显著改变一个人的知觉，使其放大到错觉、妄想和幻觉的水平。迷幻剂会改变一个人对现实的感知——通常在其意识之外。

大麻主要被归类为具有镇静和兴奋特性的致幻剂。大麻能引起放松、镇静、食欲增加、新奇感增强、眩晕、短期记忆障碍、循迹能力受损、呼吸障碍、精神错乱、剧烈呕吐、学习困难和精神障碍。

吸入剂是一种大范围滥用的物质类型，包括挥发性溶剂、挥发性亚硝酸盐和麻醉剂（Inaba & Cohen，2014）。吸入剂用于产生陶醉和迷幻作用。

增强体能药物在运动员和过度运动者中被广泛滥用。睾酮是人体自然产生的类固醇激素，具有强健肌肉，增加体重的作用，但也可能导致攻击性、生理问题、滥用和成瘾（Inaba & Cohen，2014）。

成瘾行为，也称为过程成瘾或行为成瘾，是一种强迫性行为，即使无特定使用的物质引起的生理问题，也会在个体生活中招致所有与物质使用障碍相同的负面后果。过程成瘾导致一个人强迫性地、持续地从事一种活动或行为，尽管这种活动或行为对个人在家庭、工作和群体中保持心理、身体健康和功能的能力产生了负面影响。最常见的行为成瘾包括电子游戏、赌博、食物、性、色情、爱情、购物、囤积、危险行为和锻炼成瘾。个体的交叉成瘾情况并不少见：一个人可能放弃某种物质成瘾，但会用行为成瘾替代，反之亦然。

团体治疗是帮助个体对抗物质使用障碍或成瘾－行为障碍的一种强有力的治疗工具。对成瘾者进行团体治疗的优势包括：为刚开始康复的人提供有用和及时的信息，提供高效的服务（一名促进者同时与 3 ~ 12 名来访者一起工作）；积极的朋辈支持；在朋辈压力下保持戒断并维持在正轨上；提供学习新的应对策略和生活技能的安全场所；提供接受他人反馈的安全空间；提供健康关系和关系方式的模式；提供鼓励、指导、支持、强化、结构和希望。团体不一定由使用相同物质的成员组成；成员都曾吸食毒品，也都有困顿的生活经历。专门针对特定物质的团体通常是 12 步康复支持群体，如匿名戒酒会、酗酒者成年子女协会、匿名戒毒协会和匿名戒赌协会。了解来访者一直在与哪些物质使用障碍、成瘾－行为障碍和并发的精神健康障碍斗争是很重要的。有关当前和过去成瘾的信息将告知临床医生可选择哪个团体推荐给来访者，并且为团体治疗计划提供信息。

治疗模式：团体治疗

团体治疗是治疗物质使用障碍和成瘾－行为障碍时使用最广泛的治疗方式（Weiss，Jaffee，de Menil & Cogley，2004）。（美国）国家药物滥用研究所（National Institute on Drug Abuse，NIDA，2003）的研究表明，如果团体治疗结合个性化药物治疗、心理咨询（或者以认知行为治疗原则进行组织，或者采用来访者为中心的护理原则），就会获得积极的成果。团体具有许多优势，包括成本效益考量，提供学习和实践社会技能的机会及自我关照的机会，以及在康复过程中给予成员支持和鼓励。研究通常表明，在治疗物质使用障碍方面，团体治疗与个体治疗同样有效（Weiss et al.，2004）。团体提供积极的朋辈压力，帮助成员保持在他们的目标轨道上。当成员在物质使用障碍和成瘾－行为障碍中需要互相面质和挑战时，彼此能从对方的理解和经历中获得相互认同。参与团体治疗可减轻他们在社交场合的焦虑。康复中的来访者会被告诫停止与他们曾经交往过的任何人交往，同时要结交履行戒断的新朋友。一个安全、投入的团体会成为一个志同道合旅行者的"系统"，他们都在利用这个机会从与物质使用障碍和成瘾－行为障碍相关的内疚、羞耻、污名和孤立中得到康复。

有 7 个团体动力 / 变量促进了积极的治疗环境（Yalom & Leszcz，2005）：希望灌注、认识到问题的普遍性、获得信息、互相关心、营造健康的家庭环境、提高社交技巧，以及健康行为的示范。成为积极的团体成员可以获得自我理解、心理成长、情绪愈合和真正的亲密关系（SAMHSA，2014）。

评估

来访者可能处于物质使用障碍连续护理过程的某一阶段中：预防（前思考、思考）、治疗（准备、实施）或康复支持服务（维持、预防复发）。针对患有物质使用障碍或成瘾－行为障碍的来访者，治疗包括筛选和评估、诊断和提供治疗计划、治疗和病例管理服务，以及转介至康复支持服务机构。治疗方式包括个体治疗、家庭治疗、伴侣治疗和团体治疗；来访者在其康复旅程中的任何时间点均可能采用一种以上的服务方式。团体治疗可以在医院 / 住院、住宅、门诊社区和私人机构设置中提供。评估是多维度的，以生理心理社会－精神－情绪（biopsychosocial-spiritual-emotional）为焦点。因为对与物质使用障碍抗争的来访者而言，并发精神健康障碍和创伤是常见的，所以临床医生将对多种物质的使用（大多数来访者同时使用一种以上的物质，如酒精加可卡因加大麻）和并发的精神健康障碍（如抑郁、焦虑、双相情感障碍、精神病、ADHD、创伤后应激障碍、愤怒管理问题、关系问题等）进行评估。全面和准确的评估和诊断是必要的，以便将人员归入适当的团体。有时，治疗师需要根据症状的本质将病人转介给精神科医生或心理学家进行精神疾病的评估。一旦确定了来访者的诊断和环境 / 社会状况，我们就可以为来访者选择特定的团体，以便其接受实际的治疗和支持。

主要模式

在成瘾工作中，心理咨询师将接触各种类型的团体，包括心理教育团体、技能发展团体、认知行为 / 问题解决团体、人际过程团体，以及支持团体（SAMHSA，2014）。

除了这些基本模式，许多专业化亚团体也经常用于成瘾治疗。这些亚团体通常由资金来源、许可要求、团体参与者的需求、团体会面的地点等因素决定。特定团体包括特定文化团体、面向戒断的团体、面向伤害的团体、愤怒管理团体、创造性 / 表现性团体、固定成员团体、异质团体、同质团体、以问题为中心团体、法庭强制团体、复发预防团体，以及循环成员团体。每种模式都有其特定的工具来支持成员的康复旅程。

认知行为治疗团体。认知行为治疗团体在成瘾治疗和康复领域具有悠久的历史。认知行为治疗着眼于一个人的认知、感觉和行为之间的联系，三者是紧密相连的。认知行为治疗团体致力于通过改变思维模式、信念、感知、态度和情绪来改变习得行为。认知行为治疗团体通常拥有高度结构化的形式（可能是由课程驱动的），使用教学和角色扮演活动，并且包含会面外的家庭作业（如思维日志或特定的关系活动）。认知行为治疗团体的目标是检查、纠正、替代不适应的行为、想法和信念。团体促进者将决定团体是否关注健康与自毁行为、内化的核心信念、批判性思维和解决问题能力的发展或其他领域。认知行为治疗团体聚焦的一个重要领域是来访者常见的思维错误，目的是与错误思维进行辩论并予以替代。来访者可能持有的需要辩论的错误信念包括："我不行""我和别人不一样""我不够坚强，所以无法戒断""我不值得被爱""我是失败者""我毫无价值"，以及"我是个坏人"。

认知行为治疗团体是重要的社会支持来源，可以帮助团体参与者了解他们的成瘾和康复过程。认知行为治疗团体的主题可能包括：与并发的精神健康障碍相关的教育，识别和学习管理压倒性情绪的工具，识别和学习在群体中安全生活所需的生活技能，以及发展应对策略以预防导致复发的渴求和触发因素。认知行为治疗团体作为一种成本低、成本效益高的治疗模式，可以帮助大量的来访者。团体采用的技术在很大程度上取决于带领者、他们的专业知识、转介来源（如法院系统）的需要，以及团体中个体成员的具体需要。认知行为治疗团体的典型带领风格是促进者（带领者）积极参与并提供持续的指导。

人际过程团体。人际过程团体利用心理动力学理论（即人们如何在心理上发挥作用）促进戒断、降低伤害、帮助康复和治愈。团体带领者持续监测三个动力：（1）内在心理动力，即每位团体成员的心理功能；（2）人际动力，即团体中成员之间相互联系的方式；（3）团体整体动力，即团体作为一个整体如何运作。人际过程团体促进者阐明并关注每个成员内部的发展议题，这些议题导致了个体成瘾，并可能对治疗和康复带来干扰。

人际过程团体的带领者侧重于成员之间的互动和个体成员的内在体验，而非团体中谈论的内容。促进者研究团体中正在发生由移情和反移情迹象表达的人际动力。带领者可以选择集中于个体成员的内在认知和情绪过程，监控和指导成员之间的联结方式，或者把团体本身作为动力系统予以关注。

心理教育团体。心理教育团体的目的是教来访者了解物质使用、共病、复发预防，以及行为和后果之间的联系。心理教育团体通常是结构化的、内容驱动的。促进者可以采用讲座和课程指导团体进行体验，可以播放视频讲授要点，或者请演讲者讲授要点。促进者确定如何呈现信息并与成员合作，帮助每个人将他们正在学习的内容纳入自己的生活。心理教育团体是一个很好的选择，可以让你了解可导致成瘾的精神活性物质是如何对大脑和身体起作用的，同时学习压力应对策略、冲突解决技能，讨论依恋和健康情绪，发现有助于康复的自我关照方式，探索家庭动力等。

心理教育团体对于那些会思考物质使用对自己生活影响的人特别有用。心理教育团体提供了一个环境，让人们审视自己的选择，思考他们可以在生活中做出的有意义的改变，并且制定现实的短期和长期人生目标。在清醒和康复的早期阶段，来访者会在就触发、渴求、复发、康复的阻碍及周年纪念日/特定日期对康复的影响这些相关方面的教育和讨论中受益。团体是一个安全的地方，可以让成员了解家庭和社会动力，这些动力要么使他们陷入物质使用，要么鼓励他们努力改变。成员可以学到很多关于他们是谁，他们喜欢和想要什么的内容，而心理教育团体是了解他们需要什么来支持自己做出改变的一个很好的方法。团体成员在心理教育团体中能接触到各种资源。大多数来访者需要各种促进健康恢复的支持：专注的自我照顾、放松训练、冥想、运动、瑜伽、营养、愤怒管理和精神发展。像心理教育团体这样的团体是了解文化和家族历史对自身育儿技能影响的安全途径。大多数心理教育团体的目标是促进富有成效的行为、提高思维的清晰度，以及促进情绪的成长和发展。

技能发展团体。技能发展团体与心理教育团体非常相似，旨在教导来访者如何通过戒断或减少伤害保持康复状态。技能发展团体是高度结构化和聚焦的。主题通常包括预防复发的所有方面：拒绝技巧、社交技巧、沟通技巧、愤怒管理、冲突解决技巧、具体的养育技巧和金钱管理技巧。技能发展团体的促进者对每位成员进行仔细评估，以确定每位成员的技能发展需求是什么。评估将确定来访者目前的技能水平如何，需要学习哪些技能。技能发展团体的促进者具有基本的团体治疗知识和技能，了解成员在团体中如何相互联结，知道如何促进成员参与和成员之间的联系，并且擅长管理团体内的冲突。

支持性团体。支持性团体是康复过程中一个强有力的部分。虽然治疗在其范围内具有高度的目标性，但支持性团体允许通过社会互动和关系联结使成员的努力得到发展和加强。成员在学习管理自己的想法、情绪和行为时相互支持；支持性团体发展出的人际交往技能对成功的康复旅程至关重要。支持团体的范围从以问题为中心的团体到以人际关系为中心的团体。支持性团体的观点是帮助个体学习如何度过康复早期、实现戒断和管理日常生活事务。

团体促进者可以发起和管理团体讨论。促进者鼓励成员分享其经验及其如何克服困难、迎接挑战。团体是一个安全的地方，可以营造、肯定真诚，体验新的生活技能的氛围。团体尊重他人、不评判他人、关心和鼓励他人——促进所有成员之间开诚布公的交流。与其他团体相比，支持性团体的指导性和议程驱动性较小。促进者更具有解释性和观察性，促进团体成员之间支持性的提高。治疗性团体和支持性团体是有区别的。治疗性团体由行为健康的专业人士促进，而社区支持性团体由朋辈驱动和主导。心理咨询性团体包括由治疗师或其他专业人员带领的支持性团体。

如果没有社区推动的支持性团体（如匿名戒酒会、其他 12 步团体、理性康复团体、欢庆康复团体、SMART 康复团体等），许多人似乎难以从物质依赖中恢复。大多数有效的治疗项目要求将参加 AA 或其他类似项目作为治疗过程中的强制性部分，因为这是康复过程的补充（SAMHSA，2014）。对于那些寻求从物质使用障碍中保持清醒的人而言，第一个有效的社区干预由朋辈带领的支持团体构成（Fisher & Harrison，2000）。在 1935 年，被称为"匿名戒酒会"（AA）的自助组织诞生。AA 组织由酗酒者所创立，也是为酗酒者而创立。作为 AA 的创始人之一，比尔·W.（Bill W.）相信他的康复归功于一次精神上的邂逅，以及酗酒者之间谈话的力量。当比尔·W. 戒酒成功后，他遇见了另一个酗酒者——鲍勃博士。比尔·W. 与鲍勃博士见面谈论了自己的成瘾和康复。在鲍勃博士慢慢保持清醒后，两人决定分享这些话语，从而强化自己的康复。在他们的这些会面中，AA 的基本组成部分形成了，其中包括分享个人经历、认识到酗酒是一种疾病、寻求精神上的干预、投入会谈以帮助其他酗酒者戒酒。12 步团体（如 AA）和其他社区带领的支持性团体的目标是完全戒除酒精和其他成瘾物质（Nace，1992）。这些社区支持性团体是自主进行的，可能彼此之间有很大的不同（Doweiko，2006），但共同点（Rootes & Aanes，2006）包括：朋辈带领；成员分享彼此的经验；以教育，而不是心理治疗为形式；鼓励每位成员对自己的行为负责；以帮助成员实现和保持清醒为宗旨；成员的参与具有匿名性和自愿性；以改变生活方式为目标。

专业化团体。专业化团体有一个具体的、特定的关注点，包括复发预防、文化特异性，以及表达性 / 创造性。这些特定团体还包括"焦点"团体，针对的是特定行为或关注点，如吸烟、进食、物质使用、哀伤和丧失、创伤、害羞、焦虑管理等。

偶然复发预防团体的重点是帮助成员节制使用某种物质或做出某种行为。这一团体的成员处于清醒状态，已经实现了戒断。这些团体的目标是为来访者提供相关技能和知识，帮助他们预测、识别和管理可能导致偶然复发的高风险情况，帮助他们保持清醒，同时致力于生活平衡、自我关爱和未来的目标。心理教育、技能培养、问题解决和人际关系过程都是这些团体的组成部分。偶然复发预防团体的带领者熟悉偶然复发预防所需的技能，能够处理团体中出现的议题和关注点。促进者不断评估成员的偶然复发风险，包括成员可能未认识到的风险，以及内部和外部风险因素和危险行为。促进者知道如何在必要时进行干预，能够在没有评价或惩罚行为的情况下处理偶然复发事件。复发预防团体提供了一个安全的环境，以便来访者了解触发因素，各类渴求，危险的人、地点和事件，以及如何应对偶然复发的诱惑或实际的偶然复发事件。促进者经常教成员使用功能分析工具，帮助他们确定是什么导致或可能导致偶然复发事件。偶然复发是一个事件，团体促进者会告知成员他们走向康复道路上的所有努力都不会白费。

文化特定团体包括性别特定团体（均为男性或均为女性）、种族特定团体（西班牙裔、亚裔、美洲原住民、非裔美国人等）或群体特定团体（LGBTQ、攻击受害者、退伍军人、急救人员、专业人员、发育障碍者等）。不同文化对物质使用障碍和成瘾–行为障碍的体验不同；文化变量直接和间接影响个体的康复。成员可以在深层次上相互联结，这既确认也抵消了许多成员在看待其康复旅程时所经历的孤立感。满足高度特定的文化价值，这些团体对治疗进行调整。它们倾向于专注优势，运用文化视角，聚焦于康复和健康。促进者了解文化团体内的具体文化态度和阻抗领域。促进者必须具有文化敏感性、耐心和创造性，了解这些如何使团体对其成员有意义。团体促进者对沟通、物质使用、社会约束、过去和现在的压迫、主流文化的观点、某些领域中的歧视和细微侵犯的差异均保持敏感。每种文化均有可用于治疗团体的特定活动。具体文化活动的例子包括仪式、庆祝、静修、故事会和人生仪式性活动。将文化因素融入团体对团体成员是有帮助的，康复中的个体将在文化认同和心理社会背景交织之中进行康复工作。

表达性团体是一个神奇的工具，当来访者难以仅通过口头交流表达自己时，这种团体能帮他们表达意识和潜意识中的想法和情绪。表达性治疗团体使用某一特定工具或多种工具进行，如艺术、音乐、诗歌、戏剧、心理剧、生物能量学、心理动作、格式塔、游戏、舞蹈或自由律动。该类团体以创造力为中心，促进成员之间的社会参与性。促进者高度参与到这些团体中，并且采用高度互动的带领风格。带领者必须将重点放在创造性活动上，同时关注与物质使用障碍、成瘾–行为障碍和康复相关的团体过程。有效的表达性治疗团体具有较高的来访者参与度。

特定焦点团体以解决特定的行为或关注点为目标，如吸烟、进食、物质使用、哀伤和丧失、创伤、害羞、焦虑管理等。这类团体通常带有认知行为风格，致力于消除特定的问题或矫正特定的行为。这类团体都是短期的、高度结构化的，并且聚焦于症状减轻或行为演练。在特定焦点团体中，一些团体使用马、犬和猫作为治疗的一部分，也获得了积极的效果。

团体结构

在来访者进入团体之前，需要先确定团体的结构（Yalom & Leszcz，2005）。成员的团体治疗经验能否成功取决于其是否处于适当的位置上。当成员进入某个特定的团体时，促进者需要考虑以下因素：特定物质使用障碍和 / 或成瘾 – 行为障碍、法律约束、来访者特质、特定需求、文化归属、偏好、治疗和康复阶段，以及可利用的团体类型。促进者必须评估来访者是否已准备好参加团体；并不是每个人都适合团体治疗。不适合团体体验的人包括那些拒绝参与、无法履行团体协议、处于生活危机状态或生活重大改变事件中、无法控制冲动、有干扰团体工作的防御，以及在团体中感受严重内心不适的人（SAMHSA，2014）。典型的物质使用障碍和成瘾 – 行为障碍团体规模为 8 ~ 12 名成员，最好有两名协同促进者。亚隆和莱什（2005）提倡团体由 5 ~ 10 名成员组成。团体可以由具有不同特质的成员组成，或者由在某一维度上具有相似性的同质成员组成。在开放式和封闭式团体中，成员可以通过朋辈压力促进出席。在开放团体中，新成员能从在康复过程中成长时间更长的成员的经验中受益。这些经验丰富的成员充当了那些不太熟悉康复过程的成员的榜样（Golden，Khantzian & McAuliffe，1994）。

信息栏 16.1　过早终止

亚隆和莱什（2005）指出，为阻断过早终止，团体促进者通常试图说服成员再参加一次团体会面。这么做的目的是希望团体其他成员能说服该成员不要离开团体。研究尚未发现这是一个极其有效的技术（SAMHSA，2015）。一个更有效的策略是在团体介绍和团体协议阶段便曾讨论提前终止的利弊。关于"多一次会面"的这个策略可以作为初始团体协议的一部分。团体协议 / 合同必须作为对团体的"真正知情承诺"的呈现，而不仅仅是一种形式或行政程序。

协议。通常用于治疗物质使用障碍和成瘾 – 行为障碍的团体有两类：开放式团体（人员具有流动性，会随着成员退出或团体结束而不断加入新成员；对成员而言，这类团体可能没有明确的结束日期）和封闭式团体（有固定成员和固定期限）。建立明确的界限且对成员进行基本规则的教育，将增加成员实现目标的可能性。团体协议用于建立团体成员之间、带领者和团体本身的期望（SAMHSA，2014）。研究发现，团体合同 / 协议 / 规则是促成门诊治疗团体成功的唯一且最重要的因素，它包括的原则涉及出席、物质使用、保密、身体接触、团体外交往、参与、经济责任、适当的沟通方式、疗程期间可接受的行为，以及终止（SAMHSA，2014）。当新成员进入一个团体时，他们会被引导了解对团体可以期待什么，这可以促进成员的安全感和参与度。建议促进者让成员参与制定团体规则的过程；当成员帮助创建规则时，其团体主人翁感和参与度将得到加强。促进者为开放团体制定团体规则，并且在新成员第一次出席之前将规则告知他们。

信息栏 16.2　触摸还是不触摸

在团体中，触摸永远不是中立的。人们有着不同的个人经历、文化背景和创伤体验，这些导致了大家对触摸的不同理解。因此，带领者应该仔细评估任何发生身体接触的情况，即使这种接触是积极的。在大多数团体中，触摸是不被推荐的（包括拥抱和牵手）——除非这是一个表达性团体、舞蹈团体等。在表达性和创造性团体中，触摸可能是可以接受的、规范的。团体协议／合同总是会讨论触摸，禁止身体暴力（SAMHSA，2015）。

协同促进。在运行物质使用障碍和成瘾－行为障碍治疗团体时，通常建议采用协同促进方式。这样团体成员能从多个视角获益，多个促进者也可以分担一人带领团体的压力。带领者可以成为合作和共同工作的积极榜样。有效的协同带领关系与好的婚姻有相同的要求。协同带领者必须就基本原则、理论取向和团体过程方面达成一致，并且能相互尊重、相互兼容、相互合作，以及共同协调方案。他们的技能必须相辅相成。团体带领者应在团体之外定期会谈，讨论团体成员、团体进展或阻碍，以及可能的干预措施，以协调他们的努力方向（Washton，1992）。我们鼓励协同带领者进行定期和公开的交流，并且对成员支持一位带领者而反对另一位的迹象保持警惕。带领者必须在提出这些议题时直面它们。有一个学派认为，处理性别敏感议题的团体应该有与团体成员相同性别的带领者。尽管历史上认为，受性虐待的女性团体应该由女性带领，但没有足够的证据支持这一说法。在一项研究中，女性被随机分配到由男女心理咨询师共同带领的团体中，或者分配到仅由女性带领的团体中，其结果并无显著差异（Nesmith, Wilcoxon &

信息栏 16.3　吸毒状态和／或醉酒状态

团体中时不时会有团体成员在吸毒状态、醉酒状态下出现在团体中。如果成员在功能、生理、智力上受到损害，就不能参加团体活动。在这种状态下，成员不能离开团体所在地自己开车回家；如果成员发生事故，团体组织机构可能要承担损害赔偿责任，因为机构知道该成员离开时处于吸毒、醉酒状态。有几种方法可以处理这种棘手的情况：（1）成员可以坐在大厅或其他房间里接受监视，直到他们恢复清醒状态，同时使用呼吸检测仪测试醉酒程度；（2）机构或促进者可以叫出租车送成员回家；（3）机构或促进者可以叫该成员的重要他人或已确定的成年人送成员回家；（4）如果没有其他合理的解决办法，机构可以致电执法部门帮助此人脱瘾。

Satcher，2000）。

团体发展。我们建议团体带领者在召集团体成员之前与每名潜在的团体成员会面，目的是确保该人员适合团体，开始形成治疗联盟，就未来在团体中将完成的工作达成共识，对来访者进行团体治疗的教育，减轻其焦虑，并且解释团体协议的基本原理（SAMHSA，2014）。团体初始会面任务包括介绍、创建和／或回顾团体协议、建立情绪安全的环境和积极的团体规范，使团体专注于其目标上（SAMHSA，2014）。团体可以从成员相互认识的活动开始，目标是提升群体意识，增加真诚的互动。在中间阶段，成员进行互动，就具体议题和关注点开展工作，并且做出有助于康复的改变。会面可以强调自我暴露、拒绝毒品的策略、社交技能，以及休闲活动（Johnson，2003）。一些团体处理的是与成瘾同时存在的精神障碍（Rose，1998）。结束阶段引入并致力于终止或结束团体工作。经过最初的团体治疗后，成员特别容易复发和中止治疗（SAMHSA，2014）。通过成员的准备、成员参与度最大化、反馈、鼓励出席的提示、全方位服务的提供，以及团体时间安排和持续时间，可以提高团体停留率（SAMHSA，2014）。

信息栏 16.4　多样性和团体凝聚力

为了促进团体的凝聚力，团体带领者应该做到以下几点：（1）告知潜在的团体成员，团体将包括不同种族和背景的人士；（2）以及时、安全和客观的方式讨论敏感话题；（3）通过公开讨论如何处理信念和感觉上的差异，为团体体验确定基调；（4）帮助来访者以支持健康自尊的方式处理微侵犯和成员偏见；（5）慢慢地让新来访者融入团体中，允许他们在初期设定自己的节奏，同时鼓励他们最终参与进来（SAMHSA，2015）。

团体治疗的阶段。康复分阶段发生，且有相应的治疗阶段。在治疗的早期阶段，来访者对他们所面临的问题和对康复的需要持矛盾态度。他们的大脑可能正在戒毒，并进入治愈的初始阶段。认知功能可能低于预期。团体治疗早期阶段的重点是打破矛盾心理，以便来访者能够现实地看到他们关于毒品使用和自身行为存在的问题和令人担忧的地方。

在恢复中期，大脑正在积极地朝更高的生化稳定状态努力，认知能力逐渐提高。在这一阶段，来访者会帮助彼此适应一种康复文化。促进者会更具体地讨论复发预防，同时也强调每位成员的积极变化，并且处理来访者可能对其现在和未来的迫切关注。

在治疗的后期，随着大脑获得更高的生化稳定性和更强的认知能力，来访者会变得更加稳定。处于治疗后期的来访者能够更好地面对涉及冲突和情绪的情境。他们必须面对生活中的痛苦现实，修复和建立健康的人际关系，并且致力于沟通和冲突解决的技能。来访者需要一个能帮助他们疗愈和成长的工具。有效的团体促进者可以处理团体体验（恢复阶段、人际关系、情绪、冲突等）的许多细微差别。

信息栏 16.5　在房间里发生的事情不要带离房间

对于团体来说，必然引起内部崩溃的方式就是违反保密协议。团体在安全、不评判和保密的情况下是最有效的。成员们希望自己在团体中说的话保留在团体中。促进者的责任是与外部资源只分享授权报告（如假释或缓刑）相关的信息，再无其他。临床督导和磋商不是八卦，督导中只能分享相关信息，且督导/磋商团队的所有成员都要保密。成员也会在团体之外分享和闲聊，我们不能控制成员说什么和做什么。解决这一问题的一个方法是带领者在每次团体开始和结束时就团体的保密性提醒所有成员，从而为能共同分享的内容定下基调，且有望阻止外部违反保密性的行为。八卦从来都不是好事。所有成员都有权听取其他成员对他们说的话。如果一位成员没有出席团体，其他成员不能在那次团体中对他进行讨论。即使某人不再是团体成员，促进者也必须确保团体不讨论该成员。

召集团体的示例：预防复发和偶然复发。复发指来访者恢复先前的物质使用障碍或成瘾－行为障碍活动；偶然复发指一个单一事件，并没有完全复发的状态。由于与物质使用障碍和/或成瘾－行为障碍斗争的来访者的偶然复发风险较高，因此预防偶然复发是大多数康复团体合乎逻辑的话题（Doweiko，2006）。许多变量可能导致偶然复发，包括缺乏社会支持、情绪障碍、冲动、较低的社交技能、高水平的焦虑和压力、家庭问题、并发的心理健康障碍、创伤，以及缺乏必要的全面服务。奇亚伍兹（Chiauzzi，1990）确定了导致偶然复发的4个因素。

1. 人格特质。人格特质包括强迫行为、难以适应变化、被动攻击行为、责备他人的倾向、反社会人格特质、冲动和拒绝寻求帮助。

2. 具有替代成瘾的倾向。通常，来访者会从一种物质或行为成瘾转变为另一种物质或行为成瘾。

3. 对康复过程的理解有限。个体未改变他们的个人观点和生活方式，而是专注于改变单一特征，同时保持他们生活的其他方面不受影响。这些个体以肤浅的方式遵循治疗，回避了洞察力和自我觉察。康复中的个体指的是"说到做到"，而不是"只说不做"。真正的康复需要改变娱乐方式和其他活动，这是离开物质使用障碍和成瘾－行为障碍所需的对生活方式进行改变的一部分。

4. 未能察觉危险信号。许多人在康复早期，甚至康复后期，都未能认识到那些"看似毫无意义"的决定会把他们推向偶然复发的滑坡。

信息栏 16.6　核查

对于与物质使用障碍和成瘾–行为障碍做斗争的成员，团体是一个处理自上次团体活动以来所发生事情的理想场所。通常，在最初的团体开始和核查时，促进者会要求每位成员分享自上次会面以来发生的事情，这些事情包括以下信息：渴求、触发、偶然复发、生活转变事件（如家人或朋友的死亡等）、日常生活和工作中遇到的困难、出庭，以及是否有紧急的事情需要在团体中讨论。

核查是让成员确认成功和积极转变的重要时刻，是让成员和促进者重新联结的途径。促进者会记录那些可能需要在本次会面晚些时候或以后的会面中处理的令人担忧的议题。核查是一个重要的时刻，成员可以从他们的伙伴那里得到反馈和鼓励。这种核查为共享内容提供了结构，由此团体不会出现大量无关的话题。

导致成瘾的因素同样可能是引起偶然复发的强大力量。例如，缺乏社会支持可能表现为配偶酗酒，且积极破坏另一方的戒断。曾有人报告，他们的配偶会说"你喝酒的时候我更喜欢你"之类的话——而朋辈压力是开始吸毒的主要原因之一。团体成员可能需要完成核查清单，以帮助他们识别与偶然复发相关的风险因素。为了保持康复进程，来访者必须学会管理他们的渴求，同时也要学会转移使用成瘾物质的社会压力。康复中的人经常发现很难远离为他们提供毒品的毒贩。对毒贩来说，康复对他们的生意不利；他们会竭尽全力地让来访者继续使用毒品。治疗团体是学习和练习拒绝技能和自信沟通的理想场所。角色扮演和关于假设或真实场景的讨论是团体期间的适当活动。视频对于激发关于物质使用障碍和成瘾–行为障碍的讨论非常有用。

带领者可以为康复人士组织以预防偶然复发为重点的六次会面团体，内容如下：

- 第一次会面：介绍和相互了解；
- 第二次会面：关于依赖、戒断和偶然复发原因的教育；
- 第三次会面：关系发展与维护；
- 第四次会面：环境支持；
- 第五次会面：自我发展——我是谁；
- 第六次会面：总结在一起的时间，展望未来，以及终止。

成瘾工作：人们在团体中如何改变

社会已经把（成瘾者的）改变变成了一个如此不堪的词，以至于许多人有意无意地坚持认为，没有人可以让成瘾者改变。然而，生活就是关于变化的：一切都是动态的，包括人在内的一切事物都在不断地改变。改变涉及成长、尝试新鲜事物，以及用新的视角看待处境或他人。改变并不容易，它可能唤起个体强烈的情感，所以个体对此充满忧虑也是可以理解的。当我们谈及改变和改变的动机时，我们使用的词汇非常重要。我们不断地用简单和非常复杂的方式进行交流，目的是激励和影响彼此。

动机式访谈

动机式访谈（Motivational Interviewing，MI）是一种与来访者沟通的方式，它涉及对关于改变的自然语言的关注，诸如人们会根据自己的价值观和兴趣说服自己改变（Miller & Rollnick，2012）。MI 不是指导或跟随性对话，而是引导性对话，旨在寻找解决方法，以解决相关人员在寻求和激发来访者改变动力时经常遇到的挑战。沟通风格的指南包括唤起、协助、合作、鼓励、激发、推动、鼓舞和支持。

作为提供帮助者，我们致力于帮助那些与成瘾做斗争的人，目的是引导来访者打开表层禁锢，探索他们对改变的矛盾心理，这是大多数来访者发现自己陷入其中的一个领域。他们的矛盾在于想改变和不想改变之间的关键感受，在这种感受下，现状似乎并不像未来去做一些不同的事情那样痛苦。动机式访谈风格的对话旨在理解来访者的矛盾心理，同时帮助他们找到一种方式来为他们需要和想要的改变进行辩护。动机式访谈没有隐藏的议程，也没有强迫或操纵的意图。来访者有自主和自我指导的权利；作为提供帮助者，我们可以从来访者的内在引导出他们不使用非法物质或不参与有害成瘾行为的动机。动机式访谈是一种合作对话方式，用于加强来访者自身对改变的动机和承诺。

有许多关于动机式访谈的工具可以供团体促进者在团体心理咨询设置下使用。团体促进者表达真正的同理心，澄清不一致，淡化标签，强调个人选择和责任，准确反映思想和情绪，使用合作、唤起和肯定来访者自主权的方法让内心充满矛盾的来访者有所收获。当来访者和提供帮助者之间建立了强有力的治疗联盟时，动机式访谈是最有效的。促进者（带领者）使来访者投入治疗，方式为接纳（绝对价值、准确的同理心、自主性和肯定）、慈悲、建立合作伙伴关系的愿望，以及具备唤起来访者需要什么和愿意做什么来满足这些需求的能力（Miller & Rollnick，2012）。这些关于动机和改变的合作性对话使用导入、聚焦、唤起和计划活动，且发生在团体内部（Miller & Rollnick，2012）。

当促进者使用开放式问题、肯定、思考和总结时，关于改变动机的治疗性对话就会发生（OARS；Miller & Rollnick，2013）。当来访者谈论现状的缺点、改变的好处、改变的意愿，以及对改变的乐观态度时，改变语句就会出现（Miller & Rollnick，2013）。来访者对在生活中做出改变持最开放态度的时候，是来访者在促进者的帮助下能够清晰地表达他的 DARN 的时候，DARN 指——欲望（Desire）（他希望和以前不同）、能力（Ability）（来访者相信他能够改变的东西）、原因（Reason）（为什么这种改变是必要的）和需求（Need）（现在哪些改变是最迫切的）（Miller & Rollnick，2013）。推动承诺的语句（commitment talk，CT）不仅需要将动机式访谈作为一个工具（即 OARS、DARN 和 CT），而且促进者 / 提供帮助者也要了解来访者当前处于改变的哪个阶段。

改变阶段

持久的改变需要时间和努力，它可以由内在推动，也可以由外部推动。普罗查斯卡（Prochaska）和迪克莱门蒂（DiClemente，1983）的研究表明，大多数人在寻求解决问题的过程中都会经历五个阶段的变化。这五个阶段为前思考（precontemplation）阶段（未将问题视为问题）、思考（contemplation）阶段（看到问题并考虑行动还是不行动）、准备（preparation）阶段（制订行动计划）、行动（action）阶段（积极做出改变）和维持（maintenance）阶段（维持已经做出的改变）。

观察动机式访谈和改变阶段如何作为团体治疗的自然辅助手段是非常重要的。通过了解来访者所处的改变和康复阶段，临床医生可以让来访者在团体中处于最适合的位置。图 16.1 说明了基于康复阶段的团体安置建议。图 16.2 说明了基于改变阶段或改变准备情况的来访者安置建议。

基于康复阶段的来访者安置							
	心理教育	技能学习	认知－行为	支持	人际过程	复发预防	表达	特定文化
早期	+++	++	+	+++	+		+	*
中期	+	++	++	++	+++	+++	+	*
后期和维持			++	+	+++			*

关键词：

空白	通常不适当
+	有时必要
++	经常必要
+++	必要和最重要
*	取决于文化和治疗背景

图 16.1 基于康复阶段的来访者安置

来源：SAMHSA，2016a. Results from the 2015 National Survey on Drug Use and Health：Detailed tables.

基于改变准备情况的来访者安置							
	心理教育	技能学习	认知－行为	支持	人际过程	复发预防	表达	文化
前思考	+		+		+			+
思考	+	+	+	+	+		+	+
准备	+	+	+	+	+		+	+
行动	+	+	+	+	+	+	+	+
维持		+	+	+	+	+	+	+
再发生		+	+	+	+	+	+	+

图 16.2　基于改变准备情况的来访者安置

来源：SAMHSA, 2014. Substance abuse treatment: Group therapy.

值得注意的是，这些阶段的过程很少是线性的。大多数改变阶段在过程中有多少前进，就有多少倒退，对于一些苦苦挣扎于物质使用障碍和成瘾－行为障碍的人来说，这些阶段的旅程看起来感觉更像一个带有意想不到的曲折和转折的过山车。普罗查斯卡和迪克莱门蒂（1983）确定了 10 个变化过程（5 个是体验过程，5 个是行为过程），这些过程非常适用于团体工作，且对个体从一个阶段跨越到下一个阶段也可以起到很好的支持作用。

体验过程。五个体验过程如下。

意识唤醒。团体促进者向来访者提供有关物质使用障碍和成瘾－行为障碍的信息。为了做出明智的决定，从而带来有意义的改变，来访者需要了解自己，了解物质使用障碍和成瘾－行为障碍对生理、心理、情感和精神带来的负面影响。

情感释放。团体促进者理解人们之所以会改变，是因为他们在情感上获得了不可抗拒的理由。很少有人因逻辑和归纳推理而改变。团体是探索与问题和担忧相关的情绪的安全方式。

自我再评估。在我们的生活中有一些值得注意的时刻，即我们需要评估个人价值观和生活目标，并且确定当前的想法、信念、情绪和行为是如何阻碍我们追求这些价值观和目标的时刻。团体促进者能够帮助来访者了解自己（许多来访者不清楚他们是谁，因为他们的身份认同与他们的物质使用障碍或成瘾－行为障碍捆绑在一起）：他们看重的是什么，他们的目标是什么，以及他们的人生的下一篇章有哪些可能。

环境再评估。大多数来访者未意识到其物质使用障碍和 / 或成瘾－行为障碍如何对他们的生活环境带来影响。促进者能提高来访者的认识，使他们认识到物质使用障碍和成瘾-行为障碍不仅对自己造成影响，也对他们的家人、朋友和社区造成影响。

社会接纳。促进者认识到，来访者需要一个有利于行为改变的健康的社会环境。该团体过程探索来访者在社区中可获得的支持，这些支持有助于创造和维持来访者的行为改变。

行为过程。5 个行为过程如下。

刺激控制。团体内的集体智慧可以帮助成员识别和避免那些触发物质使用障碍和成瘾-行为障碍行为的线索。

对抗条件反射作用。团体为成员提供了一个安全方式，以探索那些作为扳机点的不健康的行为与反应，并且用健康的行为和反应予以替代。当一些线索无法避免时，成员也能从学到的替代性反应中改变自己当前的反应方式。

强化管理。强化管理也被称为应急管理，该管理方式对成员的积极行为改变给予物质奖励（如糖果、理发、美甲、玩具和证书等）或积极结果奖励（例如，本周减少一次尿检次数，或者从总数中扣除一次团体出勤要求次数）。奖励积极的行为已被证明可以使来访者更深入地参与康复过程，并且可以延长其清醒的时间（SAMHSA，2014）。

包括自我效能感在内的自我解放。自我效能感是一个人对自己能在某一特定任务、行为或改变中获得成功的内在信念和信心。当来访者具有较高的自我效能感时，他们更能改变自己的行为，对自己的物质使用障碍或成瘾-行为障碍改变目标做出更可靠的承诺。

帮助性的人际关系。人们的改变通常不是在孤立的情况下发生的，人是在关系中发生改变的。支持、关心、接纳和不评判的关系会加强一个人康复的决心。与团体成员和促进者形成的健康关系会明确成员的价值、重要性和决心，同时能减少羞耻感、疏离感和孤立感。在康复过程中，人们需要他人的陪伴；一个人并不需要一定在康复过程中才能给另一个在康复中的个体带来积极的影响。

提高来访者的团体停留率。如果成员定期参加，那么团体的工作效率最高，取得积极成果的机会也更大。团体停留率受以下因素影响：来访者的准备情况、治疗早期来访者与他人的联结和参与程度、反馈的使用、鼓励参与的程度、便于来访者出席的必要综合服务（如巴士通行证、交通、儿童看护者等），以及团体时间和长度。团体导入与那些团体前和团体早期经历的活动有关，这些活动可以减少脱落的发生率。在早期，观看视频和听取关于团体治疗、团体成员经历的访谈或演讲能够增加团体停留率，因为来访者可以体验到治疗过程是什么样的。帮助每位成员（新成员或老成员）参与这一过程并与其他成员和促进者建立联结将非常有助于提升团体停留率和参与度。

总结

　　团体治疗是治疗物质使用障碍和成瘾－行为障碍的有效选择。团体治疗的有益方面包括在减少孤立感的同时促进康复和疗愈。团体成为反映成长和康复文化的缩影。使用团体治疗成瘾有许多优势。团体为新加入康复旅程的成员提供了信息路线图。经过专业教育、培训和督导的团体促进者可以同时与多个来访者一起工作，这是一种高效的服务提供模式。一个有凝聚力的团体提供积极的朋辈支持，能促进伤害的减少和保持戒断。团体成员学习积极的价值观，他们明白自己是有价值的且是值得的。成员通过在一起的时间进行相互鼓励、指导、支持和强化。成员识别自己一直在使用的哪些社交技巧是有害的，并且学习可以用于康复的新的社交技巧。朋辈之间要对自己的想法、感受和行动负责，并且从认识和理解的角度面对大家关心的问题。运行良好的团体会向每一个成员灌注希望——希望他们能够在康复中坚持下去，并且知道他们并不孤单。团体会建立和发展出健康的、支持性的关系，且这种关系在团体结束后仍有可能长期持续下去。

第十七章

团体工作：性少数群体来访者

斯蒂芬妮·F. 霍尔（Stephanie F. Hall），杰西卡·R. 伯克霍尔德（Jessica R. Burkholder），
戴维·U. 伯克霍尔德（David U. Burkholder）

心理健康专业人士对女同性恋、男同性恋、双性恋和跨性别（LGBT）来访者的心理健康需求反应迟缓。这种反应迟缓的证据表现在，美国精神病学协会在 1973 年以前一直将同性恋标记为一种精神疾病，而美国心理协会则如此标记到 1975 年；尽管同性恋已从《精神疾病诊断与统计手册》中删除，但取而代之的是"性取向紊乱"。直到 1987 年，同性恋才从 DSM 中彻底删除。随着时间的推移，LGBT 来访者在心理健康行业中的地位不断演变，如今，心理咨询行业的官方立场是培训心理咨询师，以确认来访者的性别认同、性别表达和性取向。这一立场最近被编入美国心理咨询协会在 2014 年修订的《伦理规范》，其中包括标准 A.11.b，要求心理咨询师避免基于个人价值观或信仰进行转介，并且尊重来访者的多样性。此外，美国心理咨询协会的《伦理规范》标准 C.5 明确禁止基于性别认同和性取向的歧视。心理咨询理论和实践与该行业对 LGBT 人群的肯定立场相一致，包括与这些人群进行团体工作。

要开启本章，重要的是从一些基本概念入手。因为从业者需要为特定文化做准备，因此为 LGBT 来访者提供心理咨询与为其他不同文化群体提供心理咨询相类似。LGBT 人群的特定文化知识的一个要素是界定性取向和性别认同之间的重要区别，因为这对团体工作有影响。性取向指的是情感的、浪漫的和性的吸引，而性别认同是指一个人的自我概念是男性、女性或两者兼而有之。一个人的性别认同并不决定性取向，性别认同可能与出生时的性别相同，也可能不同。

> **信息栏 17.1　案例研究：凯西的责任是什么**
>
> 　　凯西是一名心理健康心理咨询师，在一家社区机构工作，该机构为不同年龄、不同背景和遇到不同问题的来访者提供服务。凯西的同事娜塔莉透露，她已经被指派为一位跨性别来访者服务，同时她打算将其转介，因为她对为"同性恋者或跨性别者"提供心理咨询感到不舒服。她表示这不会造成问题，因为她还没有见过这位来访者。凯西在这种情况下该负有责任吗？如果有，她应该采取什么行动？根据美国心理咨询协会的《伦理规范》，娜塔莉的责任是什么？

　　本章涉及与男同性恋、女同性恋、双性恋和跨性别群体相关的语言和术语问题，包括美国社会中性少数群体的文化、异性恋主义、恐同症、LGBT 肯定性心理咨询、与这些人群工作的一般团体，以及与 LGBT 来访者工作的特定团体。此外，尽管 LGBT 人士经常有相似的经历，但也可能存在深刻的差异。对这一点的佐证便是，美国心理咨询协会对咨询师采用单独的能力要求，以便其与跨性别来访者合作时可满足该群体的需求，而这种需求是男同性恋、女同性恋和双性恋来访者的独特需求。因此，在本章中，一些概念的讨论将涉及整体 LGBT 人群，而另一些与跨性别者有关的概念将专门讨论。

　　我们想强调的是，本章应被作为与 LGBT 人士进行团体工作的介绍，而不应被认为是对该工作的全面描述。尽管一些基本概念已经阐明（如性取向与性别认同），但心理咨询师应致力于持续成长，提高自己认识和掌握有关性取向和性别认同的技能。我们建议学生 / 心理咨询师在可能的情况下选修一门关于人类性行为的课程。心理咨询师的第一步是检查自己的信仰系统，以确定自己是否可以保持同理心和提供有效的心理咨询，以肯定 LGBT 来访者。许多心理咨询师培训计划努力为受训者提供与不同人群合作所需的技能。在心理咨询行业新秉持的同性恋肯定氛围中，心理咨询师越来越容易获得发展技能和保持敏感性所需的资源。鉴于多元文化的能力涉及终生的努力，心理咨询师必须继续寻找成长的机会。

关于一些词语的说法

　　LGBT 人士在一生中都会体验到偏见和压迫性语言。体验这种语言或反同性恋的仇恨言论可能会导致"负面的心理、情感和认知影响，以及脆弱、压力和恐惧感"。对于心理咨询师来说，重要的是要了解和理解这种带有偏见和压迫性的语言，以有效地同理 LGBT 来访者并与其交流，这些语言包括同性恋，性偏好以及在全球范围内使用同性恋一词。

许多人拒绝同性恋这个词，因为它是经常被占主导地位和压迫性群体使用的一个词。尽管专业文献、媒体和通俗小说经常使用同性恋一词，但该词反映的是对性行为不准确的、狭隘的临床关注。因此，许多人将此术语（同性恋）视为过时的、不精确的、具有误导性的。同性恋这个词通常带有贬义。那些支持或肯定 LGBT 人士者很少使用该词。社会中常见的另一个短语是性偏好。性偏好这个词并不为 LGBT 群体所接受，应该避免使用，而倾向于使用性取向。偏好一词意味着个体选择同性恋、女同性恋或双性恋，而取向则意味着性倾向是天生的。

信息栏 17.2　案例研究：一名团体成员透露她是性别存疑者[①]

阿丽莎在一个由女同性恋者、男同性恋者、双性恋者和跨性别者（LGBT）组成的青少年自尊团体中担任协同带领者。在第三次团体活动上，团体成员之一艾丽报告说，她以前认为自己是女同性恋，但现在她认为自己是双性恋，因为她被班上的一个男孩吸引了。其他团体成员开始询问艾丽，有人说她可能只是糊涂了。阿丽莎注意到艾丽在看着地板，似乎很不舒服。你将如何引导团体更加肯定艾丽？

另一个争论的话题涉及使用同性恋（gay）作为总括性术语来描述男同性恋者、女同性恋者和双性恋者，如同性恋权利游行（Gay Rights Parade）、同性恋婚姻（gay marriage）和同性恋肯定性心理咨询（gay-affirmative counseling）。尽管此术语的使用意在涵盖男同性恋者、女同性恋者和双性恋者，但它并不总被认为是包容性的。这种用法也掩盖了女同性恋者、男同性恋者和双性恋者的独特身份认同及其各自面临的问题。特别重要的是，我们在语言中必须特别注意并包括双性恋（bisexual）一词。正如沃尔夫（Wolf）首次指出的那样，"双性恋一直被攻击为一种非实体，一种从异性恋向同性恋或从同性恋向异性恋的过渡阶段，并且是对同性恋的否认"（p. 175）。由于双性恋一词描述了一种独特的身份认同，因此应使用该词。

除了对偏见和压迫性语言的认识和理解外，团体带领者还必须认识到自己的权力地位，要为其他成员树立适当的语言榜样。因此，团体带领者应注意自己的语言使用习惯，并且直接与成员讨论术语问题。带领者问以下这些问题是恰当的："你希望如何描述性取向？""你希望这个团体使用什么术语？""你如何形容自己？"心理咨询师还应意识与跨性别来访者合作时使用正确名称和适当代词的重要性。带领者对偏见性和压迫性语言、自己的语言使用以及跨性别语言问题的敏感性表明了其与团体成员讨论性取向

[①]　指一个人对自己的性倾向和 / 或性别认同抱有疑问，感到不确定。——译者注

和性别认同时的开放态度。

文化趋势和问题

很难确定在美国到底有多少 LGBT 人士，这主要是因为美国人口普查目前不包括有关跨性别人士或那些身份为女同性恋者、男同性恋者或双性恋者的性取向信息。但是，确实存在一些数据和预测。据估计，在美国有 140 万成年人是跨性别者。此外，美国人口普查还汇总了报告与同性伴侣同居者的信息。根据美国人口普查局的数据，2010 年，美国约有 64.6 万人生活在同性伴侣关系中。但是，这一数字应在美国更大的文化背景下加以考虑。由于美国社会对非异性恋者的持续污名化，许多人并没有报告同性性取向。在美国，无论男同性恋者、女同性恋者、双性恋者和跨性别者的确切人数是多少，该群体在追求平等权利方面已经变得越来越明显和活跃。

在 20 世纪 70 年代以前，LGBT 人群在美国人口中基本上是无形的一部分。在很大程度上，保持隐形是他们的一种生存策略。大多数 LGBT 人士选择不公开其性取向或性别认同，以避免由此带来的污名和后果。在过去的 45 年中，同性恋者、LGBT 人士已形成了一种群体身份认同，以抵消来自社会的负面反应。作为这类群体的证据，1969 年，美国有 50 个男女同性恋者的组织；1996 年，估计有 3000 个男女同性恋者、双性恋者和跨性别者组织在北美活跃。这个数字还在继续增长：互联网搜索为 LGBT 群体提供了成千上万的组织。其他文化和政治事件为增加 LGBT 群体的支持提供了证据。2015 年 6 月 26 日，在奥贝格费尔（Obergefell）诉霍奇思（Hodges）的案件中，美国最高法院裁定，禁止婚姻平等是违反宪法的。这个裁定保证了同性伴侣结婚的权利，并且使他们的婚姻得到法律的承认。此外，研究证实，公众舆论的态度也逐渐趋向宽容。

如今，尽管 LGBT 人士在政治和文化上朝平等迈进，压迫和对平等的挑战依然存在。例如，仅有 20 个州，以及哥伦比亚、关岛和波多黎各地区的男同性恋者、女同性恋者、双性恋者和跨性别者在法律上享有免受公共和私人就业歧视的法律保护（American Civil Liberties Union，ACLU，2017）。同样，在美国各地的立法机构中，宗教自由法案正在得到推进，并且在某些州已经签署为法律。长期以来，LGBT 人士和 LGBT 平等的支持者们一直将此类法案视为歧视性法案和反 LGBT 法案。显然，尽管文化和政治已经发生了重大转变，LGBT 群体仍然面临着巨大的挑战。

是异性恋主义还是"同性恋恐惧症"

异性恋主义指一组政治假设，它赋予异性恋者，特别是异性恋白人男性以权力，并且将那些公开的跨性别者、男同性恋者、女同性恋者或双性恋者排除在社会、宗教和政治权力之外。该系统要求用异性恋换取一流的公民身份，并且迫使 LGBT 人士保持沉默。当优势群体怜悯"对自身处境无能为力"的 LGBT 人士时，也会出现异性恋主义。

由于异性恋主义是美国的社会规范，因此可以假设人们会嫁给异性。媒体在很大程度上只把异性恋关系描述为积极的、令人满意的关系。老师在课堂上教授的状态也仿佛所有学生都是异性恋。这些例子微妙而间接地说明，异性恋作为在美国唯一可行且可被接受的生活选择是如何得到强化的。

"同性恋恐惧症"（以下简称为"恐同症"）是由温伯格（Weinberg）于 1973 年首次定义的，它指的是一种恐惧和厌恶男同性恋者、女同性恋者或双性恋者的态度。这种信仰体系支持对 LGBT 人士持消极态度和成见，并且被用来为基于性取向的歧视辩护。恐同者会形成刻板印象，贬低、否认或忽视男同性恋者、女同性恋者和双性恋者的存在。他们的反应所体现的范围很广，下至讲"酷儿"①笑话，上至纵容、支持或参与暴力仇恨犯罪。这些反应在一个充满敌意的社会中造成了少数群体被贬低的现状。

信息栏 17.3 自我觉察：工作场所的异性恋主义

在工作场所，作为一个女同性恋者，老板对你说"欢迎带你的男朋友（或丈夫）来参加节日聚会"会让你感觉不舒服，感觉像是一种微攻击。这种表述假定了异性恋是一种常态，也促使员工做出决定，要么向老板出柜，要么拒绝回应，但无论哪个决定，都可能会让员工感到丢脸。使用像配偶或伴侣这样的包容性语言（不管性取向如何）是一种更有效的方法。挑战异性恋主义的方法可以有以下几种：（1）不要假设你遇到的每个人都是异性恋；（2）尝试说"你有约会对象吗"，而不是问"你有男 / 女朋友吗"；（3）当你看到异性恋主义行为时，大声说出来（记住，沉默是一种共谋）。你能想到最近一次留意到的异性恋主义言论吗？你感觉怎么样？考虑可能的应对措施，以指出异性恋主义语言的使用和更具包容性的替代措辞。我们提供了一个微攻击现象的例子，你能识别出其他示例吗？许多示例都包含某种陈述（如用"太同性恋了"指不受欢迎的事物），其他则包含非言语行为。

史密斯、欧德斯和麦卡锡（Smith，Oades and McCarthy，2012）主张使用异性恋主义而非"恐同症"来描述 LGBT 人士被边缘化的现象，因为这种结构"更具包容性，包括了由主导性群体带来的耻辱、偏见和歧视而导致的无效社会环境所造成的心理和生理

---

① 酷儿，英文词为 queer，是西方主流文化对同性恋的贬称，有"怪异"之意。——译者注

健康问题"（p. 41）。"恐同症"一词的用处不大，因为该词范围狭窄，并且不包括诸如社会不公正之类的问题。异性恋主义既体现在社会习俗／制度中，也体现在个人态度和行为中。此外，异性恋主义一词的中心在于"异性恋的正常化和特权化，而不仅仅是对同性恋的恐惧"（p. 41）。

内化的同性恋污名

作为"恐同症"的替代词，德尔默、史密斯和巴托（Dermer，Smith and Barto，2010）提出了同性恋污名（homonegativity）这一术语，因为它具有多维性。LGB 个体经常内化主流文化中常见的消极假设、态度和偏见。内化的同性恋污名以多种方式出现，包括完全否认自己的性取向，蔑视或不信任公开的男同性恋者、女同性恋者或双性恋者？试图以异性恋者的身份"过关"，加剧的恐惧，以及脱离朋友和家庭。那些内化了与自身经历不同但又有可信来源（如朋友、家庭、宗教组织、学校和大众媒体等）的价值观的个体会体验到自我的不和谐和低自尊，这将成为其困扰的主要来源。内化的同性恋污名的常见症状是急性焦虑发作、自我毁灭性地使用酒精和药物，以及错过工作或治疗时间。这种内化会导致自我憎恨、抑郁、绝望或自杀。即使是那些自我接纳的人，也可能有挥之不去的来自社会信息的自卑感；这可以称为隐形的、内化的同性恋污名。

信息栏 17.4　案例研究：这是内化的同性恋污名吗

你是团体带领者，而你的来访者之一布莱恩是同性恋者。他是这群人中唯一一个透露自己性取向的人，且他似乎对自己的这部分身份认同很有信心。他公开讨论自己的关系，并且报告说同性恋与他选择来接受治疗无关。在一次团体活动中，布莱恩报告说他在一周内有两次不愉快的经历。首先，他在一场曲棍球比赛后注意到他的卡车被破坏了。他对团体成员说："我的第一个想法

是，如果我不是同性恋者，这种情况就不会发生。"接下来，他讲述了一次与伴侣的争吵，原因是他不想在公共场合亲热。一位团体成员要求布莱恩讲述更多关于这个故事的细节，布莱恩说他觉得人们在观看和评判他们。作为团体带领者，你想知道是否存在内化的同性恋污名的可能性。在团体环境中对此进行讨论是否合适？如果合适，你会如何处理这个话题？

心理咨询师偏见

心理健康专业人士也可能不了解情况，可能具有歧视性假设。一些心理咨询师认为

他们的所有来访者都是异性恋和顺性别者 ①。

　　另一些心理咨询师对 LGBT 人士很宽容，但缺乏足够的信息、接触和技巧来提供辅导。尽管心理咨询专业人士正式支持 LGBT 的肯定立场，但心理咨询师在其心理咨询师准备计划中所获得的信息不足，无法提供适当、充分和有益的服务（Alderson，2004；Burkholder & Hall，2014；Lynne，2001；Newman，Dannenfelser，& Benishek，2002）。因此，执业心理咨询师必须继续对其 LGBT 来访者的特定问题和需求进行自我教育。如前所述，美国心理咨询协会的《伦理准则》禁止基于价值观的转诊，这就要求咨询师，如果其价值观干扰其为 LGBT 群体提供肯定性心理咨询，则应该寻求培训和接触，以提高与该群体合作的有效性。

　　心理咨询师教育工作者必须确保心理咨询师准备计划包括与 LGBT 群体相关的信息以及如何与该群体接触的信息。学员和教育工作者都必须面对和克服自己的异性恋主义信念和行为。对于心理咨询师来说，重要的是要理解，他们意识之外的偏见往往会造成伤害，即使是无意的。表 17.1 中的问题可以帮助心理咨询师、督导师和心理咨询师教育工作者识别他们对性取向和性别认同的偏见。

LGBT 肯定性心理咨询

　　接受过自我检验并挑战过自己的异性恋主义和同性恋污名态度的心理咨询师将有力地帮助 LGBT 来访者认识并接纳自己，改善其人际关系和社会功能，并且在异性恋主导的社会中珍惜自己。LGBT 肯定性心理咨询不仅仅解决偏见，还涉及拥护人们的积极观点及应对环境的负面影响。肯定性心理咨询师不仅致力于避免歧视，还不断研究各种方法，以加强其职业层面和个人层面对 LGBT 人士的承诺。

LGBT 群体中的团体和组织

　　随着 LGBT 人士越来越多地出现在人们的视野中，有组织的团体也越来越普遍。LGBT 人士主动创建组织和团体，为所属群体成员提供社会支持。团体提供的支持意在抵消在美国社会中作为男同性恋者、女同性恋者、双性恋者和跨性别者所感受到的孤立、压力和疏离。有的团体为女性、男性、少数种族和少数民族、青年及老年人提供服务。有的团体讨论出柜、性别转变、人际关系、职业和生活计划、养育子女以及精神层面的问题。有的团体与 LGBT 人士的父母、子女及其配偶一起工作。此外，还有一些团

---

① 顺性别者（cisgender），指性别认同和性别表达与出生时的生理性别相符的人。——译者注

体讨论的问题不一定与性取向或性别认同有关，如物质滥用、个人成长和特定的心理健康问题等。LGBT 群体组织的这些各种各样的团体总共可分为三大类：共同利益团体、自助团体和心理咨询（或治疗）团体。

表 17.1 个人价值评估

> 1. 你是否因为别人可能认为你是男同性恋者、女同性恋者或双性恋者而不让自己做出某些行为？如果是，那是什么样的行为？
> 2. 你有没有故意做或说些什么，让人们认为你不是男同性恋者、女同性恋者或双性恋者？如果是，你说了什么？
> 3. 如果你是父母，你对拥有一个同性恋女儿或儿子有什么感觉？
> 4. 如果你发现自己的父母（或类似父母身份的人）或兄弟姐妹中有人是同性恋者或双性恋者，你会有什么感觉？
> 5. 有没有什么工作、职位或行业是你认为应该禁止同性恋者或双性恋者拥有或进入的？如果有，为什么？
> 6. 如果你知道或相信某个医生是同性恋者，且他和你性别不同，你会在他那里就诊吗？如果他的性别和你的相同呢？如果不会，为什么？
> 7. 如果你关心的人对你说"我想我是同性恋"，你会建议他去看心理医生吗？
> 8. 你会戴上写着"别以为我是异性恋"的纽扣吗？如果不会，为什么？
> 9. 你能想到男同性恋、双性恋或女同性恋的三个积极方面吗？你能想到它们的三个消极的方面吗？
> 10. 你有没有因"酷儿"的笑话笑过？
>
> 以下问题特别适用于团体心理咨询，也说明价值观和假设多么容易对团体带领者产生影响。
> 11. 你是否认为你所在团体的成员都是异性恋者？
> 12. 如果一位团队成员使用"伴侣"这个词，你认为他说的是异性吗？
> 13. 如果一位团体成员用一个贬义词形容同性恋，你会让这个评论毫无异议地过去吗？当一位团体成员对少数民族使用贬义词时，你会怎么做？
> 14. 如果一位团体成员是男同性恋者、女同性恋者或双性恋者，你是否认为其所有问题都与其性取向有关？你会对异性恋团体成员做出同样的假设吗？
> 15. 你是否认为你所在团体的成员过去的所有伴侣都与现在的伴侣性别相同？

共同利益团体

与其他男同性恋者（或女同性恋者、双性恋者）形成群体意识的最终回报是，你不再孤单……会有人与你持相似的价值观。有可以学习和效仿的榜样……有人关心和理解，有人可以分享熟悉的感受和提供相互支持。（Clark，2005）

LGBT 人士可以进入许多共同利益团体，如律师、社会工作者、教师、医疗保健提供者、科学家、企业家和艺术家的专业支持团体。许多高等院校中的组织都为 LGBT 学生提供了团体活动。越来越多的宗教派别开办提供宗教活动而又没有歧视色彩的团体。有些兴趣团体则围绕娱乐活动组织。政治行动委员会（Political Action Committees, PACs）是共同利益团体的另一种形式。政治行动委员会有助于赋予 LGBT 群体权利，并赋予成员政治力量和影响力。所有这些团体在成员分享共同的关注点和利益的同时，也为成员提供了获得社会支持的机会。

支持性团体

支持性团体的重点和动力各不相同。它们是由成员管理的，并且强调自我倡导（Markowitz, 2015）。它们提供发展普遍性的环境，且提供赋能的场所。

支持性团体对于那些被主流文化污名化的人是有效的。这些团体打破了由不健康的心身状况或习惯引起的个人孤立感，并且帮助被剥夺权利的人做出应对和改变（Bringaze & White, 2001）。支持性团体在 LGBT 群体中很常见，它针对各种问题，包括酗酒、吸毒、创伤和进食障碍等。主流康复团体，如麻醉品匿名团体、可卡因匿名团体、酗酒者匿名团体、暴食者匿名团体和戒酒互助会等，通常都有专门针对同性恋者的团体。一些支持性团体解决了 LGBT 人士经历中特有的问题，包括出柜团体、经历过性别转变者的团体、父母是同性恋者的团体以及子女是同性恋者的团体。

心理咨询（治疗）团体

一个治疗团体是一处避难所，一处可以分享自己内心最深处信息的地方，一处可以练习社交技能并获得支持以改变行为的地方。人们出于各种原因参加团体活动，这就形成了使团体如此富有成效的多样性（Hall, 1985）。

心理咨询团体和自助团体之间的区别有时令人困惑。一个重要的区别是，心理咨询团体几乎总是由具备资格的心理咨询师带领的。LGBT 人士成为心理咨询团体的参与者，以解决与异性恋者和顺性别者面临的相同的问题，包括抑郁障碍、焦虑障碍、惊恐发作、自尊问题、性功能障碍和人格障碍等。另一些人则以个人成长或人际关系问题为主题。不论专业如何，团体心理咨询对 LGBT 人群尤其有效，因为团体可以平衡主流文化对他们的冷漠与敌意。治疗性团体环境促进了积极认同感的发展（Bringaze & White, 2001）。在心理咨询团体中，LGBT 来访者可以分享他们的经历和感受，同时可以了解其他人如何应对类似的情况。

在寻求团体心理咨询时，LGBT 来访者将决定是参加专门为 LGBT 个体组织的团体，还是参加不以性取向 / 性别认同为依据的团体。即使在未专门针对性取向或性别认同组织的团体中，身为 LGBT 人士，性取向也可能被讨论。参加并非围绕身份认同这些方面组织起来的团体的 LGBT 人士可能会面临在团体中是否出柜及如何出柜的决定。出柜总是有风险的。在心理咨询团体中，许多成员都会接受出柜，但更普遍的情况是，团体中至少有一个人会拒绝 LGBT 成员。带领者有责任确保为所有成员提供一个安全而友好的环境。由于心理咨询师是有力的促进者，因此他们必须在团体成员对 LGBT 人士的态度和行为方面保持敏感。带领者有责任识别和面对团体成员中的异性恋主义。

特殊 LGBT 心理咨询需求

团体能帮助 LGBT 来访者完成发展任务。团体通常是结构化的，旨在帮助参与者应对并成功完成所有人都面临的与年龄相关的性认同发展任务：性、职业、人际关系、精神、养育和衰老。尽管这些任务并非 LGBT 来访者所独有的，但缺乏社会支持系统常常会加剧处理这些议题的难度。心理咨询团体创造了一个环境，在这种环境下，LGBT 人士在一般社会中遇到的偏见、压迫和异性恋主义会被来自团体的支持、接纳及团体中存在的普遍性所抵消。

通过个人与环境之间的互动过程，人们可以发展并定义自己的身份和自我价值感。正如 LGBT 人士问的那样："在这个世界上，我是谁？""我如何与他人相处？"他们面临与性取向、性别认同直接相关的挑战和争议。特定团体，如以下各小节讨论的团体，可以帮助成员开始获得这些问题的答案。

出柜

自愿公开自己是男同性恋者、女同性恋者、双性恋者或跨性别者身份的过程称为"出柜"。人们对自己身份认同的理解和与他人（如父母、朋友、孩子、雇主和同事等）分享的身份认同之间存在明显的区别。出柜是 LGBT 人士一生都要面对的过程，出柜的人可能会在许多层面遭受社会损失。心理咨询师应注意不要低估出柜的后果，同时应协助来访者获得更多的社会支持。团体可以在此过程中提供有意义的支持。在此期间，团体可以提供宝贵的支持，但切勿在来访者准备好暴露之前就迫使他们这么做。

信息栏 17.5　自我觉察：在帮助正考虑出柜的来访者的过程中，我的角色是什么

对 LGBT 人士而言，出柜是一生的过程。这个过程包括首先向自己出柜，且可能发生在任何年龄段或人生阶段。你第一次意识到自己的性取向／性别认同是什么时候？这些身份认同是如何发展的，是什么影响了身份认同的发展？如果你在团体心理咨询中有一个来访者说"我想我可能是同性恋"，你作为带领者的角色是什么？团体的作用是什么？如果来访者报告其正在疑惑自己的性别身份，带领者的角色是什么？团体的作用是什么？

那些选择不透露性取向或性别认同的人被称为"深柜"。个体维持这种状态会支持其内化的偏见、羞耻和内疚感，并且因个体内心认为男同性恋者、女同性恋者、双性恋者或跨性别者的某些感觉和某些方面太可耻而导致其无法向任何人透露这一点，所以强化了其负面的自我形象（Stone，2003）。深柜者不断监视着自己的思想、情感和反应、过着压抑的生活。深柜会损害一个人的正直感，并使其处于自我不和谐的状态，从而损害其心理健康和幸福感。个体面临的压力、具有的抑郁情绪和物质滥用情况在临床上都与其维持深柜状态有关（Bringaze & White，2001）。

个体可以在任何年龄决定出柜。有些人表示他们早在六七岁就知道自己的性取向了。青少年时期出柜尤其困难，因为青少年通常在经济和情感上都依赖父母，而父母可能在这方面并不支持他们。而且，父母和朋辈的接纳和认可对青少年也很重要，而如果青少年确认自己是 LGBT，他们就有可能面临被父母抛弃或受到朋辈骚扰的风险。

许多人直到晚年才出柜。出柜可能是一种认同危机，无论何时出柜，大多数人都会从协助解决出柜问题和发展积极的自我意识中受益。LGBT 个体持续面临着深柜与出柜这对矛盾的压力。每天，他们都面临着要决定是否出柜。

无论处于什么发展阶段，团体都为成员提供了一个解决男同性恋者、女同性恋者、双性恋或跨性别者日常问题的环境。例如，一位 45 岁的女同性恋者，如果她过着积极的"出柜"生活，她可能会发现，与处于不同阶段的人一起参加一个团体对评估她目前的问题是非常宝贵的。

团体带领者熟悉各种出柜模式是很有益的。有几种模式为理解男同性恋者、女同性恋者的身份认同发展提供了一个框架。无论他们的性取向如何，带领者都必须面对自己的偏见，在合适的情况下面对自己生活中的出柜问题，并且乐于在团体中讨论性议题，包括他们自己的性取向或性别认同。否则，他们可能是在阻碍而非推动团体的进程。

LGBT 青少年团体

朋辈团体对所有青少年都很重要，许多组织为青少年提供了参加团体的机会。但是，大多数学校、宗教和社区团体都无法满足 LGBT 青少年的特殊需求。许多男同性恋、女同性恋、双性恋和跨性别的青少年都曾有被朋友、家人、教会和老师排斥和歧视的经历；许多人还遭受过来自家人、同龄人或群体的暴力伤害（Huebner，Rebchook，& Kegeles，2004；Salzburg，2004）。团体提供的认可和包容对于帮助青少年完成基本的发展任务以及克服家庭困难、暴力、绝望和孤立尤其重要。

团体为 LGBT 青少年提供了表达自己身份的机会，也提供了向其他男同性恋、女同性恋、双性恋和跨性别的青少年学习的机会。有机会将自己的体验与其他正在努力解决类似身份认同问题的团体成员的体验进行比较，可以提高所有成员的自尊并促进其情绪发展（Hansen，2007）。

自杀

男同性恋、女同性恋和双性恋的青少年极易发生包括自杀在内的自我毁灭行为（Frankowski，2003）。该人群自杀率较高的原因之一是危险因素的增加，如较高的物质滥用率（Grossman and D'Augelli，2007）、抑郁障碍及父母和同龄人的排斥等（Ryan，Huebner，Diaz and Sanchez，2009）。奥斯瓦德（Oswalt）和怀亚特（Wyatt，2011）报告，由于环境对个体的性取向/性别认同的反应，LGB人群遭受精神健康问题的风险更大。格罗斯曼（Grossman）和德安吉利（D'Augelli，2007）在一项有关跨性别青少年的研究中发现，几乎50%的参与者曾考虑过自杀，而大约1/4的人曾尝试自杀。男同性恋、女同性恋和双性恋的青少年团体的带领者必须准备好应对团体中的自杀问题。在某些情况下，带领者可能会发起（这样的）讨论，以安抚团体成员，使他们感到该话题不是被禁止的。

带领者

带领者在LGBT青少年心理咨询团体中发挥着诸多作用。

- 带领者提供了一个稳定的中心，这对于成员可能会波动的团体而言尤其重要。
- 带领者强化并示范了团体内部的保密和安全规范。每当有新成员加入时，必须明确讨论这些规范。
- 在讨论过程中，带领者对行为进行示范和强化（例如，积极倾听和不加评判地接受每位团体成员），以推动团体的工作。
- 带领者能鼓励团体成员之间的联系，并且在成员讨论的内容之间建立联系。
- 乐于在团体中讨论自己的性取向、性别认同的带领者会发表有力的声明，并且为团体成员树立积极的榜样。

带领者可能会发现，在社区中进行相关宣传是必不可少的。这可能意味着很多事情，从与学校心理咨询师交流有关LGBT学生的信息到在学校董事会会议上进行宣传。团体带领者和团体成员会经常发现自己积极地在社区层面促进改变的发生。

伴侣团体

大多数情况下，LGBT伴侣带进团体心理咨询中的问题与异性恋关系中的问题没有什么不同：社会经济和家庭背景的差异，教育、宗教或价值观上的差异，沟通问题，以前的关系，疾病，财务问题，个人情绪问题，性功能障碍，嫉妒，等等。然而，LGBT

伴侣在性取向方面可能面临更多的关系上的挑战。

团体心理咨询为在安全、具有支持性的环境中探讨这些独特的人际关系问题提供了机会。当一对伴侣中的一位成员比另一位成员更愿意讨论性取向或性别认同时，团体可以帮助这些伴侣了解在一段亲密关系中会发生什么。团体还可以帮助成员认识到，尽管缺乏针对 LGBT 伴侣的榜样，使伴侣的行为举止面临不确定性，但缺乏严格的社会准则却可以为建立亲密关系的基本规则提供创造性。团体带领者和其他团体成员为伴侣提供了他们之间关系的镜子。不同的团体成员为每对伴侣提供各种各样的参考榜样。团体带领者和团体成员可以建议阅读图书、观看视频、参加讲座和其他社区活动，以帮助伴侣探索其他行为模式。

LGBT 伴侣在他们的关系中面临社会性别和性别角色刻板印象带来的影响。与男性伴侣一起工作的团体带领者应该了解麦克沃特（McWhirter）和马蒂森（Mattison，1984）建立的发展模型。他们建立的六阶段模型描述并确定了男同性伴侣在经历可预测的发展阶段时所面临的任务。与女同性恋伴侣一起工作的团体协助者会发现，克鲁尼斯（Clunis）和格林（Green，2004）提出的发展模型很有帮助。带领者可以在团体心理咨询中运用这些模型评估伴侣是在以相同的速度前进，还是处于不同的发展轨道。

家庭暴力

作为一个相关问题，与 LGBT 伴侣合作的团体带领者可能不得不解决暴力和殴打这一严峻问题（Peterman，2003）。家庭暴力在男同性恋者、女同性恋者中和在整个社会中一样频繁，却被人们完全忽视和低估了（Peterman，2003）。大多数受害者不告诉任何人，权威者也常常不加以过问。家庭暴力在美国社会是一个禁忌话题，在男同性恋、女同性恋和双性恋群体中尤其如此（Peterman，2003）。关于跨性别者遭受家庭暴力的比率，数据非常有限，但是梅辛格（Messinger，2017）的数据显示，从终生患病率来看，57% 的人在恋爱关系中经历过心理暴力，43% ~ 46% 的人遭受过身体暴力。

殴打对受害者有深远的影响。在这种情况下，关系中的亲密和平等会消失，恐惧、不信任和幻灭将占据上风。为家庭暴力的受害者和施暴者单独建立心理咨询团体并提供心理咨询是团体心理咨询师与这些伴侣合作的一种合乎伦理的有效途径。尽管团体伴侣心理咨询可以有效解决 LGBT 面临的大多数问题，但家庭暴力是一个例外。与所有暴力问题一样，受害者的安全优先于维持关系或照顾施暴者当前的情感需求。

坚持在单独建立的团体中进行心理咨询可以清楚地表明暴力不是受害者的过错或责任。该类团体也会强调这一问题的严重性：家庭暴力是一种犯罪，与所有罪行一样，受害者有权受到保护，免受施暴者的伤害。即使伴侣在披露家庭暴力事件后要求继续留在同一团体中，带领者也必须拒绝这一要求，为受害者提供安全和保障。

亲职团体

越来越多的 LGBT 伴侣选择成为父母，并在重新定义的家庭中抚养自己的孩子。在美国，有 600 万至 900 万儿童拥有一到两个同性恋父母（Stein，Perrin，& Potter，2004）。

LGBT 群体在育儿过程中遇到的许多困难与所有父母都感到的压力相同——嫉妒、与孩子在一起的时间、隐私和沟通等。斯坦等人（Stein et al.，2004）发现，父母的性取向对儿童的成长、发育和功能几乎没有影响。

有些压力因素是 LGBT 父母独有的。同性伴侣在想要领养孩子时会遇到困难。此外，美国的许多州在授予儿童监护权和探视权方面歧视 LGBT 人士。在某些州，同性伴侣被认为不适合领养孩子并成为父母。对出柜的担忧也影响了 LGBT 群体的子女。一些孩子选择对朋友隐瞒父母的性取向或性别认同。

子女为 LGBT 的父母

男同性恋、女同性恋和双性恋子女的父母可能难以接受孩子的性取向。男同性恋者和女同性恋者的父母和朋友（Parents and Friends of Lesbians and Gays，PFLAG）是一个全美性组织，为男女同性恋者的父母提供了支持和信息网络，并且组织地方性会面，使这些父母可以分享他们可能感到的内疚、震惊和痛苦等感受（Salzburg，2004）。这类团体帮助这些父母应对排斥和仇恨的文化信息，朝着接纳与和平迈进。这些团体的积极影响往往超出最初的意图。菲尔德（Field）和马特森（Mattson，2016）指出，尽管参加 PFLAG 时，跨性别子女的父母深信他们的经历是"独特的，且这些经历比子女是 LGB 的父母要困难得多，甚至是无法被外界理解的，但他们确实也与其他父母分享了很多信息"（p. 427）。

父母为 LGBT 的孩子

父母是女同性恋者、男同性恋者、双性恋者或跨性别者的孩子可能有很多自己的问题。年幼的孩子可能会感到困惑，为什么他们的父母不像他们在书本、电视或在朋友家中看到的那样。大一点的孩子可能会因这种特别的情况而感到尴尬，或者由于害怕被取笑或引起反应而不敢邀请朋友到家里。青少年可能会尝试让他们的父母"回避"。有时，有些异性恋父母会限制自己的孩子与同性家庭养育的孩子或父母一方是跨性别者的孩子之间发展友谊。

所有这些议题在上述孩子组成的团体中都可以得到有效解决。一些心理咨询师可能会考虑为孩子及其 LGBT 父母在同一时期分别举办团体。在这些团体中，促进者（带领者）可以同时与孩子和家长会面，帮助他们处理自己的感受。这两个团体可以在每次会面或部分会面的开始或结束时合并。

信息栏 17.6 自我觉察：我的价值观如何影响我对 LGBT 人士收养孩子 / 组建家庭的信念

家庭是社会性的，而不是生物学意义上的，家庭受到其存在的经济、政治和文化背景的影响。当你想到家庭这个词时，你会想到什么？谁可以结婚？谁可以抚养孩子？家庭如何造福社会？你最喜欢什么样的家庭结构？为什么？

吸毒和酗酒康复团体

许多心理健康专业人士认为，LGBT 群体中的吸毒和酗酒情况比社会整体的平均情况严重。证据似乎表明，性少数群体确实会有更高的酒精和物质使用障碍患病率。所有来访者的准入和评估程序应包括有关酒精和毒品使用的问题。

内化的恐同症可以解释男同性恋者、女同性恋者酗酒的病因和高发病率（Chang，2003；Herek and Garnets，2007）。根据佩蒂纳蒂（Pettinato，2005）的研究，LGB 个体倾向于滥用酒精或毒品，以便改善他们面对社会排斥、疏离和压力时的有关感受。尽管物质滥用可能源于内化的恐同症，但当来访者饮酒或吸毒时，心理咨询师无法对来访者的自我形象进行工作。在物质滥用期间，来访者通常不会接纳自己。带领者只有在成功解决了物质滥用问题之后才能与团体中的个体合作——这种方法与其他物质滥用人群的方法一致。

当 LGBT 人士加入不是专门针对性少数群体的治疗团体时，他们可能会因为在团体中的这种新体验而感到非常羞耻和内疚。因此，带领者应以常规和非评判性的方式询问团体成员的身份认同。通过询问这些问题，带领者使团体成员可以选择是否透露自己的性取向、性别认同。正如芬尼根（Finnegan）和麦克纳利（McNally，2002）所指出的那样，如果不提出性取向问题，男同性恋者或女同性恋者可能会感觉团体假定了异性恋主义，而同性性取向则可能是难以被团体接受的。作为治疗计划的一部分，（团体带领者）应对群体中的性取向和性别认同表现出敏感性。

关注物质滥用问题的团体带领者应该熟悉当地的自助团体和资源，并能进行适当转介，因为许多 LGBT 人士需要同时参加心理咨询团体和自助团体，以戒瘾并保持清醒。

老年人团体

当衰老等同于衰退这样的假设在老年 LGBT 人群中普及时，这种假设就变得尤其消极，因为他们被错误地描述为孤独的、可怜的。LGBT 群体和心理健康专业人士都有忽略老年人需求的倾向。但随着我们对这些人的了解更多、更深入，那些人过着孤立和孤独生活的刻板印象正在被修正。老年 LGBT 人士并非不可避免地孤单和生活得不快乐。许多人创造了替代家庭，用以提供友谊和支持（Shippy，Cantor，& Brennan，2004）。

与所有老年人一样，老年男同性恋者、女同性恋者也面临衰老问题（Shippy et al.，2004），包括衰老过程和身体的变化、合理的营养、老年人的性行为、老年人歧视、财务管理、丧亲之痛以及在某些情况下的孤立和孤独。其他问题则与性少数群体的老龄化有关，如体现在住房、工作歧视、社会 / 公共服务及机构支持方面的异性恋主义 / 恐同症。为 LGBT 人士提供的解决老龄化问题的团体已经出现。这些团体为朋辈分享、社会化和社交活动提供了机会。考虑到身份认同是流动、多维和交叉的，团体带领者应该能预料到 LGBT 老年人中的多样性。

个人成长团体

LGBT 人士从朋友、父母、兄弟姐妹或家人那里得到的支持有限，个人成长群体可以成为他们的资源和避难所。在个人成长团体中，成员可以表达他们的内疚感和内在压迫感。他们学会对自己负责，而不是把"我的世界"的糟糕状况归咎于社会和生活中的他人。成长团体帮助成员消融他们对社会的愤怒。团体成员学习以积极的方式表达愤怒，则可以避免将愤怒转向自身。而这些愤怒指向自身常与孤独感、物质滥用和自杀意念有关。

团体鼓励自我肯定的表达，让成员接受自己是男同性恋者、女同性恋者，双性恋者和跨性别者。在团体中坦诚地讨论是一种解放，可为成员与他人进行真诚和直接的互动奠定基础。人们在个人成长团体中发展这种群体意识，其最终回报是学会不必独自应对这些问题。

跨性别者团体

值得注意的是，跨性别者长期以来一直被心理健康专业人士病态化，许多心理咨询历史都集中在"治愈"和压迫跨性别者（Fouad，Gerstein，& Toporek，2006）。迪基和罗伊（Dickey & Loewy，2010）在概述跨性别来访者团体治疗的历史时强调了这一点。从 20 世纪 70 年代开始，治疗的重点在于"修复"，意在使跨性别者回到他们出生时的性别。在同一时期，跨性别者开始建立自己的支持性团体，以基于优势的观点满足这一群体的需求（Dickey & Loewy，2010）。

团体带领者必须始终维持积极的环境，以帮助成员应对团体内部和外部的权力和压迫问题。克拉佐、奥斯丁和克雷格（2013）主张，临床工作者应专注于对跨性别者需求和体验的去病态化，并且参与跟医学、法律和社会转型相关的宣传。博克廷（Bockting）、克努森（Knudson）和戈德伯格（Goldberg，2006）指出了与性别议题相关的需要评估的几个领域：性别认同、性别表达，以及他人对来访者性别的看法对来访者的影响。除了始终维持积极的环境外，迪基和罗伊（2010）强调，团体带领者应了解与跨性别相关的议题，例如，知道在哪里可以找到跨性别肯定心理咨询师、医生和外科医生，以及关于跨性别者的姓名变更和出生证明等法律问题。

尽管来访者可能选择探讨与性别认同有关的问题，但临床工作者不应将性别认同视为问题。相反，临床工作者应将重点放在跨性别者面临的困境和环境挑战上。这一工作重心的转移在 DSM-5 中体现为专业名词从"性别认同障碍"变为"性别焦虑障碍"，并且将其从"性欲倒错障碍"一章中删除。修改后的诊断强调了与性别不一致有关的困扰。但是，由于性别焦虑障碍的诊断重点是跨性别者而不是社会压迫，因此，人们对 DSM 中存在"性别焦虑障碍"这一诊断依然存在一些担忧。

在有关跨性别者的文献中，有两种不同的团体类型：（1）出柜的团体，（2）跨性别者的团体。在考虑团体成员时，重要的是要注意，跨性别者在变性问题上可能存在重大差异，即某些跨性别者可能会进行变性手术，某些则可能不会。在为跨性别者团体筛选来访者时，需要考虑这些差异。临床工作者应谨记，跨性别者肯定性临床实践总是涉及性别这个变量的去病态化，认识到跨性别身份认同的广泛范围，并且支持个体来访者的需求（Collazo et al.，2013）。

总结

专业团体对男同性恋者、女同性恋者、双性恋者和跨性别者及其独特的关注点的反应迟缓。这反映了美国公众继续支持异性恋主义的态度。作为内化同性恋污名的产物，一些男同性恋者、女同性恋者和双性恋者已经内化了社会的消极态度，否定自己的性取向。一些心理咨询专业人士采取了异性恋主义和同性恋污名的态度，许多人没有足够的知识，在文化上不具备与 LGBT 群体工作的胜任力。

现在需要的是 LGBT 肯定性心理咨询，让带领者营造一种接纳和支持的氛围。有效的团体带领者对 LGBT 关注的议题非常敏感，会公开讨论性取向和性别认同问题，制定不带评判的接纳的规则，并且向所有团体成员示范。

LGBT 人士可以寻求支持的团体类型包括共同利益团体、自助团体和心理咨询团体。

特定的 LGBT 团体包括出柜团体、变性团体、青少年团体、伴侣团体、父母团体、吸毒和酗酒者康复团体和 LGBT 老年人团体。

更多相关资源，请参见表 17.2。

表 17.2　补充阅读

如果你想阅读有关本章主题的更多信息，请参考以下资源。

Goodrich, K. M., & Luke, M. (2015). *Group counseling with LGBTQI persons.* Alexandria, VA: American Counseling Association.

Nadal, K. L. (2013). Intersectional microaggressions:Experiences of lesbian, gay, bisexual, and transgender people with multiple oppressed identities. In *That's so gay! Microaggressions and the lesbian, gay, bisexual, and transgender community* (pp. 108-151). Washington, DC: American Psychological Association.doi:10.1037/14093-006

Sue, D. W. (2010). *Microaggressions in everyday life: Race, gender and sexual orientation.* Hoboken, NJ: John Wiley and Sons, Inc.

辛西娅·A. 布里格斯（Cynthia A. Briggs），博士，吉尔福德学院心理学学士学位，维克森林大学社区心理咨询教育硕士学位，俄勒冈州立大学心理咨询博士学位。作为团体心理咨询师，她的经验包括强化门诊项目的成瘾咨询、表达性艺术团体，以及一般心理健康咨询团体。她是《妇女、女孩和成瘾：为治疗和康复中的女性庆祝》（*Women, Girls and Addiction: Celebrating the Feminine in Counseling Treatment and Recovery*）一书的作者之一。

大卫·U. 伯克霍尔德（David U. Burkholder），博士，美国执业心理咨询师，美国注册临床督导师，在肯塔州立大学获得心理咨询师教育博士学位。他目前是新泽西州西朗分校蒙莫斯大学专业心理咨询系的副教授。伯克霍尔德博士是新泽西州注册专业心理咨询师，拥有儿童和青少年心理健康咨询的专业知识，临床工作经验既涉及学校系统，也涉及咨询机构。他的研究领域包括伦理学、价值观和精神，并特别关注应用伦理学。

杰西卡·R. 伯克霍尔德（Jessica R. Burkholder），博士，美国执业心理咨询师，美国注册注册咨询师，美国注册临床督导师，新泽西州西朗分校蒙莫斯大学专业心理咨询系助理教授。在肯塔州立大学获得心理咨询师教育和督导的博士学位。

伯克霍尔德博士的研究兴趣集中在心理咨询师的伦理发展和多元文化培训上。在临床上，她专注于治疗青少年性行为问题、创伤，以及儿童和青少年的情绪障碍。她是新泽西州的注册专业心理咨询师。

乔纳森·W. 卡里尔（Jonathan W. Carrier），博士，阿尔巴尼县校区系主任，乔纳森在过去的 11 年里一直教授心理学课程。在此之前，他曾担任过 4 年的康复和心理健康顾问。他发表的著作主要集中在自杀评估、心理咨询理论、团体工作、课堂管理技巧和成年人教育的实践领域。

塔玛拉·E. 戴维斯（Tamara E. Davis），教育学博士，弗吉尼亚州阿灵顿玛丽蒙特大学心理咨询教授。在玛丽蒙特大学任教之前，戴维斯博士在弗吉尼亚州的马纳萨斯担任了 9 年小学和中学心理咨询师（带领了许多团体心理咨询活动）。她是弗吉尼亚州心理咨询师教育和督导协会前主席，弗吉尼亚学校心理咨询师协会前主席。她被美国学校心理咨询师协会评为 2007 年年度心理咨询师教育家，她在 2010 年至 2013 年间还曾担任美国学校心理咨询师协会心理咨询师教育家副主席。她的著作有《探索学校心理咨询：专业实践与观点》（*Exploring School Counseling: Professional Practices & Perspectives*）。

珍妮斯·德鲁西亚（Janice DeLucia），博士，纽约州立大学布法罗分校心理咨询、学校和教育心理学系副教授和学校心理咨询项目主任。30 多年来一直活跃在团体心理咨询领域，包括担任团体工作专业人员协会的主席和执行董事，担任美国心理学会 49 分部——团体心理学和心理治疗分会的秘书。她曾获得美国团体工作专业人员协会、美国心理学会第 49 分部和美国心理咨询协会会员的荣誉称号。

西尔玛·达菲（Thelma Duffey），博士，2015 年至 2016 年担任主席。得克萨斯大学圣安东尼奥分校心理咨询系的教授和系主任，拥有一家综合私人诊所。达菲博士是美国心理咨询协会下属的创造力咨询协会的创始主席，且曾在美国心理咨询协会理事会中担任两届理事。达菲博士是德克萨斯咨询师教育和督导协会的前任主席，还曾在南方心理咨询师教育和督导协会的执行委员会任职。达菲博士是《心理健康的创造力杂志》（*Journal of Creativity in Mental Health, JCMH*）的编辑，也是《咨询与发展杂志》（*Journal of Counseling and Development's, JCD*）关于咨询男性特刊和关系－文化理论特刊的客座联合编辑。她是得克萨斯州注册专业心理咨询师和婚姻、家庭治疗师。达菲博士出版的图书包括《哀伤和丧失治疗中的创造性干预：当音乐停止时，梦想消失了》（*Creative Interventions in Grief and Loss Therapy: When the Music Stops, a Dream Dies*），以及两本联合主编的图书：《儿童和青少年心理咨询案例研究：发展的、系统的、多元文化的，以及关系性情景》（*Child and Adolescent Counseling Case Studies: Developmental, Systemic, Multicultural, and Relational Contexts*），《心理咨询师同男性工作的指南》（*A Counselor's Guide to Working with Men*）。她还在哀伤和丧失治疗中的创新、关系能力（关系－文化理论）、成瘾等领域发表了 60 多篇文章。

卡斯·戴克曼（Cass Dykeman），博士，华盛顿大学心理咨询硕士学位，弗吉尼亚大学心理咨询博士学位。在从事高等教育工作之前，他曾在西雅图的小学和高中担任心理咨询师。作为一名心理咨询师教育者，戴克曼博士曾在东华盛顿大学（1993—1997 年）和俄勒冈州立大学（1997 年至今）工作。他在大学担任过的职务包括学校心理咨询项目负责人、博士项目负责人、咨询学术单位负责人、研究部副院长，以及系主任。戴克曼博士已经出版了两本图书。他还是华盛顿心理咨询师教育和督导协会主席，西部心理咨询师教育和督导协会的主席，《咨询与发展杂志》（*Journal for Counseling and Development*）编辑委员会成员。

珍妮·福克纳（Jeannie Falkner），博士，拥有密西西比大学社会工作科学硕士学位和心理咨询师教育博士学位。目前为瓦尔登大学临床心理健康咨询项目骨干教师。福克纳博士从事社会工作和心理咨询项目的教育工作已有 18 年，是一名注册社会工作师，也是团体工作专业人员协会下的注册临床督导师。福克纳博士是美国心理咨询协会、心理咨询师教育者和督导师协会成员，团体工作专业人员协会成员。福克纳博士持续私人执业超过 30 年，为个人、伴侣、儿童和团体等提供心理咨询。福克纳博士的研究兴趣包括对有未解决的创伤的被督者进行督导和矫正，对团体心理咨询师进行最佳实践培训，提高心理咨询师的福祉、自我关照能力，以及财务保障。

德丽尼·马丽娜·费尔南多（Delini Marina Fernando），博士，曾在北得克萨斯大学担任 10 年心理咨询师教育者，最近加入了俄克拉荷马大学的教育心理学系。她曾在得克萨斯州和俄克拉荷马州担任心理咨询师和督导师。她主要教授团体工作、家庭和伴侣咨询，并为心理咨询师提供督导。她持续担任《团体工作专业人士杂志》（*Journal for Specialists in Group Work*）和《心理咨询和价值》（*Counseling and Values*）的编辑委员会成员。

琳达·H. 福斯特（Linda H. Foster），博士，瓦尔登大学临床心理学项目骨干教师。于桑福德大学获得本科学位，于伯明翰阿拉巴马大学获得社区心理咨询的硕士和教育专业人士学位，2003 年在密西西比州立大学获得心理咨询师教育博士学位。福斯特博士作为一名注册专业心理咨询师，在小学、初中、高中工作了超过 10 年，并在 2007 年后成为心理咨询师教育者。她曾在（美国）地方、州、国家和国际咨询委员会和编辑委员会任职。福斯特博士的研究兴趣包括心理咨询师的职业认同、心理咨询师教育的教师动力以及心理咨询师对单科研究方法的使用。

谢恩·哈伯斯特罗（Shane Haberstroh），教育学博士，得克萨斯大学圣安东尼奥分校心理咨询系副教授和博士项目主席。他目前是心理咨询创造力协会的理事会代表，也是美国心理咨询协会研究和知识委员会的理事会联络人。哈伯斯特罗博士是《心理健康中的创造力杂志》（*Journal of Creativity in Mental Health*）的副主编，也是《儿童和青少年心理咨询案例研究》（*Case Studies in Child and Adolescent Counseling*）的联合主编。他研究的内容主要集中在发展关系心理咨询、在线心理咨询、咨询中的创造力，以及成瘾治疗和康复等方面。

梅琳达·海利（Melinda Haley），博士，波特兰州立大学（俄勒冈州）心理咨询师教育硕士学位，新墨西哥州立大学（拉斯克鲁塞斯）咨询心理学博士学位，并在得克萨斯大学埃尔帕索分校的心理咨询和指导项目中担任助理教授 5 年。海利博士目前在瓦尔登大学的心理咨询师教育和督导博士项目中担任核心教员。她对成人、青少年、儿童、罪犯、家庭暴力犯罪者和不同文化背景的人群在评估、诊断、治疗计划、危机管理和干预方面有着广泛的实践经验。海利博士的研究兴趣包括教学和心理咨询中的多元文化问题、生命周期中的人格发展、人格障碍、犯罪和连环作案者的心理、偏见和种族主义、社会正义问题，以及创伤和创伤后应激障碍，特别是与战争和恐怖分子有关的心理问题。

史蒂芬妮·F. 霍尔（Stephanie F. Hall），博士，美国执业心理咨询师，美国注册心理咨询师，美国注册临床督导师，任新泽西州西朗科蒙莫斯大学专业心理咨询系的副教授和主席。肯塔基大学心理学学士学位，路易斯安那理工大学咨询学硕士学位，新奥尔良大学的咨询师教育博士学位。她的兴趣和研究领域包括多元文化心理咨询、心理咨询中的性别议题、心理咨询师督导和培训，以及心理咨询中的伦理问题。她是新泽西州执业心理咨询师，并在私人诊所兼职工作。

黛布拉·A. 哈利（Debra A. Harley），博士，美国执业心理咨询师。肯塔基大学儿童早期教育、特殊教育和康复咨询系的教务长、杰出服务教授。她在南伊利诺伊大学卡本代尔分校获得博士学位。她曾出版过《当代非裔美国人的心理健康问题》（*Contemporary Mental Health Issues Among African Americans*）和《老年同性恋者手册：跨学科的方法的原则、实践和政策》（*Handbook of LGBT Elders: An Interdisciplinary Approach to Principles, Practices, and Policies*）。她是《应用康复咨询杂志》（*Journal of Applied Rehabilitation Counseling*）和《康复管理杂志》（*Journal of Rehabilitation Administration*）的前任主编。她的研究重点包括物质滥用、文化多样性和性别议题。

芭芭拉·J. 赫利希（Barbara J. Herlihy），博士，执业专业咨询师，美国注册咨询师，新奥尔良大学荣誉教授，路易斯安那州和德克萨斯州经委员会注册心理咨询师和心理咨询督导师。她还在威斯康星大学白水分校、休斯教大学清湖分校和新奥尔良洛约拉大学任教。赫利希博士的研究和教学兴趣包括心理咨询中的伦理问题、社会公平和宣传、女性主义治疗以及心理咨询的国际化。她最近的著作有《心理咨询中的伦理、法律和专业议题》（*Ethical, Legal, and Professional Issues in Counseling*），《ACA 伦理标准案例集》（*ACA Ethical Standards Casebook*），以及《咨询中的边界问题》（*Boundary Issues in Counseling*）。2017年到2018年，赫利希博士担任了ACA伦理委员会的高级联合主席，恺·西格马·约塔国际主席，以及国际心理咨询协会伦理圆桌会议的主席。

米塔·M. 约翰逊（Mita M. Johnson），教育学博士，美国注册心理咨询师，美国执业心理咨询师，婚姻家庭治疗师，美国注册临床督导师，美国婚姻与家庭治疗协会认证临床督导师，瓦尔登大学心理咨询学院的核心教员。约翰逊博士有一个私人诊所，在那里她提供临床督导、磋商，并接待来访者。她是科罗拉多州成瘾问题专业人员协会的前任主席，也是美国国家成瘾问题专业人员协会现任伦理主席和财务主管。她在（美国）

国家和国际范围内就药物滥用障碍、咨询、伦理、督导和治疗等特定主题进行演讲和培训。她由科罗拉多州州长任命为从事行为健康整合的两个委员会的成员，是州监管机构的顾问，也是公共和私人组织的顾问和委员会成员。她热爱研究任何与药物成瘾、神经科学和神奇的人类大脑相关领域的内容。

金秉金（Byung Jin Kim），硕士，肯塔基大学康复咨询专业的博士。他在韩国汉东大学获得咨询心理学硕士学位，参加了肯塔基大学和韩国汉东大学的几个研究项目。他的临床经验包括学校心理咨询和成瘾咨询。他的研究兴趣包括物质滥用、网络成瘾、治疗干预、团体心理咨询、治疗性社区、文化多样性和项目评估。

玛蒂娜·摩尔（Martina Moore），博士，约翰卡罗尔大学咨询和心理健康系教师。她的专长是药物使用障碍。摩尔博士创办了摩尔咨询和干预服务公司。该公司是一家酒精和物质滥用门诊治疗机构，在俄亥俄州东北部有七个分支机构。

摩尔博士拥有瓦尔登大学心理咨询师教育和督导专业的博士学位，是俄亥俄州认证专业心理咨询师，也是经注册的独立物质依赖咨询师/临床督导师。她的研究兴趣集中在建立自我效能感、动机式访谈和家庭系统。她曾在 2017 年和 2018 年担任人本主义心理咨询协会主席。

简·E. 阿蒂诺·奥克（Jane E. Atieno Okech），博士，佛蒙特大学教育和社会服务学院的心理咨询师教育教授。她在美国国际大学（非洲）获得咨询心理学硕士学位，在爱达荷州立大学获得心理咨询师教育和咨询博士学位。奥克博士和她的合作者多次因在团体心理咨询出版物方面的卓越表现而受到团体工作专业人员协会的认可，并获得了2015 年优秀文章奖和 2017 年优秀文章奖。她的专业领域是团体心理咨询、多元文化心理咨询胜任力、临床督导实践和质性研究。

乔纳森·J. 奥尔（Jonathan J. Orr），博士，佐治亚州立大学心理咨询和心理服务系的临床心理健康咨询项目的临床助理教授和项目协调员。他于 2005 年在新奥尔良大学获得心理咨询师教育博士学位。他的咨询和研究兴趣包括团体动力学、社会公平、督导、多元文化心理咨询、心理咨询理论发展和专业心理咨询师身份认同。奥尔博士是美国国家认证的心理咨询师，以及佐治亚州的认证专业心理咨询师。他在 2014—2015 年担任团体工作专业人员协会的主席，并继续成为该协会的活跃领导者。奥尔博士还是恺·西格马·约塔（Chi Sigma Iota）、美国心理咨询协会，以及心理咨询师教育和督导协会的公认领导者。

黛博拉·J. 鲁贝尔（Deborah J. Rubel），博士，俄勒冈州立大学教育学院的心理咨询副教授。她在俄勒冈州立大学教育学院获得了心理健康咨询的硕士学位和心理咨询师教育的博士学位，并且是美国团体工作专业人员委协会的成员。她的专业领域是团体工作、多元文化/社会公平咨询，以及质性研究方法。

    安·弗农（Ann Vernon），博士，北爱荷华大学名誉教授，多年来一直担任学校和心理健康咨询项目的教授和协调员。她是 20 多本图书的作者，主要涉及儿童和青少年心理咨询以及合理情绪疗法的应用。弗农博士是阿尔伯特·埃利斯研究所（Albert Ellis Institute）的主席，目前在世界各地开展合理情绪和认知行为疗法的培训项目，并且在罗马尼亚奥拉达大学的心理咨询项目中任教。